BUSHCRAFT ERSTE HILFE

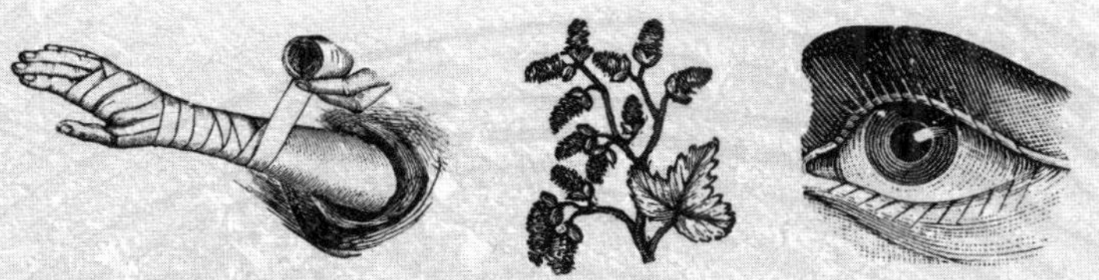

BUSHCRAFT ERSTE HILFE

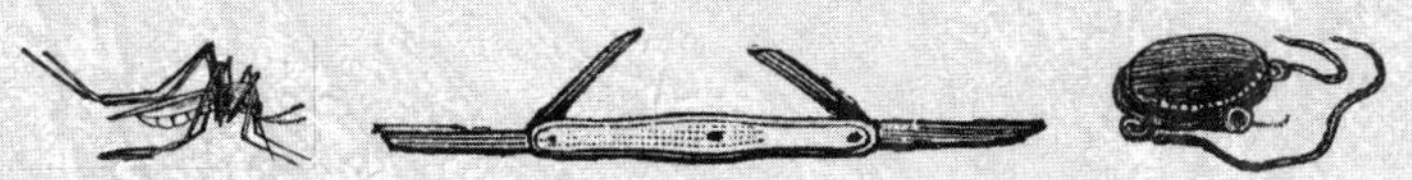

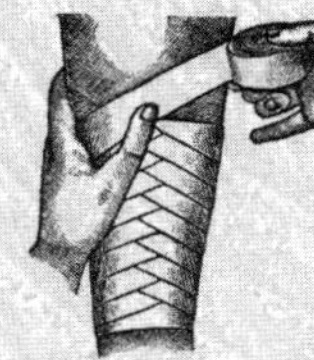

Notfallversorgung in der Wildnis

Schnell und einfach

Aus dem Englischen von Felix Mayer

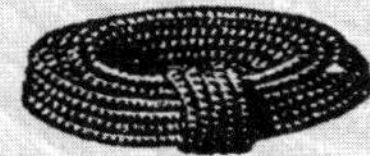

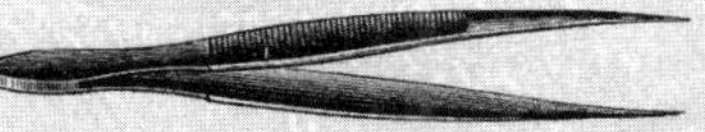

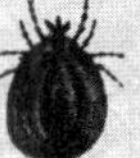

Dave Canterbury
Jason A. Hunt

ANACONDA

Lizenzausgabe mit freundlicher Genehmigung

Published by Adams Media, an imprint of Simon & Schuster, Inc.
Titel der amerikanischen Originalausgabe:
Bushcraft. First Aid. A Field Guide to Wilderness Emergency Care

Dieses Buch kann einen Erste-Hilfe-Kurs bzw. eine Grundausbildung in Erster Hilfe nicht ersetzen. Es wurde für ein amerikanisches Publikum verfasst. Bitte beachten Sie immer Anleitungen und Sicherheitshinweise für alle Werkzeuge und Medikamente. Es wurde alles unternommen, um in diesem Buch bestmögliche Informationen zur Verfügung zu stellen. Dennoch übernehmen weder Autor noch Verlag die Verantwortung für Unfälle, Verletzungen oder Schäden jedweder Art.

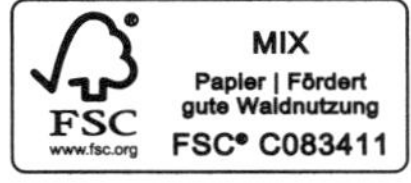

Penguin Random House Verlagsgruppe FSC® N001967

Die Deutsche Nationalbibliothek verzeichnet diese Publikation in der Deutschen Nationalbibliografie; detaillierte bibliografische Daten sind im Internet unter http://dnb.d-nb.de abrufbar.

einem Unternehmen der Penguin Random House Verlagsgruppe GmbH,
Neumarkter Straße 28, 81673 München

Umschlaggestaltung nach dem Entwurf der amerikanischen Originalausgabe:
dyadesign, Düsseldorf, www.dya.de
Abbildungen im Innenteil: Eric Andrews
Satz und Layout: www.paque.de
Druck und Bindung: CPI books GmbH, Leck
Printed in the EU
ISBN 978-3-7306-0885-2
www.anacondaverlag.de

Widmung

Dave: Ich widme dieses Buch meinem Enkel Jax Conley. Er ist Autist und kann nicht sprechen, und vermutlich wird er das, was in diesem Buch steht, nie verstehen. Doch ich hoffe, dass dieses Buch möglichst vielen Menschen dabei hilft, Selbstvertrauen zu gewinnen, und dass sie lernen, anderen zu helfen – sei es allein oder in einer Gruppe. Viele autistische Kinder haben kein Gespür für die Gefahren des Lebens; sie wissen nicht, dass es gefährlich ist, sich allein auf den Weg zu machen, oder dass sie ertrinken können, wenn sie in einen See hineinlaufen. So wie diese Kinder sind wir alle uns zahlreicher Gefahren nicht bewusst, solange wir nicht gelernt haben, wie wir sie vermeiden oder im Ernstfall damit umgehen. Nehmen Sie dieses Buch als ein Geschenk von Jax und mir; mögen zukünftige Generationen von Outdoorfans möglichst viel aus ihm lernen.

Jason: Ich widme dieses Buch meiner Frau Robyn und meinen Kindern Ethan, Sydnee, Lindsay und Daniel, die mir stets ermöglicht haben, diese Aufgabe, die Gott mir gegeben hat, zu erfüllen, wie schwierig oder abseitig so manches auch erschienen sein mag. Ich hoffe, dass euch dieses Buch stets begleiten und an die Versprechen erinnern wird, die Gott in seiner Güte unserer Familie gegeben hat, und daran, dass wir durch seine Gnade alle Unbill des Lebens überwunden haben. Lasst nie den Mut sinken und gebt eure Träume niemals auf. Bemüht euch nach Kräften, und möge alles gesegnet sein, was ihr beginnt. Ich liebe euch alle.

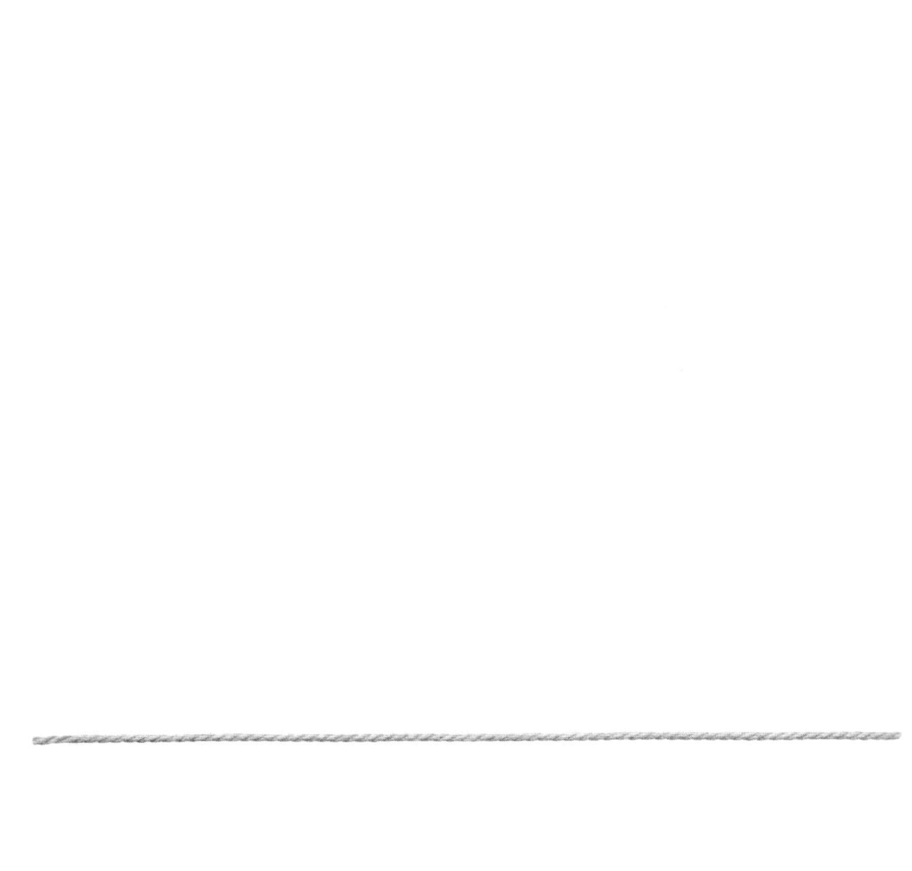

Inhalt

Danksagungen

Dave: Mit diesem vierten Band der Bushcraft-Reihe zolle ich all jenen meine Anerkennung, die in der Vergangenheit ihr Wissen an andere weitergegeben haben. Sie alle haben mich inspiriert und mir unschätzbare Kenntnisse über das Leben und das Dasein in der Wildnis vermittelt. Zu diesen bedeutenden Männern gehören Mors Kochanski, Steven Watts, David Wescott, Horace Kephart, Hyatt Verrill, Daniel Beard, Bernard Mason, George Washington Sears und Ellsworth Jaeger. Nicht nur durch das geschriebene Wort, sondern auch durch ihr vorbildgebendes Verhalten haben sie uns gelehrt, dass gewisse Dinge unabdingbar sind: fortwährendes Üben, experimentelle Archäologie und der unbedingte Wille, uns nützliche Fähigkeiten anzueignen. Ich danke ihnen allen für den Beitrag, den sie geleistet haben. Es ist mir eine Ehre, ihren Handbüchern meine eigenen hinzuzufügen. Ich hoffe, dass sie vielen Menschen helfen werden, auf ihre eigenen Fähigkeiten zu vertrauen.

Jason: Mein Dank gilt der Gemeinschaft all derer, die im Rettungsdienst tätig sind. Ich habe die Ehre, ein kleiner Teil dieser Gemeinschaft zu sein, und als Mitglied der Freiwilligen Feuerwehr, als Ersthelfer und Angehöriger von Sucheinheiten habe ich erlebt, wie hart diese Menschen arbeiten, wie sie sich aufopfern und von welchem Ehrgefühl sie beseelt sind. All das wird von Außenstehenden oft nicht wahrgenommen. Insbesondere möchte ich jenen danken, die mich ausgebildet haben. Ohne das Wissen, das sie mir vermittelt haben, wäre dieses Buch nie entstanden. William Rearden, Leiter der Kentucky River Fire & Rescue, ist seit über zwanzig Jahren ein leuchtendes Vorbild in der Feuerwehrarbeit. Er hat die Einheit trotz aller Widrigkeiten über all die Jahre zusammengehalten, und ohne ihn an der Spitze der Truppe bekämen die Bewohner von Henry County, Kentucky, nicht die so dringend benötigte Hilfe bei Bränden und in anderen Notlagen. Des Weiteren gilt mein Dank Mike Buresh, dem ehemaligen Hauptmann der Bluegrass Search & Rescue, der mir viel über die Theorie des Suchens und Rettens, konkrete Vorgehensweisen und Teamführung beigebracht hat. Dieses Wissen war für mich auch im Leben außerhalb des Rettungsdienstes immer wieder von großem Wert. Und schließlich geht mein Dank an Michael Payton und Connie Miller, ohne deren Wirken ich nicht in den Rettungsdienst eingetreten wäre. Michael Payton war Leitender Notfallsanitäter beim Rettungsdienst West Lincoln EMS in Hustonville, Kentucky. Er kam 1998 bei einem Einsatz ums Leben, und ihm zu Ehren und zu Gedenken richtete seine Mutter Connie ein Stipendium ein. 2011 erhielt ich das Michael-Payton-Memorial-Rettungsdienst-Stipendium, und dieses Geschenk, das mir zu Ehren eines Gefährten zuteilwurde, der im Rettungsdienst sein Leben geopfert hatte, ein starker Anführer seiner Gemeinschaft gewesen war und eine trauernde Mutter hinterlassen hatte, ermöglichte mir die Ausbildung zum Notfallsanitäter sowie später zum Ausbilder, zum Outdoor-Notfallsanitäter und zum Ausbilder für Outdoor-Notfallsanitäter. Ich bin dankbar für solche vorbildhaften Menschen, aber auch für all die anderen, die überall auf der Welt ihren Dienst tun, oftmals ohne entsprechende Anerkennung. Möge Gott sie weiterhin schützen, wenn sie der Allgemeinheit, ihren Teams und ihren Familien dienen.

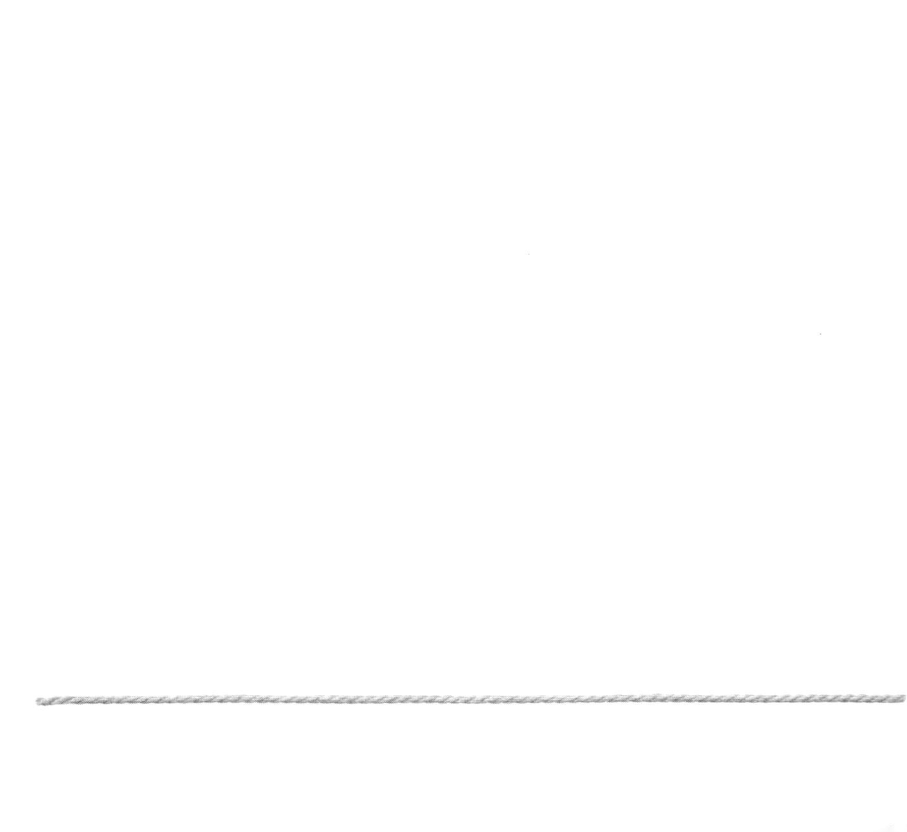

Einleitung

Was bedeutet Erste Hilfe in der Wildnis?

Dieses Buch richtet sich an alle, die ihre Bushcraft-Kenntnisse erweitern wollen, um in der freien Natur zu überleben und Erfüllung zu finden. Eine der wichtigsten Fähigkeiten ist dabei die Behandlung von Verletzungen und Erkrankungen. Weil Sie in der Regel kein ganzes Sortiment an Schienen, Bandagen und Medikamenten im Gepäck haben, müssen Sie sich im Ernstfall mit dem behelfen, was gerade zur Verfügung steht. Wenn Sie die Grundlagen der Ersten Hilfe in der Wildnis kennen, sind Sie bei einem Notfall in der Lage, erste Maßnahmen zu ergreifen.

Bei Erster Hilfe in der Wildnis geht es darum, anderen zu helfen, die erkrankt sind oder sich verletzt haben. Diese Hilfeleistung kann jedoch niemals – das sei hier in aller Deutlichkeit gesagt – professionelle medizinische Hilfe ersetzen. Daher werden wir in diesem Buch immer wieder darauf hinweisen, dass bei schwerwiegenden Erkrankungen oder Verletzungen die betroffene Person so schnell wie möglich und auf sichere Weise evakuiert werden sollte.

Worin unterscheidet sich die Erste Hilfe in der Wildnis von der Ersten Hilfe im Alltag? Wenn wir uns irgendwo in der freien Natur befinden, können wir in der Regel keinen Krankenwagen rufen. Professionelle medizinische Hilfe ist unter Umständen sehr weit entfernt, Stunden oder sogar Tage. Wenn wir in der Wildnis Erste Hilfe leisten, müssen wir gegebenenfalls auch mit dem Wetter kämpfen und etwa inmitten eines peitschenden Gewitterregens einen Arm schienen oder in dichtem Schneetreiben eine tiefe Schnittwunde bandagieren. Vielleicht befinden wir uns dabei in großer Höhe, oder die Umstände sind anderweitig unwirtlich. Wer sich regelmäßig in der freien Natur aufhält, wird bald feststellen, dass bestimmte Arten von Verletzungen und Erkrankungen typisch für das Outdoorleben sind. Wanderer ziehen sich beispielsweise häufig Frakturen oder Verstauchungen zu oder geraten in Unterkühlung. Weil es meist eine Weile dauert, bis die Rettungskräfte eintreffen, muss man als Ersthelfer in so einem Fall fast immer mehr leisten als unter gewöhnlichen Umständen.

In einem Punkt unterscheidet sich dieses Buch wesentlich von anderen Büchern oder Kursen zum Thema Erste Hilfe in der Wildnis, nämlich was die Behandlung gewöhnlicher Verletzungen oder Beschwerden angeht. In den meisten Kursen lernt man den Umgang mit den gängigen medizinischen Hilfsmitteln wie etwa Bandagen, Verbrennungssalben, Aktivkohle und Alu-Polsterschienen. Normalerweise hat jedoch niemand auf einem Outdoor-Trip solche Hilfsmittel dabei.

Daher soll in diesem Buch gezeigt werden, wie man sich in einem Notfall behilft, indem man zum einen auf die zehn Grundelemente des Survivals zurückgreift, und zum anderen auf jene Dinge, die in der Natur zu finden sind. Die zehn Grundelemente bilden die Basisausrüstung, die man auf jedem längeren Trip dabei haben sollte, um für Notfälle gerüstet zu sein. Mit diesen einfachen Dingen sowie unter Zuhilfenahme von Heilkräutern können Sie die meisten

Verletzungen und Erkrankungen, die bei Outdooraktivitäten auftreten, wirksam behandeln. Näheres zu den zehn Grundelementen finden Sie in Kapitel 2.

Bereiten Sie sich rechtzeitig ausreichend vor und trainieren Sie den Ernstfall. Dann sind Sie für medizinische Notsituationen gewappnet.

Kapitel 1

Einige Überlegungen vorab

Die Natur betrügt uns nie.
Vielmehr betrügen wir uns immer selbst.

JEAN-JACQUES ROUSSEAU

Sie gehen einen Wanderweg entlang und treten dabei fast auf eine Schlange. Das Tier schnellt hervor und beißt Sie ins Bein. Was sollten Sie jetzt tun?

Sie hacken Holz für das abendliche Lagerfeuer. Dabei rutscht Ihnen die Axt aus der Hand und Sie schlagen sich eine klaffende Wunde ins Bein. Wie stoppen Sie die Blutung?

Während Sie über dem Feuer das Abendessen kochen, fassen Sie eine heiße Pfanne an und verbrennen sich die Hand. Wie behandeln Sie die Verletzung am besten?

Auf jedem Outdoor-Trip können Sie leicht in derlei Situationen geraten, und alle erfordern Grundkenntnisse in Erster Hilfe. An die Behandlung von Verletzungen und Erkrankungen in der freien Natur sollte man sich nicht ohne vorherige Ausbildung wagen, und außerdem sollte jeder Trip gründlich geplant werden. Wenn Sie auf Notfälle vorbereitet sind, wird es ihnen leichter fallen, die Ruhe zu bewahren und die richtigen Schritte zu unternehmen.

Planung für den Notfall

Wahrscheinlich haben Sie schon einmal mit Ihrer Familie besprochen, was Sie tun, falls Ihr Haus brennt oder sintflutartige Regenfälle niedergehen – also bei Unglücksfällen, die zu Hause eintreten können. Ebenso sollten Sie für die Zeit, die Sie draußen verbringen, einen Notfallplan erstellen:

- ▢ Informieren Sie Freunde und Familie zu Hause, wo Sie sich aufhalten werden und wann Sie zurück sein wollen, sodass Ihre Leute wissen, ab wann sie sich Sorgen machen müssen.
- ▢ Richten Sie ein Partnersystem ein, damit niemand aus der Gruppe verloren geht. Das gilt vor allem, wenn Kinder dabei sind.
- ▢ Machen Sie sich mit dem Gebiet vertraut, in dem Sie sich aufhalten werden, und vereinbaren Sie eine Stelle, an der Sie sich treffen, falls Teile der Gruppe verloren gehen.
- ▢ Verfolgen Sie die Wettervorhersage und entscheiden Sie gemeinsam, was Sie tun werden, falls extreme Wetterverhältnisse eintreten.
- ▢ Finden Sie heraus, wo der nächste Stützpunkt von Rettungskräften, von Berg- oder Wasserwacht oder das nächste Krankenhaus liegen, und schätzen Sie ab, wie lange die Einsatzkräfte in das Gebiet brauchen, in dem Sie sich aufhalten.
- ▢ Stellen Sie sicher, dass alle Teilnehmer, auch Kinder und Jugendliche, eine Notfallausrüstung dabei haben und damit umgehen können.

Umgang mit Stress

Wer sich schon einmal bei einem Outdoor-Trip verletzt hat, weiß, dass man in einer solchen Situation großen Stress empfindet. Man ist weitab von der Zivilisation, kein Arzt kann einem helfen und die Schmerzen sind unerträglich (darüber hinaus erleidet man in der Regel ein nicht unbedeutendes Trauma wie etwa Blutverlust). Stress kann körperliche Verletzungen bekanntermaßen verschlimmern. Die anderen aus der Gruppe fühlen sich unter Umständen schuldig, weil sie irgendwie zu dem Unfall beigetragen oder ihn nicht verhindert haben. Dies gilt vor allem, wenn ein Freund oder ein Angehöriger betroffen ist.

Ist der Verletzte ein enger Freund oder ein Angehöriger, reagieren wir meist in einer der folgenden beiden Weisen: Entweder nehmen wir die Verletzung oder Erkrankung nicht so ernst, wie wir sollten, weil wir den Betroffenen ja gut kennen und finden, er solle »die Zähne zusammenbeißen«, oder wir reagieren übertrieben und verbreiten grundlos Panik, weil wir glauben, dass er übermäßig viel Blut verliert oder sich eine Extremität verrenkt hat. Als Ersthelfer sollten Sie in so einer Situation Ruhe und Sicherheit ausstrahlen. Das können Sie durch Ihr Verhalten und durch Worte erreichen.

Indem Sie Unfallopfern mit dieser Einstellung begegnen – auch wenn es sich um jemanden handelt, der Ihnen nahesteht –, verhindern Sie, selbst in Panik zu verfallen. Nervös zu werden, ist das Schlimmste, was Ihnen passieren kann, denn dann treffen Sie möglicherweise falsche Entscheidungen oder wissen nicht mehr, was Sie tun sollen. Wenn Sie sich frühzeitig auf Notfälle vorbereiten, handeln Sie im Ernstfall mit größerer Selbstsicherheit.

Wenn Sie mit einer Notsituation konfrontiert sind, atmen Sie zunächst ein paar Mal tief durch und überlegen Sie in Ruhe, was Sie tun müssen, um dem Problem zu begegnen. Planen Sie immer nur den nächsten Schritt – so können Sie sich besser auf Ihr Handeln konzentrieren und vertreiben sorgenvolle Gedanken. Grübeln Sie nicht darüber nach, was morgen oder in einer Woche ist.

Gerät ein Mitglied der Gruppe in Panik, überträgt sich das oft auf die anderen. Wenn eine unverletzte Person in Panik gerät, raten Sie ihr dazu, mehrmals tief durchzuatmen und sich zu beruhigen. Bestimmen Sie jemanden, der dafür sorgt, dass die Gruppe ruhig bleibt. Falls das nicht gelingt oder Sie dazu keine Zeit haben, können Sie Personen, die in Panik geraten sind, auch bitten, sich vom Schauplatz zu entfernen. Allgemein gilt: Wenn Sie selbst die Ruhe bewahren, bleiben auch die anderen ruhig.

Gerät der Verletzte in Panik, versuchen Sie, ihn während der Behandlung zu beruhigen. Ermuntern Sie ihn dazu, tief durchzuatmen (falls sein Zustand dem nicht entgegensteht), und lenken Sie seine Aufmerksamkeit auf die positiven Aspekte seiner Lage, anstatt den Teufel an die Wand zu malen. Falls möglich, bitten Sie jemand anderen aus der Gruppe, Ihnen zu helfen, den Verletzten ruhig zu halten. Erklären Sie dem Betroffenen immer, was Sie gerade tun. Machen Sie ihm keine Vorwürfe – er hat schließlich Schmerzen und steht möglicherweise unter Schock. Strahlen Sie Ruhe und Sicherheit aus und zeigen Sie, dass Sie wissen, was Sie tun.

Ist der Verletzte bei Bewusstsein und versteht, was mit ihm geschieht, beziehen Sie ihn mit ein und fragen Sie ihn, was er vorschlägt. Sie müssen dem nicht immer Folge leisten, doch je mehr Sie ihn in die Entscheidungen bezüglich seiner Versorgung einbinden, desto wohler wird er sich während der Behandlung fühlen.

Infektionen vorbeugen

Wenn Sie Erste Hilfe leisten, denken Sie immer daran, dass dabei eine gewisse Infektionsgefahr besteht. Blut und Speichel enthalten Viren und Bakterien, die Krankheiten wie Hepatitis, Tuberkulose, Lungenentzündung und hartnäckige Hautinfektionen übertragen können.

Überprüfen Sie daher Ihre Hände auf Wunden und offene Stellen, bevor Sie den Betroffenen untersuchen. Wenden Sie das Gesicht ab, wenn er hustet, und atmen Sie nach Möglichkeit keinen Auswurf ein. Keime sind winzig, können aber tödlich sein, weshalb Sie gut daran tun, grundsätzlich von einer gewissen Ansteckungsgefahr auszugehen.

Aber wie können Sie eine Verletzung behandeln, ohne das Unfallopfer zu berühren? So wie ein Arzt: indem Sie sich schützen. Natürlich haben Sie weder OP-Kittel noch Mundschutz dabei, aber Sie können Einmalhandschuhe verwenden. Auch eine Schutzbrille und ein paar Gesichtsmasken sollten sich in Ihrer Erste-Hilfe-Ausrüstung befinden. Wenn Sie diese Dinge nicht zur Hand haben, verwenden Sie Abfalltüten oder Plastikbeutel anstelle von Handschuhen, und eine Sonnenbrille oder eine gewöhnliche Brille als Augenschutz. Zum Schutz vor Keimen können Sie sich auch ein Halstuch vor den Mund binden.

Hilfeleistung im Team

Wenn Sie in einer Gruppe unterwegs sind und einer der Teilnehmer erkrankt oder verunfallt, sollte einer aus der Gruppe die Regie übernehmen, damit kein Durcheinander entsteht. Wenn es einen Leiter gibt oder ein Arzt mit dabei ist, sollten alle den Anweisungen dieser Person folgen. Ist kein Leiter vorhanden – etwa wenn Freunde gemeinsam unterwegs sind –, nimmt in Notfällen meist derjenige die Zügel in die Hand, der einen kühlen Kopf bewahrt. Falls diese Rolle Ihnen zufällt, scheuen Sie sich nicht, sie anzunehmen und den anderen aus der Gruppe Aufgaben zuzuteilen.

Handelt es sich um einen schwerwiegenden Notfall, dann sollte einer aus der Gruppe die Evakuierung organisieren, während ein anderer den Betroffenen versorgt. Nach Möglichkeit sollte ein Dritter demjenigen assistieren, der die Erste Hilfe leistet, etwa indem er Hilfsmittel herbeischafft oder den Verletzten beruhigt.

Beispiel aus der Praxis

Sie sind mit Ihrer Kirchengemeinde auf einer Missionsreise in Honduras. Sie kennen Ihre Mitreisenden gut, zählen sie aber nicht zu Ihren engsten Freunden. Während eines Trips in den Urwald zieht sich einer aus der Gruppe durch eine Machete eine Schnittwunde am Arm zu. Die Wunde blutet stark. Sie wissen, dass die Blutung durch unmittelbaren Druck verlangsamt oder gestillt werden kann, aber Ihr Erste-Hilfe-Set und der Arzt, der die Gruppe betreut, befinden sich in einem Dorf, das etliche Kilometer entfernt liegt. Was tun Sie?

Lösung

Spülen Sie die Wunde mit Trinkwasser aus, um Schmutzpartikel wie etwa Pflanzenreste zu entfernen. Wenn Sie keine Spülspritze zur Hand haben, halten Sie sich an die Devise »Viel hilft viel«. Spülen Sie mit großzügigen Mengen von sauberem Wasser, um die Wunde zu reinigen. Verbliebenes Material wie etwa Reste von Schmutz oder

Baumrinde entfernen Sie mit der Spitze eines Messers, einem Multitool oder auch einem Zahnstocher.

Nachdem Sie die Wundregion gereinigt haben, legen Sie einen Verband aus Baumwollstoff an, etwa aus einem Halstuch oder einem T-Shirt, und drücken dann fünfzehn Minuten lang auf die Wunde. Dabei hilft es, wenn der Verletzte den Arm nach oben streckt. Überprüfen Sie nach fünfzehn Minuten, ob die Blutung schwächer geworden ist oder schon aufgehört hat. Wenn sie schwächer ist, aber noch anhält, können Sie noch einmal fünfzehn Minuten drücken oder einen Druckverband anlegen, indem Sie ein zweites Stück Stoff über die Wunde binden. Der Knoten bzw. die Stelle mit dem größten Druck sollte dabei direkt über der Wunde liegen. Dann haben Sie die Hände frei und können die Verletzung noch weitergehend behandeln oder beim Transport des Verletzten helfen.

Ist die Blutung gestillt, verstärken Sie den Verband mit weiteren Stoffbahnen. Immobilisieren Sie den Arm so, dass er nicht herabhängt und etwa während des Transports einen Schlag abbekommt, denn dadurch könnte sich die Wunde wieder öffnen. (In Kapitel 6 finden Sie Beispiele dafür, wie Sie in freier Natur Schienen anfertigen.)

Und auch wenn Sie die verletzte Person kennen, müssen Sie sich vor Infektionen schützen.

Selbsthilfe

Stellen Sie sich Folgendes vor:

Sie stehen bei Tagesanbruch allein am Ufer eines Sees und stecken sich versehentlich einen Angelhaken durch die

Hand. Oder Sie machen mit Freunden eine Wanderung und bleiben etwas zurück, weil Sie einen Seitenpfad erkunden. Sie rutschen aus, stürzen und verstauchen sich den Knöchel. Sie sind verletzt und allein. Was tun?

Solche Unfälle passieren unter Outdoorfans regelmäßig. Daher sollten Sie wissen, wie Sie sich in so einer Situation selbst helfen.

Das Wissen, wie man sich in einem Notfall selbst hilft, ist die Grundlage jeder Ausbildung in Sachen Erste Hilfe. Denn wie sollte man anderen helfen können, wenn man sich nicht einmal um sich selbst kümmern kann? Noch schlimmer ist es, wenn sich auch der Partner verletzt. Dann ist es lebenswichtig, sich selbst helfen zu können, um anschließend auch den Partner versorgen zu können.

Wenn Sie selbst verletzt sind, lautet das oberste Gebot: Ruhe bewahren und wohlüberlegt vorgehen. Denn ein kurzzeitiger Aussetzer des Verstandes kann Sie in eine gefährliche Lage bringen, die Sie – weitab vom Schuss und ohne professionelle medizinische Hilfe – möglicherweise nicht meistern können.

Wie man Verletzungen und Krankheiten behandelt, bleibt gleich, ob man nun jemand anderen oder sich selbst behandelt. Allerdings werden die Dinge komplizierter, wenn man sich selbst zu versorgen hat. Man hat Schmerzen, ist unter Umständen weniger beweglich (um etwa den Angelhaken aus der Hand zu ziehen, bleibt Ihnen nur eine Hand) und man kann immer nur eine Sache auf einmal machen. In diesem Buch finden Sie immer wieder Kästen mit Tipps, wie man Verletzungen bei sich selbst versorgt.

Am wichtigsten ist es, keinesfalls die Ruhe zu verlieren. Als Erstes sollten Sie die Lage einschätzen und überlegen, wie Sie vorgehen. Können Sie sofort Hilfe rufen oder müssen Sie zunächst eine Blutung stillen, bevor Sie etwas anderes tun können? Sind Sie dort, wo Sie sich befinden, sicher oder müssen Sie sich an einen geschützteren Ort begeben, um sich zu behandeln? Sich selbst Erste Hilfe zu leisten, kann eine gewisse Herausforderung darstellen, doch mit ausreichend Kenntnissen und der richtigen Einstellung kann man sich in den meisten Notfällen in angemessener Weise selbst versorgen.

Selbsthilfe

Folgendes sollten wir uns immer wieder vor Augen führen: Wenn wir zu einer Wanderung aufbrechen, sind die meisten von uns schon in gewissem Grad dehydriert. Denn die meisten Leute trinken zu wenig Wasser. Die Gefahr, infolge von Austrocknung zu erkranken, nimmt zu, wenn man körperlich aktiv ist oder sich um jemand anderen kümmert und dabei die simpelste aller Vorsorgemaßnahmen vergisst.

Unter normalen Umständen sollten Sie täglich zwei Liter Wasser trinken, bei körperlicher Anstrengung entsprechend mehr. Wenn Ihr Urin nicht klar oder hellgelb ist, sind Sie schon in gewissem Maß dehydriert (außer Sie nehmen bestimmte Medikamente oder Vitamine, die den Urin verfärben). Wenn Sie nicht mindestens alle zwei Stunden urinieren, ist das ein Anzeichen für Dehydrierung. In unserer Survival-Schule betrifft diese Problematik so viele Teilnehmer wie keine andere.

Krankheiten vorbeugen

Wir sprechen in diesem Buch zwar viel über Unfälle und Verletzungen, doch wenn man in der Einsamkeit der Wildnis erkrankt, kann das ebenso gefährlich werden. Einen Schnupfen überlebt man auch ohne Nasenspray und Hühnersuppe, eine Lungenentzündung ist da schon ein ganz anderes Kaliber.

In der freien Natur sollten Sie nicht weniger auf Hygiene achten als zu Hause. Waschen Sie sich vor dem Essen die Hände, halten Sie Küchenutensilien und Geschirr sauber und waschen Sie sich die Hände, nachdem Sie auf dem Klo waren.

Überprüfen Sie, ob die Lebensmittel, die Sie essen wollen, noch genießbar sind. Eine Lebensmittelvergiftung in der freien Natur kann Ihnen den ganzen Trip vermiesen. Wenn Sie auf Medikamente angewiesen sind, stellen Sie sicher, dass Sie sie dabeihaben, einschließlich einer Reserve, auf die Sie zurückgreifen können, falls Sie mit Ihrem Kanu kentern und Ihr Tagesrucksack über Bord geht.

Tipps und Tricks

- Holzasche eignet sich hervorragend als Ersatz für Seife. Wenn Sie sich damit die Hände waschen, töten Sie Bakterien ab und vertreiben Gerüche. Zu demselben Zweck können Sie auch die Füße oder die Achselhöhlen damit einreiben, oder die Asche auf die Oberschenkel auftragen, um Scheuerwunden zu vermeiden.
- Gestatten Sie sich nur eine begrenzte Verzögerung für die Rückkehr nach Hause – höchstens drei Stunden. Falls Sie ernsthaft verletzt sind, ist es umso besser, je früher jemand zu Ihnen stößt.
- Schütten Sie gefärbtes Wasser auf eine undurchlässige Oberfläche wie etwa die Zufahrt zu Ihrem Haus: einen Viertelliter, einen Liter, dann zwei Liter. Wiederholen Sie das Ganze auf Erdboden. So lernen Sie, die Menge an Blut, die Sie verlieren, besser einzuschätzen. Je nach Körpergröße haben Sie zwischen viereinhalb und fünfeinhalb Liter Blut im Körper. Wenn Sie ein Viertel dieser Menge verlieren, geraten Sie in Lebensgefahr.
- Wenn Sie sich stark anstrengen und dabei keine ausreichenden Ruhepausen einlegen, schwächt das Ihr Immunsystem. Nehmen Sie daher immer Vitamin-C-Produkte mit oder bereiten Sie Tee aus Kiefernnadeln zu, um Ihrem Immunsystem Vitamin C zuzuführen und es so zu stärken.

Kapitel 2

Überleben in der Wildnis

Mit jeder Verletzung wird man klüger.

MICHAIL BARYSCHNIKOW

Viele der Verletzungen und Erkrankungen, die wir uns in der Wildnis zuziehen, lassen sich durch die richtige Vorbereitung vermeiden. Wenn man vorausschauend plant, den Rucksack vernünftig packt und sich mögliche Gefahren bewusst macht, kommt es in vielen Situationen gar nicht erst zu einem Notfall. Vorbeugung ist die beste Medizin! Daher wollen wir zunächst über die Dinge sprechen, die besonders wichtig sind, um Verletzungen und Krankheiten zu vermeiden.

Die zehn Grundelemente des Survivals

Diese zehn Grundelemente sind zehn Dinge, die man auf jedem Outdoor-Trip dabeihaben sollte. Die ersten fünf sind besonders wichtig, weil man sie nur sehr schwer mit Mitteln aus der Natur herstellen kann. Wenn man Erfahrung und die entsprechenden Fähigkeiten besitzt, kann man die letzten vier Dinge aus dieser Gruppe mit dem ersten Werkzeug, dem Messer, anfertigen.

Bushcraft-Tipp

Das *Pathfinder*-System wurde von Dave Canterbury entwickelt, einem der Autoren dieses Buches. Er beschäftigt sich seit über zwanzig Jahren mit Bushcrafting, Survival-Training und primitiven Techniken. Er war als Jagdführer tätig und hat sich schon immer für experimentelle Archäologie interessiert, und irgendwann fing er an, darüber nachzudenken, welche Dinge man in der freien Natur unbedingt dabeihaben und wie man sich in Notfällen verhalten sollte. Durch das Studium archäologischer und anderer wissenschaftlicher Zeitschriften fand er heraus, welche Gegenstände die Menschen – unabhängig von der jeweiligen Kultur – früher verwendeten, um sich von dem zu ernähren, was die Natur ihnen bot. Unter großem Zeitaufwand probierte er die verschiedensten Werkzeuge aus und entwickelte schließlich das *Pathfinder*-System. Mit dieser Methode lernen Anfänger, aber auch erfahrene Outdoorfans, Bushcrafter und Abenteurer, alles über Selbstversorgung in der Natur, primitive Techniken und Survival-Techniken. Sie eignet sich für alle, die auf diesem Gebiet dazulernen wollen: Jäger, Angler, Fallensteller, Wanderer, Angehörige der Rettungskräfte und der Ordnungskräfte sowie alle, die sich gern in der Natur aufhalten. Es kann jederzeit passieren, dass man sich verirrt oder nicht mehr weiterkommt, doch mit den unschätzbaren Fähigkeiten, die diese Methode vermittelt, ist man für jede Notsituation gewappnet. Die zehn Grundelemente des Survivals sind Teil dieses Systems. Weitere Informationen über die *Pathfinder*-Methode finden Sie im Buch *Bushcraft 101 – Überleben in der Wildnis.*

Die fünf wichtigsten Dinge sind:

1. Schneidwerkzeug (Messer)
2. Gerät zum Feuermachen (Auermetallstab, Feuerzeug, Vergrößerungsglas)
3. Behälter (Flasche aus Edelstahl oder Feldflasche)
4. Tauwerk (Bankline oder Paracord)
5. Schutzausrüstung (Notfalldecke oder eine 3 mm starke Plastikfolie)

Wenn man sich etwas Mühe gibt, reichen diese fünf Dinge aus, um widrigen Umständen in der freien Natur effektiv zu begegnen. Im Rahmen der Ersten Hilfe kann man mit ihnen einen Unterstand bauen, Schockzustände behandeln, Schienen und Aderpressen herstellen, Blutungen unter Kontrolle bringen, Wasser abkochen, Wunden spülen und vieles mehr.

Die anderen fünf Dinge ermöglichen etwas Komfort. Keinen Komfort im üblichen Sinne, aber sie machen doch das Leben in der Natur etwas angenehmer.

1. Baumwolltuch (Halstuch oder Baumwolllappen, 90 x 90 cm)
2. Beleuchtung (Stirnlampe)
3. Kompass (mit Spiegel und Lupe)
4. Gaffer Tape
5. Multitool (einschließlich Ahle)

Mithilfe dieser fünf Dinge können Sie auch bei schlechten Lichtverhältnissen arbeiten, sich orientieren, Bandagen und Verbände anfertigen, Wunden schließen, leichte Verbrennungen behandeln und vieles mehr.

Wenn Sie diese zehn Grundelemente klug und mit Bushcraft-Verstand gebrauchen, können Sie die in der Wildnis üblichen Verletzungen behandeln und beim Bergen, Retten und Evakuieren einen wertvollen Beitrag leisten.

Die richtige Kleidung

Die Wahl der passenden Kleidung gehört zu den wichtigsten Dingen bei der Vorbereitung eines Outdoor-Trips. Dabei sollten Sie folgende Grundregeln beachten:

- Am besten geeignet ist Wolle, vor allem in den Wintermonaten. Wolle nimmt Wasser auf, ohne gleich nass zu werden, und schützt dennoch weiter vor Kälte. Engmaschig gestrickte Wollsachen wärmen besser als Kleidung aus Kunstfasern.
- Tragen Sie keine Kleidung aus Baumwolle. Sie wärmt grundsätzlich nicht gut, und wenn sie feucht wird, wärmt sie überhaupt nicht mehr. Wenn Sie einen Aufenthalt in der Wüste oder einer heißen, trockenen Region planen, ist Baumwolle jedoch eine gute Wahl. Unter solchen Umständen verschafft ein nasses T-Shirt eine Zeit lang Kühlung, bis das Wasser verdampft ist.
- Ein großer Vorteil der meisten Kunstfasern besteht darin, dass sie nicht so viel Wasser wie Baumwolle (oder auch Nylon) aufnehmen. Außerdem trocknen sie deutlich schneller als Naturfasern. Allerdings sollte man sich mit ihnen nicht zu nah an ein Feuer wagen, da manche Kunstfasern leicht schmelzen und man sich so rasch Verbrennungen zuzieht.

Schicht um Schicht

Wenn man bei einem Aufenthalt in der freien Natur mehrere Schichten übereinander trägt, bleibt man auch bei Wetterumschwüngen geschützt. Ein dickes, langärmeliges Hemd, das frühmorgens genau das richtige Kleidungsstück war, wird in der sengenden Mittagssonne ziemlich unangenehm, und das T-Shirt, das perfekt zum Mittagspicknick gepasst hat, erweist sich als schlechter Begleiter, wenn plötzlich ein Regenguss einsetzt.

Das Tragen mehrerer Schichten ermöglicht es auch, die Kleidung den verschiedenen Aktivitäten des Tages anzupassen. Das Sweatshirt, das bestens geeignet war, um im Schatten einer Eiche gemütlich zu angeln, ist für einen kräftezehrenden Marsch viel zu schwer. Es kann sogar zu Überhitzung und damit unter Umständen zu gesundheitlichen Problemen führen.

Wenn Sie mehrere Schichten tragen, können Sie im Handumdrehen Kleidungsstücke ablegen oder anziehen und sich so den aktuellen Gegebenheiten anpassen. Drei Schichten sind ideal: eine innere, eine mittlere und eine äußere. Die innere sollte aus einem leichten Stoff bestehen, der Feuchtigkeit

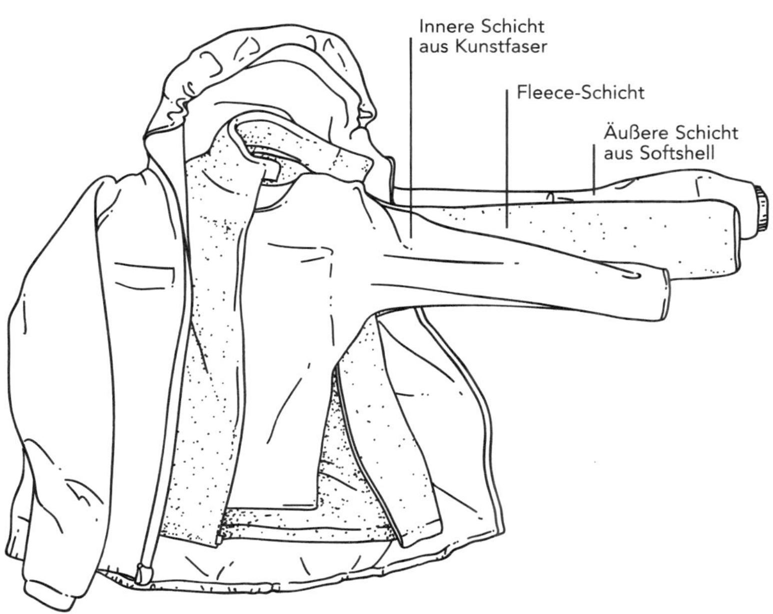

Abb. 2.1 Beispiel für ein dreischichtiges Bekleidungssystem für Bergwanderungen

(Schweiß) absorbiert, sodass Sie sich nicht unwohl fühlen. Die mittlere Schicht wärmt und schützt in gewissem Maß vor Umwelteinflüssen (ein langärmeliges Hemd etwa hält Sonnenstrahlen und Insekten ab). Die äußere Schicht schützt vor Wind und Regen.

In den Sommermonaten können Sie zum Beispiel innen ein T-Shirt tragen, darüber ein leichtes, langärmeliges Hemd und darüber eine leichte Regenjacke. Im Winter kann die mittlere Schicht auch aus mehreren Kleidungsstücken bestehen, um für ausreichend Wärme zu sorgen. Grundsätzlich isolieren mehrere dünne Schichten besser als wenige dicke, denn die Luft zwischen den Schichten trägt auch zur Wärmedämmung bei (siehe Abb. 2.1).

Feuer machen in fünf Minuten

In einer Notsituation kann Feuer über Leben und Tod entscheiden. Wie schwer oder leicht es ist, ein Feuer zu machen, hängt auch vom Wetter ab, und Sie sollten auf jeden Fall in der Lage sein, unter verschiedenen Wetterbedingungen mit einfachsten Mitteln ein dauerhaftes Feuer zu entfachen.

Absolut sichere Methoden

In jedem Fall sollten Sie wetterfeste Feueranzünder im Gepäck haben. Aber auch die Natur bietet Zunder, der unter allen Umständen entflammbar ist, etwa stark harzhaltiges Kienholz von Kiefern oder Birkenrinde. Selbst wenn sie nass sind, lassen sich diese Materialien entzünden und als Grundlage für ein Feuer verwenden, auch wenn sowohl Anzünd- als auch Brennholz teilweise feucht sind.

Außerdem sollten Sie mehrere Werkzeuge zum Funkenschlagen dabeihaben. Ein handelsübliches Feuerzeug ist bei extremer Kälte, Nässe oder starkem Wind nicht zu gebrauchen; aus einem Auermetallstab, der aus einer Legierung aus Mischmetall (einem Gemisch von Metallen der seltenen Erden) und Magnesium besteht, lässt sich jedoch bei allen Wetterbedingungen Tausende Male ein Funkenregen schlagen, der um die 1600 °C heiß ist (siehe Abb. 2.2).

Um in der Wildnis Erste Hilfe leisten zu können, aber auch ganz einfach um zu überleben, sollten Sie in der Lage sein, in höchstens fünf Minuten ein dauerhaftes Feuer zu entfachen. Ein dauerhaftes Feuer ist ein Feuer, das mit mindestens drei Zentimeter dicken Holzscheiten versorgt wird, sodass Sie es für kurze Zeit sich selbst überlassen können, ohne befürchten zu müssen, dass es erlischt. Es gibt viele Gründe, weshalb man in der Lage sein sollte, ein Feuer in weniger als fünf Minuten

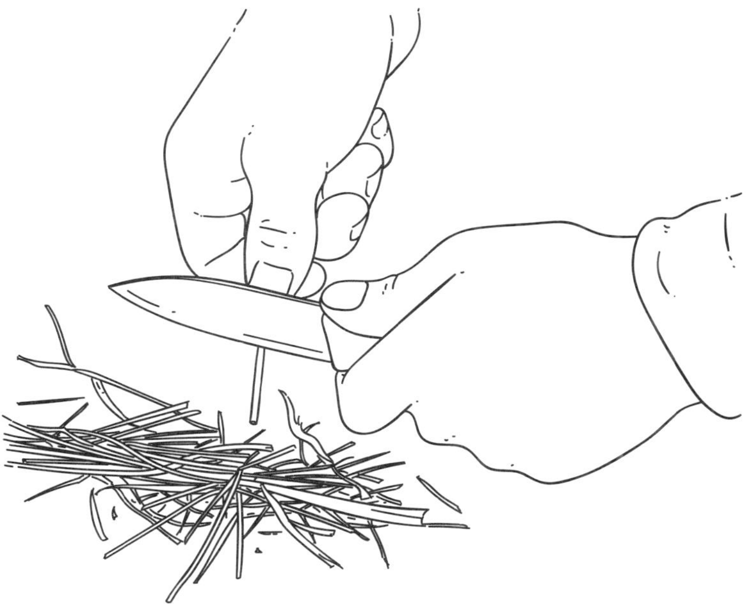

Abb. 2.2 Das Schlagen von Funken aus einem Auermetallstab mit einem Messerrücken

zu entfachen, am wichtigsten ist jedoch der Schutz vor Unterkühlung. Wenn Sie bereits leicht unterkühlt sind, wird das Entfachen eines Feuers umso schwieriger, je länger es dauert, weil Ihr Körper immer mehr den Dienst versagt. Außerdem verlieren Sie dann möglicherweise entscheidende Minuten, bevor Sie Ihre eingefrorenen Gliedmaßen aufwärmen und Wasser zum Trinken abkochen können.

Der richtige Zunder

Wenn Sie rasch ein Feuer machen wollen, brauchen Sie den richtigen Zunder. Zunder allein ist zwar noch kein Garant für ein dauerhaftes Feuer, aber ein Mittel zum Zweck. Im Idealfall finden Sie in der Nähe des Lagers trockene natürliche Materialien, die Sie als Zunder verwenden können. Gut geeignet sind etwa die Rinde von Zedern, faserige Pflanzen, langes trockenes Gras, Kiefernnadeln und Holzspäne. Als Anzündholz verwenden Sie am besten kleine Holzstückchen, die wenige Millimeter bis drei Zentimeter groß sind. Mit diesen Materialien können Sie in kurzer Zeit große Hitze erzeugen, durch die sich das Brennholz entzündet. Die Menge an Anzündholz sollte etwa der Größe eines Basketballs entsprechen, also so viel, wie Sie unter dem Arm tragen können.

Das Zundernest

Als Erstes bauen Sie aus diesen Materialien ein Zundernest. In dessen Mitte legen Sie den Allwetter-Anzünder, harzreiches Kienholz oder Birkenrinde. Die Größe des Nests wird davon abhängen, wie viel Erfahrung Sie mit dieser Methode haben; als Faustregel – insbesondere in Notsituationen – kann jedoch gelten, dass das Nest so groß wie Ihr Kopf sein sollte, damit der Anzünder in seinem Inneren eine ausreichend große Flamme entwickeln kann, die das Anzündholz in Brand setzt (siehe Abb. 2.3).

Legen Sie erst dann Holz nach, wenn die Flammen mindestens fünf Zentimeter über das Anzündholz hinausragen. Wenn Sie das Anzündholz korrekt angeordnet haben, wird das sehr schnell der Fall sein. Dann können Sie Holzscheite hinzugeben und haben schon fast ein dauerhaftes Feuer, mit dem Sie Unterkühlung bekämpfen können, Wasser abkochen und vieles mehr.

Übung macht den Meister, und das Entfachen eines Feuers müssen Sie unter allen Umständen beherrschen, wenn Sie auf einen Outdoor-Trip gehen. Je öfter Sie sich darin üben, am besten bei verschiedenen Wetterverhältnissen und zu verschiedenen Jahreszeiten, desto geschickter werden Sie. Entscheidend ist dabei zu erkennen, was das Feuer gerade braucht: Sauerstoff oder Brennmaterial? Suchen Sie außer-

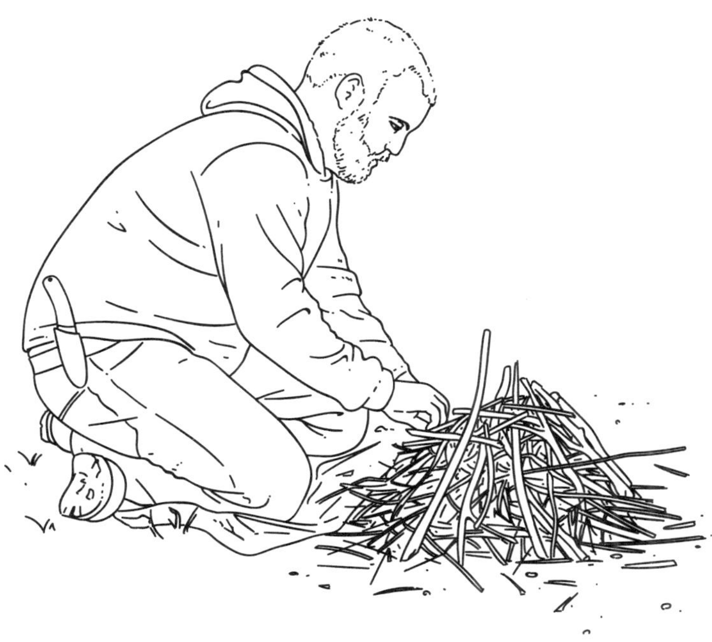

Abb. 2.3 Bedecken eines Zundernests mit Anzündholz

dem stets eine geeignete Stelle für das Feuer. Es sollte so weit von Ihrem Unterstand entfernt liegen, dass dieser nicht in Brand geraten kann, aber auch nicht so weit entfernt, dass Sie es nicht mehr nutzen und unterhalten können.

Einen Unterstand bauen in fünf Minuten

Neben Feuer ist für das Überleben in der Wildnis auch ein robuster Unterstand unabdingbar. Bei extremen Temperaturen kann der menschliche Körper schon nach wenigen Stunden Anzeichen von Unterkühlung oder Überhitzung zeigen, und einen Sonnenbrand oder Erfrierungen kann man sich schon innerhalb weniger Minuten holen. Daher müssen Sie unbedingt wissen, wie Sie in kurzer Zeit einen Unterstand errichten. So können Sie sich vor Regen und Schnee in Sicherheit bringen, aber auch einen Raum schaffen, in dem sich – zumindest in gewissem Maß – die Temperatur regeln lässt, was etwa bei der Behandlung von Erfrierungen wichtig ist.

Aus diesen Gründen sollten Sie immer eine Allwetter-Notfalldecke dabeihaben. Um damit einen Unterstand zu bauen, binden Sie zunächst etwa in Hüfthöhe eine Schnur zwischen zwei Bäume, die als Firstschnur dient. Dann befestigen Sie eine Seite der Decke an der Schnur und die andere am Boden. Unter diesem Pultdach können Sie die verletzte Person sicher lagern. Achten Sie darauf, dass die reflektierende Seite der Decke nach unten zeigt, damit die Wärme zwischen Decke und Boden gehalten wird (siehe Abb. 2.4).

In den meisten Fällen muss die verletzte oder erkrankte Person es warm haben. Machen Sie zu diesem Zweck direkt vor dem Unterstand in etwa einem Schritt Entfernung ein Feuer (und achten Sie darauf, dass die Flammen die Decke nicht erreichen können). Errichten Sie auf der anderen Seite

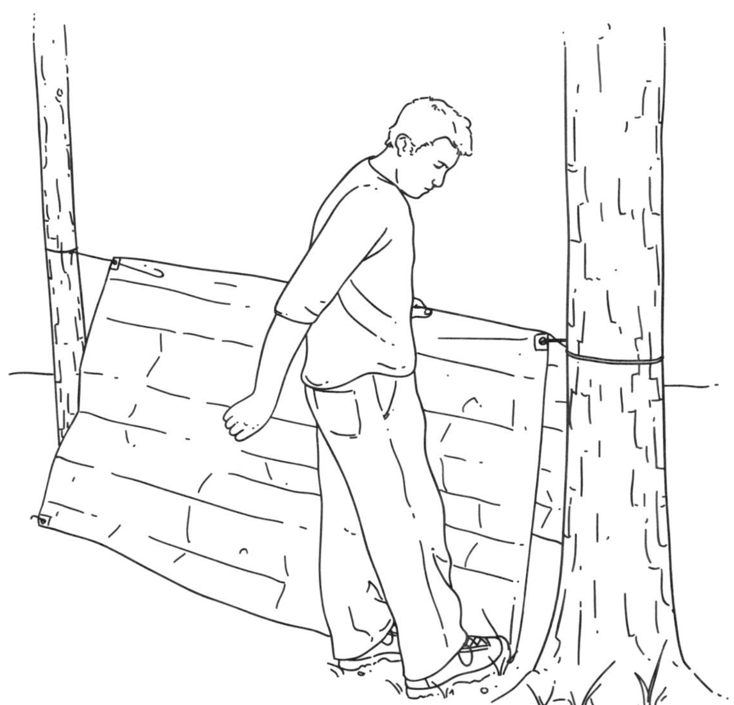

Abb. 2.4 Aufbau eines Fünf-Minuten-Unterstandes

des Feuers einen reflektierenden Schirm aus Steinen oder Holzscheiten. Braucht der Verletzte Kühlung, bringen Sie die Decke andersherum an.

Wasser abkochen in fünf Minuten

Nachdem Sie einen Unterstand errichtet und ein Feuer gemacht haben, müssen Sie normalerweise so schnell wie möglich Wasser abkochen, damit Sie sauberes Wasser haben, mit dem Sie Verletzungen behandeln und für die verletzte Person etwas zu essen und zu trinken zubereiten können. Dabei sollten Sie keine Zeit verlieren. Zum Glück ist Wasser abkochen ziemlich leicht – wenn man weiß, wie es geht. Füllen Sie ein Gefäß (eine Flasche aus Edelstahl oder eine Feldflasche) mit Wasser. Nehmen Sie den Deckel ab und stellen Sie das Gefäß auf einen Kocher oder auf frische Zweige (die noch feucht und daher nicht leicht entflammbar sind), sodass es etwa fünf Zentimeter Abstand zum Boden hat.

Dadurch kann Luft unter dem Gefäß hindurchziehen und es erhitzen. Stellen Sie um das Gefäß herum Stöckchen auf – so wie die Stangen eines Tipis – und legen Sie Anzündholz um das Gefäß herum. Das trägt dazu bei, dass sich das Wasser schneller erhitzt.

Wenn das Wasser gekocht hat, lassen Sie es abkühlen. Sie können das Abkühlen beschleunigen, indem Sie das Gefäß an einen Haken hängen.

Für diese drei Aktionen (Unterstand bauen, Feuer machen, Wasser abkochen) sollten Sie insgesamt nicht länger als fünfzehn Minuten brauchen. Mit etwas Übung schaffen Sie es aber auch in sieben oder acht Minuten. Nehmen Sie sich ausreichend Zeit, um diese Dinge zu trainieren. In der freien Natur können sie Leben retten.

Typische Verletzungen und Erkrankungen

Viele der Verletzungen und Erkrankungen, die typischerweise bei Outdoor-Trips auftreten, können durch sorgfältige Planung vermieden werden. Zu den häufigsten Problemen gehören:

- **Brüche, Verstauchungen und Zerrungen.** Stürze führen häufig zu Verletzungen, vor allem in unebenem oder felsigem Gelände. Um sich den Knöchel zu brechen, braucht man nicht einmal zu stürzen – manchmal genügt es schon, den Fuß falsch zu setzen. Laut US-Gesundheitsinstitut führen rund siebzig Prozent aller nicht-tödlichen Unfälle in der Natur zu Brüchen, Verstauchungen oder Zerrungen. Tragen Sie daher passendes Schuhwerk, und gehen Sie langsam, wenn der Untergrund rutschig oder anderweitig gefährlich ist. Wandern Sie nicht im Dunkeln, und machen Sie vor Ihrem Trip Übungen, die Knöchel und Knie stärken.

- ▢ **Wetterbedingte Erkrankungen.** Unterkühlung und Überhitzung können durch entsprechende Kleidung und Schutzmaßnahmen vermieden werden. Außerdem sollten Sie zur Vorbeugung viel frisches, sauberes Wasser trinken und die Wettervorhersage immer genau im Blick behalten.
- ▢ **Sonnenbrände und Ausschläge.** Verwenden Sie wirksamen Sonnenschutz und cremen Sie sich mehrmals täglich ein. Auch im Winter können Sie sich einen Sonnenbrand holen, wenn Sie den ganzen Tag draußen sind. Berühren Sie keine Pflanzen mit der bloßen Haut, außer Sie sind ganz sicher, dass es sich nicht um Pflanzen handelt, die Juckreiz oder allergische Reaktionen auslösen können.

Bushcraft-Tipp

Laut US-Gesundheitsinstitut sind Stürze und Ertrinken die häufigsten Todesursachen in der freien Natur. Seien Sie daher beim Wandern und Klettern sowie in der Nähe von Wasser besonders vorsichtig.

Die richtige Ausrüstung und der richtige Umgang damit

Meist kommt es zu Unfällen und Verletzungen, weil Leute die falsche Ausrüstung verwenden und an Tätigkeiten falsch herangehen. Wenn man beispielsweise Funken aus einem Auermetallstab schlägt, sollte man dafür immer den Rücken des Messers verwenden, nie die Klinge. Denn wenn man die Klinge verwendet, riskiert man schwere Schnittwunden, falls man abrutscht.

Sorgen Sie dafür, dass Ihre Schneidwerkzeuge immer scharf sind. So verringern Sie die Wahrscheinlichkeit von Verletzungen. Stumpfe Werkzeuge rutschen leichter ab und verursachen größere Schäden. Sichern Sie scharfe Klingen; Äxte etwa mit einem Schneidenschutz oder Messer mit einem Etui. Lassen Sie sie niemals unbeaufsichtigt im Camp herumliegen. Achten Sie beim Wandern darauf, wohin Sie die Füße setzen, und beseitigen Sie aus dem Arbeitsbereich des Camps alle Dinge, über die Sie stolpern könnten.

Tragen Sie angemessene Schutzkleidung. Im Frühling und im Sommer lassen wir uns leicht dazu verführen, kurze Hosen und T-Shirts zu tragen, aber damit sind wir (je nachdem, welcher Tätigkeit wir nachgehen) so gut wie gar nicht vor Verletzungen oder Infektionen geschützt. Schützen Sie sich lieber zu viel als zu wenig, etwa durch lange Hosen und langärmelige Hemden, sodass Sie sich den jeweiligen Umständen anpassen können. Dadurch vermeiden Sie auch Sonnenbrände. Ein breitkrempiger Hut ist in vielen Situationen Gold wert, etwa bei einem plötzlichen Regenguss oder an besonders sonnigen Tagen.

Um den korrekten Gebrauch Ihrer Ausrüstung zu lernen und Ihre Fähigkeiten zu erweitern, üben Sie zu Hause, bevor Sie sich auf den Trip in die Wildnis machen. Fehler haben dann weniger schlimme Folgen und sind leichter zu korrigieren.

Sicher improvisieren

Das Leben in der freien Natur bezieht einen Großteil seines Reizes daraus, dass man zu improvisieren lernt, indem man einfach das verwendet, was gerade zur Verfügung steht, anstatt alles mitzuschleppen. Hierbei kommt es darauf an, beim Improvisieren keine Gefahren zu provozieren. Dazu muss man mit allen Materialien und der Umgebung gut vertraut sein.

Man könnte zum Beispiel denken, dass man einen Wasserkessel nicht an einem Dreifuß aufzuhängen braucht, sondern auch einfach auf einem Stein in der Feuerstelle platzieren kann. Doch ein nasser Stein in einer Feuerstelle kann bersten. Nehmen Sie sich Zeit, um die Natur kennenzulernen, bevor Sie mit ihren Bestandteilen arbeiten.

Die eigenen Grenzen kennen

Im Outdoorleben gerät man immer wieder in Situationen, in denen man sich mehr abverlangen muss, als man sich zugetraut hätte. Die bewusste Missachtung der eigenen Grenzen führt allerdings häufig zu Verletzungen und Erkrankungen. Der Vorsatz »Nur noch einen Kilometer« kann bei bitterer Kälte zu Unterkühlung führen, und der Gedanke »Der Bach ist nicht so breit, da kann ich drüberspringen« zu einem bösen Sturz. Wenn Sie die Grenzen Ihrer körperlichen Leistungsfähigkeit kennen und respektieren, können Sie die Abenteuer in der freien Natur genießen und verringern das Risiko unschöner Erlebnisse.

Rechtzeitige Vorbereitung (etwa durch Übungen, die Kraft und Ausdauer fördern) kann hier helfen. Falls Sie dennoch einmal über Ihre Grenzen gehen müssen, sorgen Sie dafür, dass jemand bei Ihnen ist, der Ihnen im Ernstfall helfen kann.

Tipps und Tricks

- Die Amerikanische Zitterpappel produziert eine kalkstaubartige Substanz, die vor Sonnenstrahlen schützt und einen Lichtschutzfaktor von etwa 5 besitzt. Schon die amerikanischen Ureinwohner nutzten dieses Pulver.
- Gewöhnliche Feuerzeuge geben bei Minusgraden normalerweise den Geist auf. Man kann mit ihnen also in etwa die Temperatur bestimmen. Wenn man sie am Körper ein paar Minuten lang erwärmt, funktionieren sie wieder.
- Ab etwa 5 °C wird der Atem sichtbar. Daran kann man also abschätzen, wie kalt es ist.
- Verrottetes Espenholz lässt sich, wenn es trocken ist, mit einem Vergrößerungsglas leicht zum Glühen bringen.
- In einem notfallmäßigen Unterstand kann man sich eine isolierende Sitzunterlage schaffen, indem man einen großen Plastikbeutel mit trockenen Materialien wie etwa Gras füllt und zu einem 10 cm dicken Polster zusammendrückt.
- Stiefel, die nicht geschnürt werden müssen, können unverhofften Segen bringen: Man braucht sie nicht von hängengebliebenen Brennnesseln zu befreien, sie lassen sich leichter an- und ausziehen, wenn man sich an der Hand oder am Arm verletzt hat, und wenn man damit unglücklicherweise im Schlamm oder zwischen zwei Felsen stecken bleibt, kann man einfach den Fuß herausziehen.

Kapitel 3

Am Unfallort

Wenn du verletzt bist,
gehst du völlig anders in ein Spiel.

Brett Favre

Wenn Sie in der Wildnis Erste Hilfe leisten müssen, wissen Sie oft genau, was passiert ist, weil Sie es selbst gesehen haben. Manchmal jedoch wissen Sie es nicht, etwa wenn Ihr Partner loszieht, um Brennholz zu suchen, und Sie plötzlich einen Schrei hören, oder wenn Sie während einer Wanderung auf eine verletzte Person treffen, die am Wegesrand sitzt. In solchen Fällen wissen Sie nicht immer, was passiert ist, und müssen daher erst die Situation beurteilen, bevor Sie der verletzten oder erkrankten Person helfen.

Annäherung an die verletzte Person

Wenn Sie sich einem Verletzten nähern, ist es normal, dass Ihr Herz schneller schlägt und Ihre Hände schwitzen. Sie stehen unter Stress, und um damit umzugehen, produziert Ihr Körper

Adrenalin. In so einer Situation müssen Sie sich zunächst selbst beruhigen. Es besteht kein Grund, die Dinge zu überstürzen, und wenn Sie zu hastig vorgehen, verursachen Sie damit mehr Schaden, als dass Sie helfen. Falls erforderlich, halten Sie kurz inne, atmen Sie ein paar Mal tief durch und rufen Sie sich in Erinnerung, dass Ihre Aufgabe jetzt darin besteht zu helfen.

Wenn Sie die verunfallte Person nicht kennen, stellen Sie sich vor und bitten Sie sie um ihr Einverständnis, ihr zu helfen. Sagen Sie ihr, inwieweit Sie in Erster Hilfe ausgebildet sind. Je mehr Sie in diesen ersten Momenten das Vertrauen der Betroffenen gewinnen können, desto leichter wird es anschließend.

Inspizieren Sie den Unfallort, während Sie sich ihm nähern, um mögliche Gefahren zu erkennen und die Unfallursache zu ermitteln.

Behalten Sie Ihr Umfeld im Auge

Anderen, die sich in einer Notlage befinden, können Sie nur helfen, wenn Sie selbst sicher sind. Ansonsten ziehen Sie sich vielleicht ebenfalls eine schwere Verletzung zu. Zählen Sie langsam bis zehn und nehmen Sie die Umgebung so genau wie möglich in den Blick. Auch wenn Sie sich nur den Knöchel verstauchen, können Sie der verletzten Person unter Umständen schon nicht mehr helfen. Die größten Gefahren stellen schiefe Bäume dar, brüchige Äste, die über Kopfhöhe hängen, sowie lockeres oder herabfallendes Gestein. Außerdem drohen Gefahren durch Wasser, Tiere oder Stürme.

Wenn Sie Erste Hilfe leisten, bleibt die Welt nicht stehen. Währenddessen kann alles Mögliche passieren: Andere Leute kommen hinzu und wollen ebenfalls helfen, Tiere tauchen auf und sehen neugierig zu, oder das Wetter schlägt plötzlich um. All das kann Ihre Sicherheit gefährden, aber auch die Sicherheit der Person, der Sie helfen. Überprüfen Sie daher Ihr Umfeld fortwährend auf Veränderungen und mögliche Gefahren.

Wenn beispielsweise eine verletzte Person von einem Schwarm Hornissen belagert wird, müssen Sie unter Umständen kurz warten, bevor Sie sich ihr nähern, weil Sie sonst Gefahr laufen, sich eine Menge Stiche zuzuziehen und selbst in eine Notlage zu geraten. Wenn das Unfallopfer offensichtlich von einem herabfallenden morschen Ast getroffen wurde und Sie noch mehr morsche Äste an den Bäumen entdecken, sollten Sie die betroffene Person zunächst aus der Gefahrenzone schaffen, bevor Sie mit der Hilfeleistung beginnen, denn schon ein Windstoß genügt, und der nächste Ast fällt herab – diesmal vielleicht auf Sie.

Beispiel aus der Praxis

Während Sie auf Ihrem Lieblingswanderweg unterwegs sind, fällt Ihr Blick auf eine offenbar bewusstlose Person, die ein paar Meter vor Ihnen auf dem Boden liegt. Während Sie sich ihr nähern, rufen Sie ihr etwas zu und fragen, ob sie Hilfe braucht. Gleichzeitig suchen Sie die Umgebung nach offensichtlichen Gefahrenquellen ab, wie etwa herabgefallene Äste oder Geröll, das zu einem Sturz geführt haben könnte, oder Spuren von Tieren. In der Luft liegt ein ungewöhnlicher Geruch nach Gurke. Als Sie die Person erreichen, entdecken Sie an ihrem Knöchel zwei Einstiche – Anzeichen für einen Schlangenbiss. Was sollten Sie jetzt tun?

Lösung

Manche Schlangen, wie etwa der Nordamerikanische Kupferkopf, verströmen ein Sekret, wenn man sie berührt. Der starke Geruch nach Gurke, der typisch für dieses Sekret ist, lässt darauf schließen, dass die Schlange noch in der Nähe ist. Daher sollten Sie zunächst den Schauplatz genau inspizieren und die Betroffene mit großer Vorsicht bewegen, für den Fall, dass sich die Schlange noch unter ihr verbirgt. Falls Sie die Schlange nicht ausmachen können, aber vermuten, dass sie noch in der Nähe ist, kann es sinnvoll sein, die betroffene Person in einiger Entfernung in Sicherheit zu bringen, bevor Sie mit der Hilfeleistung beginnen.

Bergung einer verletzten Person

Manchmal muss eine verletzte Person nicht nur behandelt, sondern zuvor noch geborgen werden. Wenn beispielsweise ein Wanderer von einem herabfallenden Ast getroffen wurde, ist er vielleicht noch darunter eingeklemmt. Oder die Lage ist noch dramatischer und Sie müssen einen Ertrinkenden aus dem Wasser retten.

- ▢ Begeben Sie sich nie selbst in Gefahr, wenn Sie jemand anderem helfen.
- ▢ Holen Sie nach Möglichkeit weitere Helfer hinzu.
- ▢ Bedenken Sie, dass Sie in vielen Ländern, etwa auch in Deutschland, zu Erster Hilfe verpflichtet sind und unterlassene Hilfeleistung als Straftatbestand gilt. Auch wenn Sie keine medizinische Ausbildung haben, müssen Sie tun, was Sie können, um Leben zu retten. Allerdings gibt es Grenzen; so sind Sie etwa nicht verpflichtet, im Rahmen der Hilfeleistung Ihr eigenes Leben aufs Spiel zu setzen.
- ▢ Verändern Sie die Position eines Verletzten erst dann, wenn Sie das genaue Ausmaß der Verletzungen kennen, außer es besteht ansonsten Lebensgefahr.

- Manchmal müssen Sie eine Person zugleich bergen und behandeln. So kann etwa ein herabgefallener Ast, unter dem das Bein des Betroffenen eingeklemmt ist, durch sein Gewicht die Blutung verringern. Wenn Sie den Ast anheben, wird die Blutung stärker und Sie müssen sie sofort stillen.
- Wenn Sie den Eindruck haben, jemand befindet sich im Wasser in Schwierigkeiten und droht zu ertrinken, springen Sie ihm nicht sofort hinterher. Wenn Sie die Person erreichen können, ohne sich dabei selbst ins Wasser zu begeben (etwa indem Sie sich irgendwo festhalten), versuchen Sie es zunächst auf diese Weise. Oder werfen Sie ihr etwas zu, woran sie sich festhalten kann. Wenn das alles fehlschlägt, rudern oder schwimmen Sie hinaus und nehmen Sie dabei etwas zu Hilfe, an dem Sie sich festhalten können (einen Reifenschlauch oder ein Kanu).

Bushcraft-Tipp

Wer kurz vor dem Ertrinken ist, rudert nicht mit den Armen und ruft nach Hilfe (anders als jemand, dem die Kraft ausgeht oder der anderweitig in Not ist). Wer schon fast ertrunken ist, kann nicht mehr nach einem Hilfsmittel wie etwa einem Rettungsring greifen. Erkennbar ist dieser Zustand daran, dass sich der Kopf teils schon unter Wasser befindet und zurückgeneigt ist, die Augen geschlossen oder glasig sind (und der Blick auf nichts Bestimmtes gerichtet) und dass die Person die Beine nicht mehr bewegt. Der Anblick eines Ertrinkenden täuscht oft, weil die Person ganz entspannt wirkt. Wenn Sie den Verdacht haben, dass jemand in Schwierigkeiten steckt, fragen Sie ihn, ob alles in Ordnung ist. Wenn er antworten kann, ist vermutlich alles okay. Wenn nicht, braucht er Hilfe.

Unfallursachen und Unfallhergang

Wenn Sie den Ort des Geschehens in Augenschein nehmen, versuchen Sie, die Unfallursachen zu identifizieren. Vielleicht entdecken Sie herabgestürzte Felsbrocken, die das Opfer getroffen haben. Oder Sie sehen Büschel einer giftigen Pflanze, mit der die Person in Kontakt war. Auch das Wetter kann seinen Teil beigetragen haben. Wenn Sie die Ursachen des Unfalls ermitteln und den Hergang nachvollziehen, kann Ihnen das bei der Einschätzung helfen, welche Verletzungen genau vorliegen und wie ernst sie möglicherweise sind.

Auch ein Sturz aus geringer Höhe – etwa einem Meter – kann zu schwerwiegenden Verletzungen führen. Wenn jemand aus einer Höhe stürzt, die dreimal so groß ist wie er selbst, sind Verletzungen der Wirbelsäule wahrscheinlich. Wenn jemand ein stumpfes Trauma oberhalb des Schlüsselbeins erlitten hat, sind sehr wahrscheinlich Verletzungen der Halswirbelsäule die Folge. Auch jemand, der bei einem Sturz auf den Kopf fällt, hat sich möglicherweise Schäden an der Halswirbelsäule zugezogen.

Beziehen Sie auch Tiere und Insekten in Ihre Überlegungen mit ein. Wenn das Opfer einen Wespenschwarm aufgescheucht und zahlreiche Stiche davongetragen hat, besteht die Gefahr von Wespenstichen wahrscheinlich noch immer. Dasselbe gilt bei Tierbissen. In solchen Fällen sollten Sie als Erstes den Betroffenen vom Ort des Geschehens wegbringen. Unter Umständen müssen Sie warten, bis sich das Tier oder der Insektenschwarm verzogen hat, bevor Sie den Schauplatz betreten können. Ein aggressives Tier oder ein aufgebrachter Schwarm wird seinen Bau bzw. sein Revier verteidigen, was wahrscheinlich dazu führt, dass Sie gleichfalls verletzt werden. Wenn es möglich ist, den Betroffenen in Sicherheit zu bringen, dann tun Sie es, solange Sie sich dadurch nicht selbst gefährden.

Wenn Sie rekonstruieren, wie sich ein Unfall ereignet hat, verlassen Sie sich auf den gesunden Menschenverstand. Das Naheliegende ist dabei oftmals auch das Wahrscheinlichste. Wenn jemand am Wegesrand sitzt und sich den Knöchel hält, hat er ziemlich sicher keinen Herzinfarkt erlitten.

Umgekehrt gilt: Wenn die Verletzungen nicht dem entsprechen, was Sie erwartet haben, gehen Sie in Gedanken einen Schritt zurück und überlegen Sie erneut. Wenn etwa jemand gestürzt ist und Sie damit rechnen, dass er sich die Knie aufgeschürft und den Knöchel verstaucht hat, die Person aber Blut erbricht, dann muss noch etwas anderes passiert sein.

Um den Unfallhergang nachzuvollziehen, ist bisweilen detektivisches Gespür gefragt. Berücksichtigen Sie eindeutige und mögliche Hinweise, um das weitere Vorgehen festzulegen.

Beispiel aus der Praxis

Sie sind mit Ihrem Quad auf einer Piste unterwegs. Als Sie zu einer Kreuzung kommen, sehen Sie, dass sich dort ein Unfall mit zwei anderen Quads ereignet hat. Drei Leute laufen am Unfallort herum. Als Sie an der Kreuzung eintreffen, stellen Sie fest, dass die Frontpartie des einen Fahrzeugs stark eingedrückt und der Rahmen sichtbar verbogen ist. Auf der Rückbank kümmert sich ein Mann um seinen weinenden Sohn. Keiner der beiden trägt einen Helm. Die anderen drei Anwesenden sind zwei Wanderer und der Fahrer des anderen Fahrzeugs, bei dem angeblich »alles in Ordnung« ist. Was sollten Sie als Erstes tun?

Lösung

Als Erstes sollten Sie jemanden beauftragen, die Rettungskräfte zu alarmieren. Am besten bitten Sie einen der beiden Wanderer, da diese nicht an dem Unfall beteiligt waren. Mit was für Verletzungen müssen Sie bei einem Unfall mit zwei Quads rechnen, bei dem die Beteiligten keine Helme getragen haben und sich der Rahmen eines der Fahrzeuge deutlich verbogen hat? Mit Verletzungen an Kopf, Nacken, Wirbelsäule, Händen, Armen und Knien, sowie mit stumpfen Traumata am Brustkorb.

Natürlich wenden Sie sich zunächst dem Kind zu, auch wenn es schon von einem Erwachsenen versorgt wird. Das Kind ist mit dem Kopf gegen den Vordersitz gestoßen, blutet aus einer klaffenden Wunde an der Stirn, hat blutige Lippen und kann nur schwer atmen. Während Sie das Kind weiter untersuchen, bemerken Sie, dass der Vater nach Alkohol riecht. Der Mann wirkt stark mitgenommen, hat eine Beule auf der Stirn, atmet schwer und seine Halsadern sind ungewöhnlich stark geschwollen.

Zur Bewertung der Situation gehört auch die Frage, ob es drohende Gefahren gibt, die Sie berücksichtigen müssen. Ist irgendwo Rauch zu sehen oder riecht es nach Benzin? Läuft der Motor noch oder steht das Fahrzeug nicht stabil, sodass es abrutschen könnte? Müssen Sie bei der Einschätzung der Lage anders vorgehen, um eventuell noch unentdeckte Verletzungen ausfindig zu machen?

Das Opfer, das am lautesten schreit, ist nicht immer dasjenige, das am dringendsten Hilfe braucht. Dass der Junge weint, zeigt an, dass seine Atemwege frei sind und er sich lautstark äußern kann. Ein erfahrener Ersthelfer würde bei einer gründlichen Einschätzung der Lage zu folgenden Schlüssen kommen: Das Fahrzeug von Vater und Sohn hatte keine Airbags und die beiden haben keine Helme getragen. Aufgrund der Anzeichen für den Unfallhergang (eingedrückte Frontpartie und verbogener Rahmen) sollte das Opfer auf dem Vordersitz anfangs mit Priorität untersucht werden, bis Verletzungen ausgeschlossen werden können. Daher sollte die Aufmerksamkeit erst dem Vater und dann dem weinenden Kind gelten. Der Fahrer des anderen Fahrzeugs, der umhergeht, kann als letzter untersucht werden. Diese Einschätzung der Lage dauert im Idealfall nicht länger als zwei Minuten.

Die ersten Schritte

Als Erstes müssen Sie ermitteln, ob die Verletzung oder Erkrankung lebensbedrohlich ist. Untersuchen Sie die betroffene Person auf Anzeichen von Verletzungen, überprüfen Sie die Vitalparameter (Pulsschlag, Atem etc.) und kontrollieren Sie ihre Reaktionen. Stellen Sie sich ihr vor, berühren Sie sie leicht an der Schulter (oder einem anderen unverletzten Körperteil) und fragen Sie sie, wie es ihr geht. Ermitteln Sie dann, ob sie bei Bewusstsein ist und in welchem Maß sie auf Außenreize reagiert und kommunizieren kann.

WASB

Der Bewusstseinszustand eines verunfallten oder erkrankten Menschen lässt sich am besten mit dem WASB-Schema ermitteln.

W = Wach und ansprechbar. Die Person ist bei vollem Bewusstsein und kann sich verständlich ausdrücken. Sie weiß, was passiert ist, wer sie ist und wo sie sich befindet. Bei einer schweren Verletzung ist ein kurzzeitiger Gedächtnisverlust nichts Ungewöhnliches, doch anschließend regeneriert sich das Gedächtnis rasch. Eine Person, die wach und ansprechbar ist, kann ihren Zustand und ihre Verletzungen beschreiben.

A = Ansprache. Die Person reagiert auf verbale Ansprache. Sie reagiert auf Stimmen und antwortet. Wenn sie allerdings das Gesicht verzieht und sich abwendet, während Sie sie ansprechen, müssen Sie dem nachgehen und andere Tests durchführen.

S = Schmerzreiz. Die Person reagiert auf Schmerzreize. Wenn Sie sie zwicken, zeigt sie eine Reaktion. Wie bei der verbalen Ansprache bedeutet das, dass die Person reagiert, allerdings in geringerem Umfang. Dann müssen Sie möglicherweise sofort etwas unternehmen, um zu vermeiden, dass sie bewusstlos wird. Führen Sie weitere Tests durch, um zu ermitteln, ob ihr Zustand lebensbedrohlich ist.

B = Bewusstlos. Die Person reagiert auf keinerlei Art von Reizen. In so einem Fall kann die Betroffene Ihnen keine Informationen geben, also müssen Sie sich auf Ihre eigenen Sinne und Ihr Urteil verlassen, um zu ermitteln, ob lebensbedrohende Verletzungen vorliegen.

Das ABC-Schema

Nachdem Sie den Bewusstseinszustand des Unfallopfers ermittelt haben, sollten Sie die Herz-Kreislauf-Funktionen überprüfen. Hierzu verwendet man das ABC-Schema (engl. *airway, breathing, circulation* = Atemwege, Atemfluss, Kreislauf). Dabei wird überprüft, ob die Atemwege der Person frei sind, ob sie problemlos atmen kann und ob sie Blut verliert.

A – Atemwege *(airway)*. Überprüfen Sie, ob die Kehle des Opfers blockiert ist. Ist die Person bewusstlos, öffnen Sie ihren Mund und sehen Sie nach, ob die Kehle blockiert ist, etwa durch Blut, Essensreste oder Speichel. Entfernen Sie die Blockade oder sorgen Sie anderweitig dafür, dass sie nicht mehr stört. Wenn die Person sprechen kann, sind ihre Atemwege frei, aber möglicherweise hat sie dennoch Schwierigkeiten beim Atmen. Fragen Sie sie, ob sie beim Atmen Schmerzen hat. Fremdkörper, die die Atemwege blockieren, können Sie mit den Fingern aus dem Mund holen oder indem Sie die Betroffene in die stabile Seitenlage bringen (siehe den Abschnitt *Stabile Seitenlage* auf S. 76). Das führt manchmal dazu, dass blockierendes Material von selbst aus dem Mund fällt und die Atemwege frei werden.

B – Atemfluss *(breathing)*. Schwerfällige Atmung und Atemgeräusche wie Rasseln oder Gurgeln können Anzeichen für innere Verletzungen sein. Pfeifende oder zischende Atmung kann auf ein Loch in der Brustwand hindeuten.

C – Kreislauf *(circulation)*. Wenn die Person bei Bewusstsein ist, messen Sie ihr am Handgelenk den Puls. Wenn sie bewusstlos ist, messen Sie am Hals. Die normale Pulsfrequenz liegt zwischen 60 und 100 pro Minute. Ist der Puls höher oder niedriger, liegt ein Notfall vor. Überprüfen Sie, ob die Person größere Mengen Blut verliert, vor allem an Armen oder Beinen. Wenn Sie Blutungen entdecken, versuchen Sie, sie durch Druck zu stillen, und legen Sie eine Bandage oder eine Aderpresse an.

Vitalparameter

Zu den ersten Schritten bei der Untersuchung eines Unfallopfers gehört die Überprüfung der Vitalparameter. Man ermittelt zunächst, wie oben beschrieben, den Bewusstseinszustand; dann kontrolliert man Herzfrequenz, Atemfrequenz, Blutfluss, Körpertemperatur sowie Feuchtigkeit und Färbung der Haut. So erhält man ein Bild vom allgemeinen Gesundheitszustand des Betroffenen und Hinweise darauf, was als Nächstes zu tun ist. Bei jemandem, der wach und bei Bewusstsein ist, einen Puls von 72 hat, dessen Haut kühl und von normaler Farbe ist und der fünfzehn Mal pro Minute atmet, ist der Gesundheitszustand normal. Jemand, der auf verbale Ansprache reagiert, einen Puls von 42 sowie kühle, kaltschweißige Haut hat, der zehn Mal pro Minute atmet und dabei ein Fiepen von sich gibt, muss auf der Stelle medizinisch versorgt werden. Eine Veränderung der Vitalparameter zeigt an, dass sich der Gesundheitszustand der Person verändert – zum Guten oder zum Schlechten. Wenn Sie eine Person untersuchen, notieren Sie nach Möglichkeit in einem Notizbuch oder auf einem Stück Papier die Werte der Vitalparameter.

Herzfrequenz (Puls)

Ist die verunfallte Person bei Bewusstsein, können Sie den Puls am Handgelenk messen. Ist sie bewusstlos oder zu jung, um zu verstehen, was Sie machen, messen Sie am Hals. Direkt unter dem Kiefer bilden die Luftröhre und der Halsmuskel eine Rinne. Wenn Sie die Finger auf diese Stelle legen, können Sie den Puls spüren. Beugen Sie sich dabei niemals über den Betroffenen. Er (oder einer der Umstehenden) könnte irritiert sein und sich wehren.

Am Handgelenk ist der Puls in der Rinne unterhalb des Daumenansatzes zu spüren. Legen Sie dazu zwei Fingerspitzen auf die Stelle und üben Sie leichten Druck aus.

Ein schwacher Puls ist naturgemäß schwieriger zu finden. In solchen Fällen müssen Sie unter Umständen mit den Fingern etwas mehr Druck auf die Ader ausüben. Messen Sie mit den Fingerspitzen und achten Sie darauf, nicht zu viel Druck auszuüben.

Ein gesundes Herz schlägt zwischen sechzig und hundert Mal pro Minute. Sie brauchen aber nicht sechzig Sekunden lang auf den Puls zu achten (und schon gar nicht in einer Situation, in der jede Minute zählt), sondern können auch fünfzehn Sekunden lang messen und den Wert dann mit vier multiplizieren. Schlägt das Herz regelmäßig? Schlägt es kräftig? Falls nicht, besteht unter Umständen Lebensgefahr. Notieren Sie die Werte der Herzfrequenz. Ein hoher oder niedriger Puls kann ein Anzeichen für bestimmte Gesundheitsschäden sein (die wir später noch besprechen werden). Wenn Sie die Werte notieren, können Sie die Entwicklung leichter verfolgen.

Kreislauf

Als Nächstes müssen Sie überprüfen, ob Arme und Beine des Opfers ausreichend mit Blut versorgt werden. Üben Sie an einem Finger Druck auf das Nagelbett aus. Wie lange dauert es, bis die Stelle wieder rosa wird? Wenn es länger als zwei Sekunden dauert, stimmt etwas nicht. (Am besten ist diese Methode für Kinder bis sechs Jahren geeignet.)

Atemfrequenz

So wie das Herz normalerweise in einem bestimmten Rhythmus schlägt, atmen wir auch mit einer bestimmten Frequenz. Wenn die Person, um die Sie sich kümmern, weniger als zwölf Mal pro Minute atmet, besteht Lebensgefahr und Sie müssen unter Umständen Mund-zu-Mund-Beatmung durchführen. Ist die Atemfrequenz zu niedrig, wird der Körper nicht ausreichend mit Sauerstoff versorgt, was zu irreversiblen Schäden oder sogar zum Tod führen kann.

Legen Sie eine Hand auf die Brust des Unfallopfers und zählen Sie mit, wie oft sie sich im Lauf von fünfzehn Sekunden hebt und senkt. Wenn Sie diesen Wert mit vier multiplizieren, kennen Sie die Atemfrequenz pro Minute.

Ist die Person bewusstlos, können Sie den Atem beobachten, hören und spüren. Schauen Sie, ob die Brust sich hebt und senkt, hören Sie auf die Geräusche, die der Atem in der Brust verursacht, und erspüren Sie die Bewegungen der Luft unter der Nase, vor dem Mund und in der Brust. Achten Sie, wie beim Messen des Pulses, darauf, ob der Atem regelmäßig ist und wie stark er ist. Bei einem Erwachsenen sollte die Atemfrequenz bei zwölf bis zwanzig Mal pro Minute liegen.

Färbung, Temperatur und Feuchtigkeit der Haut

Die Hautfarbe können Sie auf der Innenseite der Augenlider, an den Lippen und auf den Nagelbetten überprüfen. Gesunde Haut ist warm und trocken. Bei der Überprüfung der Haut sollten Sie auf folgende Dinge achten:

- Ist die Haut kühl und kaltschweißig, steht die Person möglicherweise unter Schock oder befindet sich in einem Angstzustand.
- Kühle, feuchte Haut ist ein Hinweis darauf, dass der Körper Wärme verliert.
- Kühle, trockene Haut zeigt an, dass der Körper extremer Kälte ausgesetzt ist.
- Heiße, trockene Haut ist ein Anzeichen für hohes Fieber oder dafür, dass der Körper großer Hitze ausgesetzt ist.
- Gänsehaut in Verbindung mit Schüttelfrost, bläulichen Lippen und klappernden Zähnen ist ein Hinweis auf eine mögliche Störung des vegetativen Nervensystems, auf Angstzustände, extreme Kälteeinwirkung oder Schmerzen.
- Bleiche Haut kann ein Anzeichen von Blutverlust sein, von Schock, niedrigem Blutdruck oder starker seelischer Belastung.
- Eine bläulich-graue Verfärbung der Haut kann ein Hinweis auf Sauerstoffmangel sein, auf nicht ausreichende Atmung oder eine Fehlfunktion des Herzens.

- Gerötete Haut ist ein Hinweis auf starke Hitzeeinwirkung oder emotionale Erregung.
- Gelbliche Haut kann eine Fehlfunktion der Leber anzeigen.
- Fleckige Haut tritt manchmal bei Personen auf, die unter Schock stehen.

Prioritäten setzen

In einer Notfallsituation mit mehreren Verletzten oder Erkrankten müssen Sie triagieren, d. h. entscheiden, um wen Sie sich als Erstes kümmern. Dazu müssen Sie solche Verletzungen und Erkrankungen identifizieren, die besonders schwerwiegend sind und/oder sofort behandelt werden müssen. Diese Personen versorgen und stabilisieren Sie zuerst, bevor Sie denen helfen, die weniger schwer verletzt sind oder deren Behandlung nicht zeitkritisch ist. Auch wenn Sie sich intuitiv sofort in die Arbeit stürzen und Erste Hilfe leisten wollen, lohnt es sich, innezuhalten und die Lage erst einmal zu bewerten. So können Sie alle Betroffenen besser versorgen.

Am wichtigsten sind Verletzungen, die *sofort* behandelt werden müssen, dann folgen die, die *dringend* behandelt werden müssen, und schließlich jene, die *normal* behandelt werden können. Todesfälle stehen ganz am Ende der Liste – hier kommt jede Hilfe zu spät.

- **Sofortige Behandlung.** Oberste Priorität genießen Verletzte oder Erkrankte, deren Atemwege blockiert sind oder die Atemschwierigkeiten haben, die massiv oder unkontrolliert bluten oder die verwirrt und desorientiert sind.

- **Dringende Behandlung.** Wenn Sie alle versorgt haben, die sofort behandelt werden müssen, wenden Sie sich denen zu, die dringend behandelt werden müssen. In diese Kategorie fallen Verletzte und Erkrankte mit Verbrennungen (aber freien Atemwegen), schweren Knochenbrüchen, Mehrfachbrüchen oder vergleichbaren Verletzungen wie Verstauchungen oder Verrenkungen sowie mit Verletzungen der Wirbelsäule (auch wenn nur ein entsprechender Verdacht besteht).
- **Normale Behandlung.** Nach den dringenden Fällen helfen Sie jenen Betroffenen, die nur leicht verletzt oder erkrankt sind und etwa kleinere Frakturen oder Verstauchungen haben, Schnitt- und Schürfwunden und Prellungen.

Körperliche Untersuchung

Die körperliche Untersuchung ist einer der wichtigsten Bestandteile der Ersten Hilfe. Der Gesichtsausdruck des Verletzten sowie die Laute, die er während der Untersuchung von sich gibt, können wichtige diagnostische Hinweise sein, also werfen Sie immer wieder einen Blick auf sein Gesicht. Suchen Sie nicht nur nach offenkundigen Verletzungen, sondern auch nach solchen, die nicht sofort ins Auge fallen (vor allem, wenn ein stumpfes Trauma vorliegt).

Eine Untersuchung ist nicht der Zeitpunkt für Höflichkeit oder Zurückhaltung. Gehen Sie gründlich vor und scheuen Sie sich nicht, Kleidungsstücke aufzuknöpfen. Suchen Sie nach Verletzungen, die nicht auf den ersten Blick sichtbar sind, aber möglicherweise Schmerzen oder Unwohlsein verursachen.

Bushcraft-Tipp

Der Schmerz, den eine Verletzung oder Erkrankung verursacht, wird oft von Angst begleitet, was zu einer weiteren Schwächung des körperlichen Zustandes führen kann. Wirken Sie daher beruhigend und ermutigend auf die betroffene Person ein und verwenden Sie keine negativ besetzten Wörter. Seien Sie aber auch ehrlich – wenn ein Wanderer sich ein Bein gebrochen hat, tun Sie ihm keinen Gefallen, wenn Sie ihm das verheimlichen und behaupten, alles sei in bester Ordnung. Wenn Sie befürchten, dass das Unfallopfer angesichts der Wahrheit in Panik gerät, lenken Sie das Gespräch in eine andere Richtung. Indem Sie ein angenehmes Gesprächsklima schaffen, sorgen Sie für Stressabbau, stellen Vertrauen her und beruhigen so das Opfer und sich selbst.

Oben anfangen

Beginnen Sie die Untersuchung am Kopf. Streichen Sie mit den Händen über den Schädel. An Stellen, die sich locker oder wie Kies anfühlen, ist der Schädel möglicherweise gebrochen, und was Sie spüren, sind Knochenfragmente. Überprüfen Sie, ob aus den Ohren oder der Nase Blut austritt; auch das kann ein Anzeichen für eine Schädelfraktur sein.

Wenn aus dem Schädel, den Ohren oder der Nase klare Flüssigkeit austritt, liegt ziemlich sicher eine Schädelfraktur vor. Bei der Flüssigkeit handelt es sich um Gehirn-Rückenmarks-Flüssigkeit (Liquor). Zum Test halten Sie eine Ecke eines hellen Stoffs in die Flüssigkeit. Wenn sich nach dem Trocknen ein gelber Rand um die Stelle gebildet hat, handelt es sich um Liquor.

Um die Augen herum bilden sich möglicherweise dunkle Flecken, als hätte der Betroffene zu viel Make-up aufgetragen. Das geschieht, wenn Blut aus umliegendem Gewebe zu den Augen strömt. Das sogenannte Battle-Zeichen, ein Bluterguss hinter dem Ohr, ist ein Hinweis auf eine Schädelbasisfraktur.

Überprüfen Sie die Pupillen, indem Sie mit einer Taschenlampe kurz in die Augen leuchten. Reagieren sie auf den Lichtreiz normal? Wenn eine Pupille größer ist als die andere, ist das ein Hinweis auf eine Verletzung des Gehirns.

Untersuchen Sie als Nächstes den Mund. Ist die Zunge verletzt oder abgebissen? Sind noch alle Zähne da? Bei einem Sturz brechen leicht Zähne ab, und Schnittverletzungen im Mundraum sind die Folge. Dann blockiert das im Mund austretende Blut möglicherweise die Atemwege und es kommt zu Atemschwierigkeiten. Kann das Opfer den Unterkiefer bewegen? Sind irgendwo in der unteren Hälfte des Kopfes Schwellungen zu sehen?

Riechen Sie am Atem des Betroffenen. Wenn er fruchtig riecht, ist das ein Anzeichen für Ketoacidose, einen überhöhten Säuregehalt des Blutes aufgrund einer Störung des Insulinhaushaltes, wie sie typisch für Diabetes ist.

Bushcraft-Tipp

Menschen, die an chronischen Krankheiten wie etwa Diabetes leiden, tragen oft einen entsprechenden Hinweis bei sich, an Arm- oder Fußreifen oder an einer Halskette, aber auch in Form von Tattoos. Auch messen viele Diabetiker heute ihren Blutzucker mit einem weißen Sensor am Oberarm. Im besten Fall hat der Betroffene seinen Diabetikerausweis im Portemonnaie.

Oberkörper

Nach dem Kopf untersuchen Sie Schultern und Brust.

Schwere Stürze haben oft einen Bruch des Schlüsselbeins zur Folge. Überprüfen Sie, ob der Verletzte die Arme ohne Beschwerden heben kann. Wenn es aussieht, als hätten sich an den Schultern unter der Haut Klümpchen gebildet oder als sei etwas verrutscht, ist wahrscheinlich das Schlüsselbein gebrochen.

Auch die Rippen gehören zu den Knochen, die bei Unfällen oft brechen. Fragen Sie den Betroffenen, ob er beim Atmen Schmerzen verspürt. Stellen Sie sich hinter ihn, legen Sie die Hände außen auf den Brustkorb und fordern Sie ihn auf, tief ein- und auszuatmen. Fühlen sich die Rippen normal an? Hat der Verletzte auf einer Seite Schmerzen oder hebt sich eine Seite beim Atmen nicht? Wenn Rippen gebrochen sind, hat möglicherweise eine davon (oder etwas anderes) das Brustfell durchstoßen. Eine solche saugende Brustwunde ist besonders gefährlich, denn wenn sie nicht behandelt wird, steigt der Druck im Brustkorb und die Lunge kann kollabieren.

Wenn der Verletzte Blut hustet, kann das zahlreiche Ursachen haben, von einer Bronchitis bis zu einer chronischen Erkrankung. In großer Höhe kann es ein Anzeichen für ein höhenbedingtes Lungenödem sein. Dann sollte der Betroffene so schnell wie möglich in tiefere Lagen gebracht werden.

Das Herz ist ein Muskel und kann wie jeder andere Muskel Prellungen erleiden. Eine schwere Prellung führt zu Blutungen im Herzbeutel, der das Herz umschließt. Eine solche Verletzung kann zwar behandelt werden, doch als medizinischer Laie sollte man in der freien Natur lieber die Finger von entsprechenden Versuchen lassen.

> **Bushcraft-Tipp**
>
> Bei kleinen Kindern sollte jeder Unfall sehr ernst genommen werden, weil sie oft erst einen Tag später Symptome zeigen, vor allem, wenn der Puls und die Atmung betroffen sind. Achten Sie daher bei Kindern besonders auf diese Funktionen.

Bauchraum und Becken

Als Nächstes untersuchen Sie den Bauchraum der verletzten Person. Teilen Sie ihn dazu gedanklich in vier Viertel. Tasten Sie die Viertel nacheinander ab und achten Sie darauf, ob Sie Aufblähungen spüren (verursacht durch den Austritt von Luft infolge eines Organschadens) oder verhärtete Stellen (Hinweis auf innere Blutungen).

Häufig wird die Leber verletzt, was zu starken inneren Blutungen führen kann. (Das ist nicht weiter überraschend, denn die Leber versorgt das Blut mit Nährstoffen.)

Wenn der Verletzte Blut erbricht, vor allem, wenn es mit Galle vermischt ist, hat die Leber mit ziemlicher Sicherheit Schaden genommen. Finden sich im Blut Anteile von Speichel und Verdauungssäften, ist das ein Hinweis auf Verletzungen des Magens. Ist das Blut hellrot, stammt es aus der Speiseröhre.

Nach einem Unfall sollte auch der Urin des Unfallopfers überprüft werden. Enthält er Blut, sind möglicherweise die Nieren verletzt. Jede Art von innerer Blutung ist sehr ernst zu nehmen, denn der Körper reagiert darauf, indem er die Muskeln stark anspannt, was beträchtliche Schmerzen verursacht. Außerdem setzen verletzte Organe zur Abwehr Mikroorganismen frei, die andere, gesunde Körperregionen schädigen können.

Ist die Verletzte schwanger und blutet aus dem Bauchraum oder der Vagina, ist möglicherweise die Gebärmutter oder der Fötus verletzt.

Überprüfen Sie auch die Genitalien. Hat ein Mann nach einem Unfall eine dauerhafte Erektion, liegt vielleicht eine Verletzung der Wirbelsäule oder des Beckens vor.

Das Becken untersuchen Sie, indem Sie die Beckenknochen sanft nach innen und nach unten drücken. So erkennen Sie mögliche Frakturen.

Arme und Beine

Untersuchen Sie nach dem Becken die Beine. Umfassen Sie jeweils den Oberschenkel, drücken Sie zu und beobachten Sie, ob das eine Schmerzreaktion hervorruft. Wenn ein Bein an einer Stelle offensichtlich verletzt ist (etwa wenn es in einem unnatürlichen Winkel absteht), untersuchen Sie erst den Rest des Beines und nehmen sich dann die offenkundige Verletzung vor. Möglicherweise hat der Verletzte in dem Gewebe, das den Oberschenkelknochen umschließt, so große Schmerzen, dass sich die Muskeln verkrampfen oder der Patient sich gegen ein gründliches Abtasten des Beines wehrt, mit dem Sie das Ausmaß der Verletzung feststellen könnten.

Verletzungen an den Füßen kommen im Outdoorleben häufig vor, einfach weil die Füße großen Belastungen ausgesetzt sind. Überprüfen Sie bei der Untersuchung der Füße auch die Durchblutung; entsprechende Indikatoren sind Farbe und Temperatur der Füße sowie der Puls. Den Puls können Sie in der Mulde ertasten, die unter und hinter dem Sprungbein liegt. Wenn Sie ihn dort nicht spüren, probieren Sie es zwischen den beiden Sehnen oben auf dem Fuß. Wie immer, wenn Sie den Puls fühlen, sollte er auch hier deutlich und kräftig zu spüren sein und zwischen 60 und 100 liegen. Ein schwacher Pulsschlag kann ein Hinweis auf einen verzögerten Blutfluss sein; dann sind die Blutgefäße entweder blockiert oder durch eine Verletzung in Mitleidenschaft gezogen.

Überprüfen Sie, ob der Verletzte die Zehen bewegen und mit den Füßen Druck nach oben sowie nach unten ausüben kann. Ist das Gewebe in den Füßen erfroren, verlieren die Nerven ihre Funktion und die Durchblutung ist unterbrochen.

Untersuchen Sie Arme und Finger auf dieselbe Weise. Überprüfen Sie, wie viel Kraft der Betroffene hat, und lassen Sie ihn nacheinander mit der linken und der rechten Hand Ihre Finger drücken. Wenn Sie einen Unterschied spüren, liegt möglicherweise auf einer Seite eine Verletzung vor oder eine Hälfte des Gehirns ist beschädigt. In solchen Fällen müssen Sie weitere Untersuchungen vornehmen.

Wenn keine Anzeichen einer Verletzung der Wirbelsäule vorliegen, drehen Sie den Betroffenen auf die Seite, um seinen Rücken untersuchen zu können. Im Abschnitt *Lagerung und Transport von Verletzten* finden Sie eine entsprechende Anleitung. Suchen Sie auf dem Rücken nach Anzeichen von Verletzungen wie etwa austretendem Blut oder anderen Auffälligkeiten wie Verformungen oder im Körper steckenden Objekten.

VARP-DESS

Mit dieser Reihe von Abkürzungen können Sie sich merken, wonach Sie bei einem Unfallopfer suchen sollten:

V = Verformungen: alles, was vom Erscheinungsbild eines gesunden Körpers abweicht
A = Abschürfungen: Kratzer etc.
R = Rötungen: Hautrötungen, Sonnenbrand
P = Prellungen: blaue Flecken

D = Druckempfindlichkeit: Schmerzen oder Muskelkrämpfe bei Druckausübung
E = Einstiche: Einstiche und Löcher in der Körperoberfläche
S = Schnittwunden
S = Schwellungen

Selbsthilfe

Wenn Sie sich verletzt haben und das Ausmaß der Verletzungen feststellen wollen, können Sie die hier beschriebenen Untersuchungstechniken auch bei sich selbst anwenden. Notieren Sie Ihre Vitalwerte und beobachten Sie sie, während Sie auf Hilfe warten. Packen Sie immer ein überweites, orangefarbenes T-Shirt aus Baumwolle ein. Ein Stück Baumwolle gehört ohnehin zu den zehn Grundelementen des Survivals, und ein solches T-Shirt können Sie auch über alle anderen Kleidungsstücke ziehen, sodass die Rettungskräfte Sie finden, falls Sie sich nicht bewegen können, schlafen oder bewusstlos werden.

Das SAMPLE-Schema

Wenn Sie jemanden mit einer äußeren oder inneren Verletzung behandeln, ist dieses Schema nicht unbedingt sinnvoll und Sie können darauf verzichten. Dennoch sollten Sie es kennen. Wahrscheinlich kann der Betroffene nicht immer auf alle Fragen antworten, aber Sie können sich auch an Freunde und Begleiter wenden. Bleiben Sie dabei – wie immer – ruhig und kooperativ. Versuchen Sie, Informationen zu sammeln und gleichzeitig dafür zu sorgen, dass alle Beteiligten die Ruhe bewahren. Stellen Sie offene Fragen und nach Möglichkeit nicht solche, die man nur mit Ja oder Nein beantworten kann.

S = Symptome: Welche Anzeichen einer Verletzung oder Erkrankung können Sie feststellen?
A = Allergien: War der Betroffene möglicherweise in Kontakt mit Stoffen, auf die er allergisch ist?
M = Medikamente: Nimmt der Patient derzeit Medikamente, und wenn ja, wegen welcher Erkrankung? Hat er die Einnahme vergessen?
P = Patientenvorgeschichte: Gibt es etwas, das Sie und andere Ersthelfer über den Patienten wissen sollten?
L = Letzte Nahrungsaufnahme: Wann hat der Betroffene zum letzten Mal etwas gegessen oder getrunken? Und was?
E = Ereignisse: Was hat zum jetzigen Zustand geführt? Gab es ein konkretes Ereignis oder haben sich die Symptome nach und nach entwickelt?

Laufende Beobachtung

Hat der Patient keine lebensbedrohlichen Verletzungen, dann sollten Sie alle fünfzehn Minuten nach dem ABC-Schema seine Vitalwerte überprüfen, sodass Sie sicher sein können, dass er stabil ist. Standard im Rettungsdienst ist eine regelmäßige Überprüfung, bis der Patient den Rettungskräften oder anderer professioneller medizinischer Hilfe übergeben ist. Achten Sie auf jede Veränderung im Zustand der verunfallten oder erkrankten Person. Dies gilt insbesondere, wenn Sie vermuten, dass sie innere Verletzungen oder Blutungen erlitten hat, denn der Körper reagiert auf solche Verletzungen, weshalb Sie möglicherweise eingreifen müssen, um den Patienten zu stabilisieren. Hat dagegen jemand nur eine Prellung am Ellbogen, reicht es aus, ihn mehrmals pro Stunde nach seinem Befinden zu fragen (bzw. solange die Schmerzen und Schwellungen anhalten). Hier können Sie den gesunden Menschenverstand walten lassen.

Patienten mit schwereren Verletzungen wie Knochenbrüchen, Verbrennungen oder Atemproblemen aufgrund von Verletzungen des Brustkorbs sollten Sie alle fünf Minuten überprüfen, bis Hilfe eintrifft.

Lagerung und Transport von Verletzten

Wenn jemand ernsthaft verletzt ist, sollten Sie besonderes Augenmerk darauf richten, ihn fachgerecht zum Transport vorzubereiten. Vor allem Verletzungen an Hals und Rücken erfordern besondere Sorgfalt bei Lagerung und Transport. Zum Transport wird ein solcher Patient auf eine Trage gelegt, die ihn stabilisiert. Hierzu muss er als Erstes in eine neutrale Position gebracht werden. Wenn Sie ihn in eine für den Transport geeignete Position bringen, ist es äußerst unwahrscheinlich, dass Sie dabei vergleichbare Kräfte ausüben wie jene, die zu der Verletzung geführt haben. Gehen Sie dennoch behutsam und langsam vor, damit die Verletzungen nicht durch ruckartige oder unnatürliche Bewegungen verschlimmert werden. Ist der Patient aus einer Höhe von mehr als fünf Metern gestürzt oder wurde er von einem großen Gegenstand wie einem Quad oder einem Baum getroffen, bewegen Sie ihn nur, wenn es absolut notwendig ist, und warten Sie, bis die Rettungskräfte eingetroffen sind.

Die neutrale Position

Wie die Abbildung 3.1 zeigt, bedeutet »neutrale Position«, dass der Betroffene auf dem Rücken liegt. Die Arme liegen parallel zum Oberkörper und die Beine sind gestreckt. Ach-

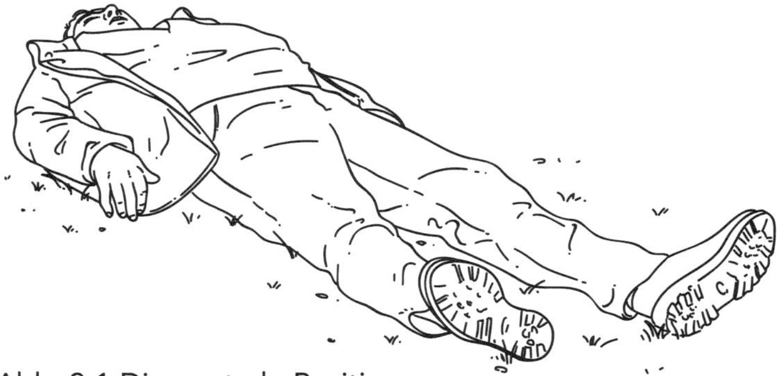

Abb. 3.1 Die neutrale Position

ten Sie darauf, dass die Atemwege nicht blockiert sind. Das haben Sie zwar schon bei der Erstuntersuchung überprüft, aber Sie sollten es jetzt noch einmal kontrollieren.

Die stabile Seitenlage

Die stabile Seitenlage können Sie anwenden, wenn der Patient nur leicht verletzt ist. Drehen Sie ihn auf die Seite, sodass der Kopf auf einem Arm liegt. Beugen Sie seine Beine ein wenig, sodass er stabiler liegt (siehe Abb. 3.2). Weil diese Position eine Blockade der Atemwege verhindert, ist sie vor allem zu empfehlen, wenn der Verletzte sich erbricht, Blut oder anderen Auswurf spuckt.

Drehen in Seitenlage

Muss ein Schwerverletzter unbedingt auf die Seite gedreht werden, etwa zum Transport oder um Ersticken zu vermeiden, sollten Sie sich nach Möglichkeit Hilfe holen. Je mehr Leute dabei mithelfen, desto besser kann der Patient stabilisiert und können unerwünschte Bewegungen der Wirbelsäule vermieden werden. Wenn Sie allein sind, sollten Sie dieses Manöver vor dem Eintreffen der Rettungskräfte nur dann

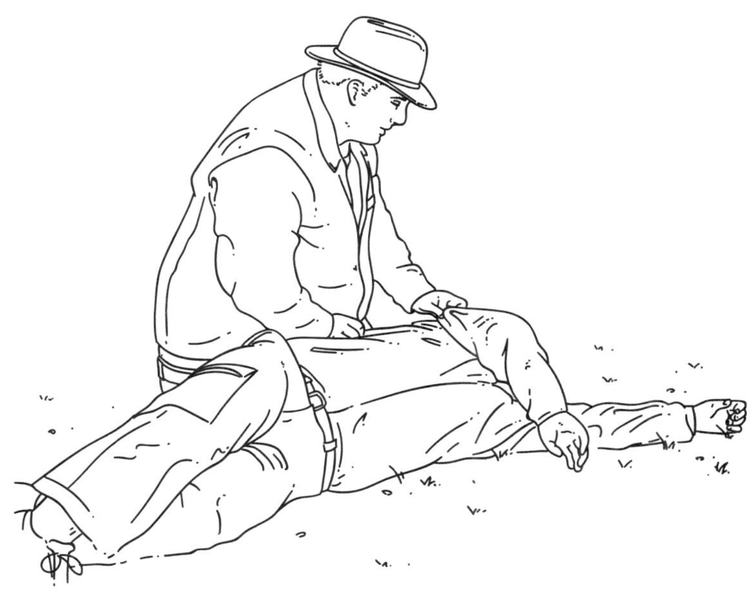

Abb. 3.2 Die stabile Seitenlage

vornehmen, wenn es dringend notwendig ist – etwa bei akuter Lebensgefahr.

Um einen Patienten schonend zu drehen, sind in der Regel mindestens zwei Helfer erforderlich: Einer stützt Kopf und Nacken, der andere die untere Wirbelsäule und das Becken. Ersterer leitet das Manöver und gibt die Kommandos, damit alle Helfer koordiniert vorgehen und den Verletzten gleichzeitig drehen.

Der erste Helfer stützt Kopf und Nacken des Opfers, indem er ihm die Hände auf die Ohren und die Finger in den Nacken legt, während der zweite Helfer sich im rechten Winkel zum Patienten hinkniet, sodass er diesen auf seinen Schoß rollen kann. Der zweite Helfer legt die Hände auf die Schulter sowie die Hüfte des Patienten und zieht ihn auf das Kommando des ersten Helfers mit beiden Händen auf seinen

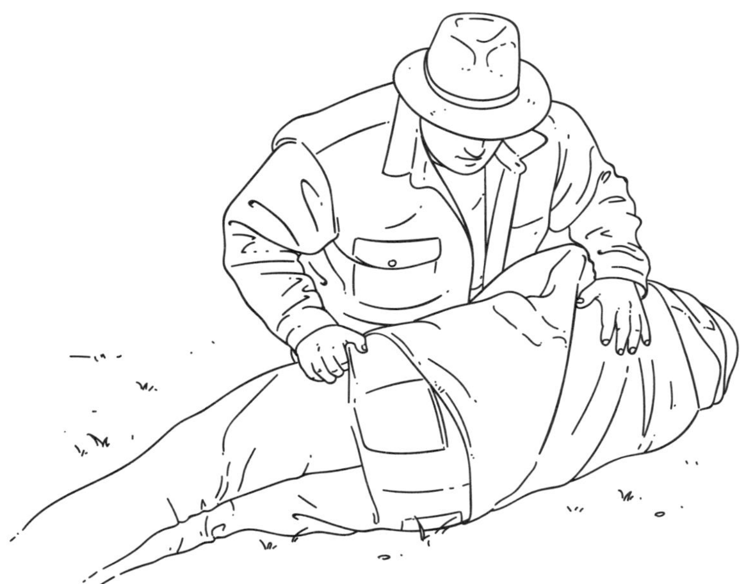

Abb. 3.3 Drehen in Seitenlage, damit der Rücken auf Verletzungen untersucht werden kann

Schoß (siehe Abb. 3.3). Dann kann der Rücken des Patienten auf Blutungen und Verformungen untersucht werden. Bevor man den Verletzten zurück in die neutrale Position dreht, legt man eine Trage, eine Decke oder ein Tarp unter. Diese Isolierung hilft dabei, die Körpertemperatur bis zum Transport stabil zu halten.

Transport

Wenn am Unfallort noch immer Gefahr droht, müssen Sie das Opfer (und sich selbst) so schnell wie möglich von dort wegbringen. Kann der Verletzte nicht mehr allein gehen, müssen Sie ihm helfen, etwa um ihn zum Transportmittel zu bringen. Hier kommt es vor allem darauf an, schnell und effizient zu sein und den Patienten nicht weiter zu verletzen. Und das oberste Gebot lautet nach wie vor: Ruhe bewahren. Man kann Dinge sehr rasch erledigen, ohne einen gehetzten Eindruck zu machen. Wie Sie einen Verletzten über eine kurze Strecke transportieren, wird im nächsten Abschnitt beschrieben. Wenn die aktuelle Situation ausgesprochen gefährlich ist, müssen Sie innerhalb kürzester Zeit entscheiden, ob Sie den Patienten an einen anderen Ort bringen – vielleicht sogar noch, bevor Sie ihn untersucht haben. Dabei helfen Ihnen die folgenden Techniken, die allesamt leicht zu erlernen sind.

Techniken für kurze Transporte

Um verletzte Personen aus der Gefahrenzone zu bringen, verwendet man meist eine der folgenden Techniken:

Ziehen an der Kleidung

Der große Vorteil dieser Technik liegt darin, dass sie kaum an den Kräften zehrt. Allerdings ist sie nur anwendbar, wenn der Transportweg eben ist, weil man den Verletzten ja nicht über Steine und Geäst schleifen kann.

Greifen Sie den Patienten am Kragen und ziehen Sie ihn in die gewünschte Richtung (siehe Abb. 3.4). Mithilfe einer De-

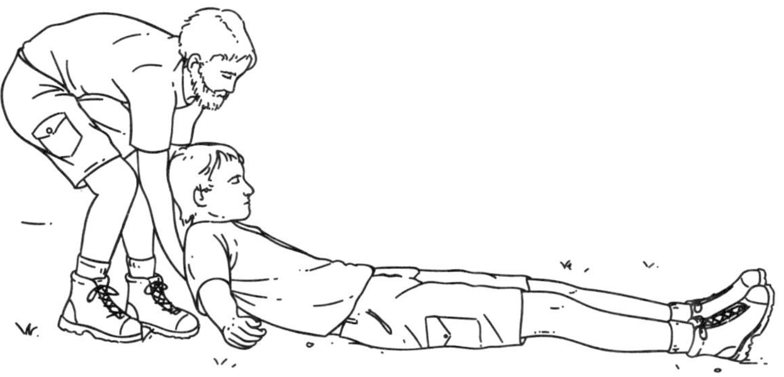

Abb. 3.4 Ziehen an der Kleidung

cke können Sie eine ähnliche Technik anwenden: Legen Sie den Patienten vorsichtig auf die Decke und ziehen Sie dann an der Decke.

Hilfe beim Gehen

Wenn der Verletzte bei Bewusstsein ist und sich auf den Beinen halten kann, legen Sie sich einen seiner Arme über die Schulter und fassen Sie ihn am Handgelenk. Legen Sie ihm die andere Hand um die Hüfte. So können Sie ihn sicher aus der Gefahrenzone herausführen (siehe Abb. 3.5).

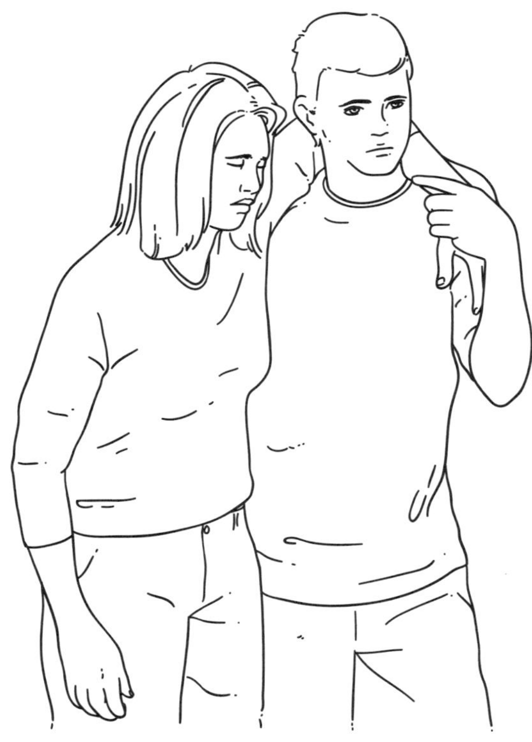

Abb. 3.5 Hilfe beim Gehen

Auf den Armen tragen

Diese Technik eignet sich gut für kleine Menschen, insbesondere für Kinder. Denken Sie jedoch daran, dass sie mehr Kraft erfordert als andere Techniken. Der Patient schlingt dabei die Arme um den Hals des Helfers, der Helfer greift unter Knie und Rücken des Patienten und kann ihn so in Sicherheit bringen (siehe Abb. 3.6).

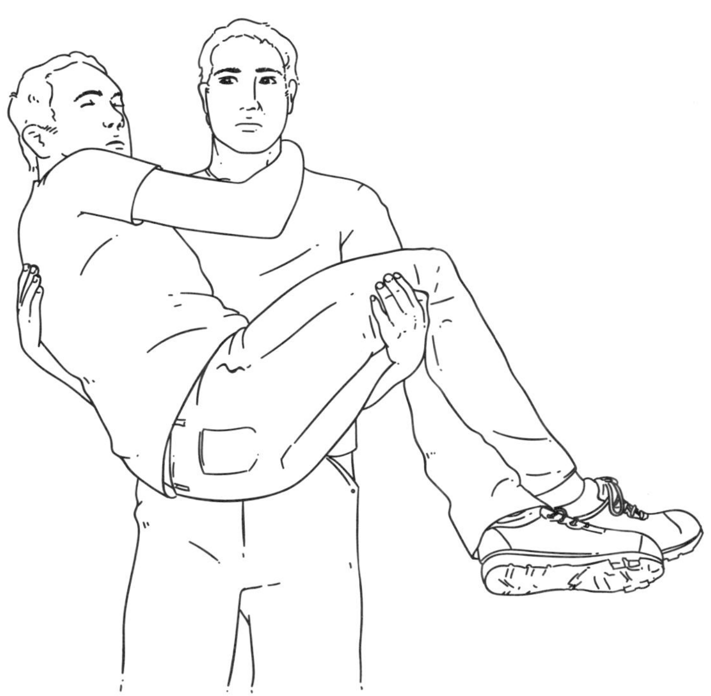

Abb. 3.6 Das Tragen auf den Armen

Rettung mit dem Hubschrauber und Notsignale

In manchen Notfällen muss das Unfallopfer mit dem Hubschrauber ausgeflogen werden. Dann ist es Ihre Aufgabe als Ersthelfer zu signalisieren, wo genau Sie sind. Gehen Sie dazu auf die höchste Stelle in der Umgebung und machen Sie ein Feuer. Verbrennen Sie dabei möglichst viel grünes Holz; es produziert weißen Rauch, brennt aber nicht besonders gut, sodass keine Gefahr besteht, dass das Feuer außer Kontrolle gerät. Wenn Sie schwarzen Rauch entstehen lassen wollen, können Sie Gummi und Plastik verbrennen.

Befolgen Sie die üblichen Vorsichtsmaßnahmen, wenn Sie das Feuer entfachen und unterhalten. Wenn ein Signalfeuer außer Kontrolle gerät und einen Waldbrand verursacht, kann es großen Schaden anrichten und Sie in Lebensgefahr bringen.

Ein Signalfeuer ist im Grunde nichts anderes als ein normales Feuer – Sie sollten dabei nur in größeren Dimensionen denken. Verwenden Sie möglichst viel leicht entflammbares Material und halten Sie Brennholz sowie solches Material bereit, das viel Rauch produziert, wie etwa feuchtes Holz oder Kiefernzweige. Das Wichtigste dabei ist, dass ein Luftzug nach oben entsteht, damit die Rauchfahne aufsteigt. Dazu muss das Feuer unbedingt von unten mit Sauerstoff versorgt werden. Sie können auch eine Art Rauchmaschine bauen, d. h. einen Dreifuß mit einem Zwischenboden. Wenn Sie darauf ein Feuer machen, entsteht ein kräftiger Luftzug nach oben.

Errichten Sie zunächst aus drei frischen Stöcken von ca. 5 cm Durchmesser einen Dreifuß. Bringen Sie dann in der Mitte der oberen Hälfte einen Zwischenboden an. So kann der Sauerstoff ungehindert von unten zuströmen, sodass in kurzer Zeit viel Rauch entsteht (siehe Abb. 3.7). Wenn Sie auf dem Boden die Feuerstelle errichtet haben, füllen Sie den

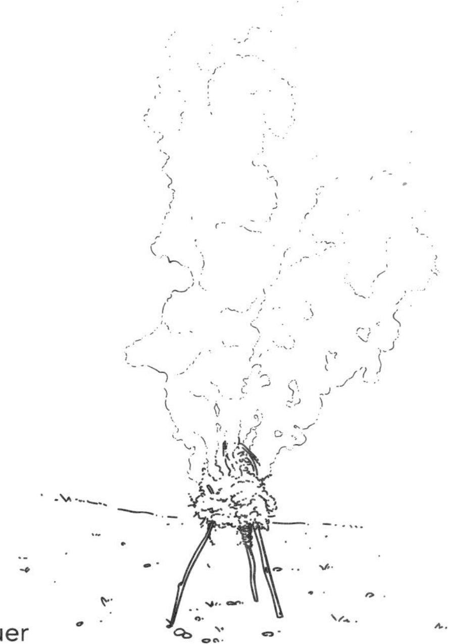
Abb. 3.7 Signalfeuer

oberen Teil des Dreifußes mit Material, das viel Rauch hervorbringt. Halten Sie Nachschub bereit.

Manchmal kann man auch ein optisches Signal geben, etwa indem man Steine zu Zeichen arrangiert. Wenn Sie auf diese Weise »SOS« schreiben, gefolgt von einem vertikalen Strich, zeigen Sie damit an, dass Sie einen Notfall mit einer schwer verletzten Person haben. Wenn Sie sehen, dass jemand Sie sucht (zum Beispiel aus einem Hubschrauber), strecken Sie beide Arme nach oben. Das ist die internationale Geste für einen Hilferuf. Indem Sie sich auf den Boden legen und die Arme über dem Kopf verschränken, zeigen Sie an, dass jemand aus Ihrer Gruppe verletzt ist. Beim Absetzen eines Notsignals kommt es auf Blickkontakt und Bewegung an. Ein Flugzeug können Sie etwa gut auf sich aufmerksam machen, indem Sie brennende Fackeln schwenken oder drei Feuer in einer Linie entfachen.

Achten Sie darauf, dass das Signalfeuer nicht ausgeht – Sie wissen ja nicht, ob und wann jemand Sie bemerkt hat. Wenn Sie schlafen müssen, legen Sie vorher ausreichend Holz oder anderes brennbares Material nach.

Bushcraft-Tipp

Um sicher landen zu können, braucht ein Hubschrauber eine Fläche von ungefähr 30 mal 30 Meter. Wenn sich in Ihrer Nähe eine solche Stelle befindet und Sie von dort aus ein Signal senden, kann der Pilot diese als geeigneten Landeplatz erkennen.

Versorgung nicht ansprechbarer Patienten

Wenn der Verletzte nicht ansprechbar ist und aus Ihrer Gruppe stammt, versuchen Sie sich zu erinnern, was Sie von seiner medizinischen Vorgeschichte wissen, und befragen Sie dazu auch die anderen aus der Gruppe. Wenn Sie den Betroffenen nicht kennen, fragen Sie seine Freunde oder andere Umstehende, ob sie wissen, was passiert ist. Wenn Sie allein sind oder niemand den Unfall beobachtet hat, müssen Sie selbst Vermutungen anstellen.

- Sorgen Sie zu Ihrer eigenen Sicherheit und zur Sicherheit des Patienten und der anderen Beteiligten dafür, dass der Unfallort keine Gefahren mehr birgt.
- Schützen Sie sich vor Körpersubstanzen des Opfers, um Infektionen zu vermeiden.
- Überprüfen Sie, ob das Opfer an Hals oder Handgelenken Anhänger mit medizinischen Hinweisen trägt. Sehen Sie

auch im Portemonnaie nach, ob sich dort Hinweise auf chronische Erkrankungen finden.

- ▢ Führen Sie wie oben beschrieben eine Erstuntersuchung durch. Messen Sie die Vitalparameter, überprüfen Sie, ob der Patient wach und ansprechbar ist, und wenden Sie das ABC-Schema an. Suchen Sie nach Anzeichen eines Krampfanfalls (unregelmäßiger Herzschlag, zwischen den Zähnen eingeklemmte Zunge, zuckende Muskeln). Auch in der unmittelbaren Umgebung des Patienten finden sich möglicherweise Anzeichen dafür, dass er um sich geschlagen hat.
- ▢ Kümmern Sie sich als Erstes um Atmung und Kreislauf (ABC-Schema) sowie um eventuelle Verletzungen, die Sie bei der Untersuchung festgestellt haben.
- ▢ Wenn der Patient erbrochen hat, bringen Sie ihn in die stabile Seitenlage, außer Sie haben den Verdacht, dass er an Nacken oder Wirbelsäule verletzt ist. Hat er nicht erbrochen, behalten Sie weiterhin seine Atmung im Blick, bis Sie ihn in die stabile Seitenlage gebracht haben.
- ▢ Wickeln Sie die verletzte Person in eine Decke, um sie vor Wind und Kälte zu schützen und Unterkühlung zu vermeiden.
- ▢ Drehen Sie den Patienten alle zwei Stunden auf die andere Seite (wieder in die stabile Seitenlage), um Blutstau und einen daraus folgenden Bluterguss im Körperinneren zu vermeiden.
- ▢ Sorgen Sie so schnell wie möglich für die Evakuierung.

Wenn der Verletzte bewusstlos ist und Sie absehen können, dass sich sein Zustand bis auf Weiteres nicht ändern wird, und auch die Rettungskräfte erst in ein paar Tagen eintreffen werden, ist das Wichtigste der Schutz vor Wind und Wetter sowie vor Unterkühlung. Dazu müssen Sie die Techniken beherrschen, die wir in Kapitel 2 besprochen haben.

Versorgung wacher und ansprechbarer Patienten

Ist der Betroffene wach und ansprechbar, kann er wahrscheinlich bei seiner Versorgung mithelfen, also beziehen Sie ihn ruhig mit ein. So kann er etwa die Wundauflage halten, während Sie den Verband anlegen. Sorgen Sie dafür, dass er sich gut versorgt fühlt, und messen Sie bis zum Eintreffen der Rettungskräfte alle fünfzehn Minuten seine Vitalwerte.

Reagiert der Patient nur auf verbale Reize oder Schmerzreize, dann versuchen Sie, ein Kreislaufversagen zu verhindern, indem Sie ihn vor Unterkühlung schützen, fortlaufend mit ihm reden, ihm Mut zusprechen (damit er weiter gegen die drohende Bewusstlosigkeit ankämpft) und Atmung und Kreislauf überwachen (ABC-Schema). Wenn er erbrochen hat, bringen Sie ihn in die stabile Seitenlage, außer er hat Verletzungen, die das verbieten. Messen Sie bis zum Eintreffen der Rettungskräfte alle fünf Minuten die Vitalwerte.

Tipps und Tricks

- Wenn Sie Ihre Wasserflasche erwärmen und in ein T-Shirt wickeln, haben Sie eine Wärmflasche, mit der Sie eine erkrankte oder verletzte Person vor Unterkühlung schützen können.
- Eine mit kaltem Wasser gefüllte Flasche können Sie bei Entzündungen als Coldpack verwenden.
- Rettungsdecken sind aus reflektierendem Material. Wenn man sie in einen Rahmen spannt, kann man sie als Spiegel verwenden und damit ein SOS-Signal absetzen.

Kapitel 4

Behandlung von Blutungen und Wunden

Wie verletzlich der menschliche Körper doch ist: Nur ein kleiner Stich, und schon blutet er. Nur eine Kugel, und die Blutung hört nie mehr auf.

TIANA DALICHOV

Zu den häufigsten Verletzungen bei Outdoor-Trips gehören Schnittwunden, Schürfwunden und Stichwunden. Diese Verletzungen sind manchmal harmlos und manchmal schlimmer. Auch eine unscheinbare Schnittwunde kann sich, wenn sie nicht behandelt wird, infizieren und zu einer Blutvergiftung führen, die möglicherweise lebensbedrohlich ist.

Blutungen stillen

Bei der Behandlung einer blutenden Wunde geht es immer zunächst darum, die Blutung zu stillen. Um das zu erreichen, drücken Sie direkt auf die verletzte Stelle. Bringen Sie jedoch nie die bloßen Hände in Kontakt mit einer Schnittwunde

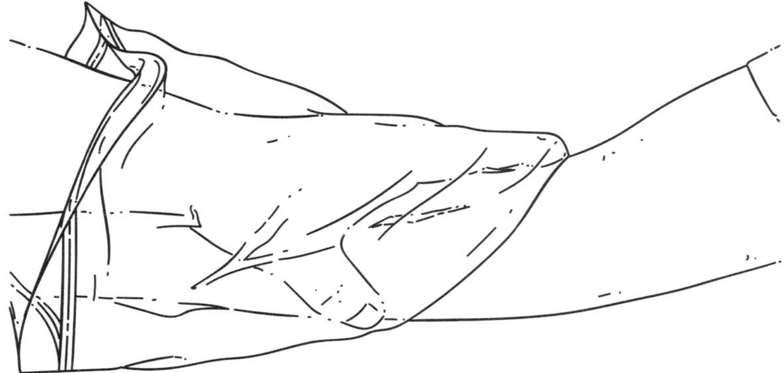

Abb. 4.1 Unmittelbarer Druck auf die Wunde mithilfe eines Gefrierbeutels

oder einer Verletzung. Schützen Sie sich mit Handschuhen oder undurchlässigem Material (siehe Abb. 4.1).

Unmittelbarer Druck

Liegt die Verletzung am Arm oder am Bein, dann lagern Sie den Arm oder das Bein hoch, sodass die verwundete Stelle höher als das Herz liegt. Dadurch verlangsamt sich die Blutung, was es Ihnen leichter macht, sie zu stoppen. Drücken

Bushcraft-Tipp

In der Regel haben Sie in der Wildnis keine Einmalhandschuhe dabei. Dann brauchen Sie nichtabsorbierendes Material, um Ihre Haut vor Kontakt mit dem Blut zu schützen. Das geht zum Beispiel mit jeder Art von Plastiktüten (Einkaufstüten, Frühstücksbeutel etc.), aber auch mit einer Mülltüte aus Plastik oder einer Rettungsdecke. Wenn Sie den Verletzten kennen und sicher sein können, dass er nicht an einer Krankheit leidet, die durch Kontakt mit Blut übertragen wird, können Sie auf Handschuhe oder ähnlichen Schutz zur Not verzichten.

Sie auf die Wunde und halten Sie den Druck fünf bis zehn Minuten lang aufrecht. Ist die Blutung nach zehn Minuten nicht gestillt, drücken Sie noch einmal zehn Minuten, diesmal auf einer größeren Fläche im Umkreis der Wunde.

Hat der Patient viel Blut verloren, erleidet er möglicherweise einen Schock. Anzeichen dafür sind schnelle Atmung, ein rasender Puls und unter Umständen Bewusstlosigkeit. Sorgen Sie in so einem Fall dafür, dass der Patient es warm hat, und wenn er bei Bewusstsein ist, sprechen Sie beruhigend auf ihn ein, um den Stress zu mindern.

Reinigen und Verbinden der Wunde

Nachdem die Blutung gestillt ist, muss die Wunde gesäubert und vor Verunreinigungen geschützt werden. Wenn die Wunde sehr breit oder sehr tief ist, sollten Sie die Blutung stoppen, aber nicht versuchen, die Wunde zu säubern. Holen Sie in so einem Fall sofort professionelle medizinische Hilfe. Falls möglich, sollte der Verletzte die Wundreinigung selbst vornehmen, denn dann kann er genau so weit gehen, wie seine Schmerzen es zulassen.

Entfernen Sie sichtbare Verunreinigungen, indem Sie sie mit einem sauberen Stück Stoff herauswischen oder mit einer sterilisierten Pinzette oder einer stumpfen Nadel herauszupfen (zur Not reinigen Sie die Pinzette bzw. die Nadel, indem Sie sie über die Flamme eines Feuerzeugs halten; lassen Sie sie anschließend kurz abkühlen). Stecken Schmutzpartikel tiefer in der Wunde, versuchen Sie nicht, sie zu entfernen, sondern holen Sie sofort medizinische Hilfe.

Nachdem Sie die sichtbaren Verschmutzungen beseitigt haben, spülen Sie die Wunde mit reichlich sauberem Wasser aus, um verbliebene Verunreinigungen zu entfernen (Näheres hierzu finden Sie im Abschnitt *Reinigen der Wunde* weiter unten). Kühles Wasser ist für den Verletzten in der Regel angenehmer als warmes oder heißes Wasser. Reinigen Sie den Bereich um die verwundete Stelle mit Seife und achten Sie darauf, dabei nicht in die Wunde zu fassen (liegt die Wunde neben dem Auge, achten Sie darauf, dass die Seife nicht ins Auge gelangt). Beim Säubern der Wunde kann es passieren, dass sie wieder zu bluten anfängt. Üben Sie in so einem Fall noch einmal Druck aus, um die Blutung zu stoppen.

Haben Sie die Wunde gereinigt, legen Sie zum Schutz einen Verband an. Wechseln Sie ihn mindestens einmal pro Tag, bis professionelle Hilfe eintrifft, und folgen Sie dann den Anweisungen der Rettungskräfte. Verwenden Sie nach Möglichkeit keine selbstklebenden Wundauflagen und Verbände, damit die Wunde beim Entfernen des Verbandes nicht wieder aufreißt.

Reinigen der Wunde

Eine Wunde reinigt man am besten mit einer kräftigen Wasserspülung. Dabei kann eine Spritze gute Dienste leisten; wenn Sie also noch Platz in Ihrem Rucksack haben, packen Sie eine 20 ml-Spritze ein. Als Ersatz können Sie auch eine Plastiktüte verwenden, in die Sie ein Loch schneiden. Müssen Sie eine tiefe Wunde reinigen, desinfizieren Sie etwas Wasser und gießen es aus einer Höhe von 15 bis 20 cm auf die Wunde. Achten Sie darauf, nicht von Blutspritzern getroffen zu werden.

Desinfektionsmittel

Einer Infektion beugt man am besten vor, indem man die Wunde mit Wasser und Seife reinigt. Viele Leute glauben, Desinfektionsmittel wie Alkohol, Franzbranntwein, Peressigsäure oder Jod eigneten sich gut für die Wundreinigung und

> **Bushcraft-Tipp**
>
> Verwenden Sie zum Reinigen von Wunden nur sauberes Wasser. Mineralwasser aus der Flasche erfüllt den Zweck, besser ist jedoch destilliertes Wasser. Wenn Sie das Wasser aus einer natürlichen Quelle entnehmen, zum Beispiel aus einem See, kochen Sie es erst ab und lassen es dann abkühlen, bevor Sie damit eine Wunde reinigen. In einem schwerwiegenden Notfall können Sie einfach das Wasser verwenden, das Sie zur Verfügung haben, auch wenn Sie keine Zeit zum Abkochen haben. Mit möglichen Infektionen können Sie (oder die professionellen Rettungskräfte) sich später auseinandersetzen.

dienten der Heilung, aber diese Substanzen sind für verletztes Gewebe zu aggressiv und können den Heilungsprozess sogar verlangsamen. Mit Desinfektionsmitteln kann man die Haut um die Wunde herum reinigen, aber niemals die Wunde selbst.

Um flache Schnittwunden zu behandeln, können Sie, falls Sie keine antibiotischen Mittel dabeihaben, auch Kiefernharz verwenden. Es ist leicht zu gewinnen und schützt Wunden vor Infektionen.

Schließen der Wunde

Schmetterlingspflaster lassen sich leicht aus Gaffer Tape anfertigen und eignen sich gut, um Wundränder zusammenzuhalten (siehe Abb. 4.2).

Wenn Sie die Wunde mit Pflastern nicht dauerhaft geschlossen halten können, schützen Sie sie mit sterilen Wundauflagen vor Verunreinigungen und wickeln Sie einen Verband darum. Bis professionelle medizinische Hilfe eintrifft,

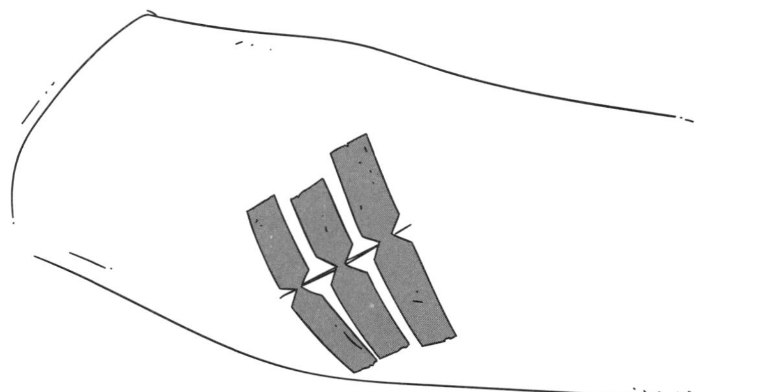

Abb. 4.2 Schmetterlingspflaster aus Gaffer Tape

wechseln Sie die Auflagen und den Verband mindestens einmal pro Tag. Wenn man eine Wunde schließt, kann sich das Gewebe regenerieren und das Infektionsrisiko sinkt. Es ist nicht unbedingt erforderlich, sie sofort zu nähen; das kann auch noch zu einem späteren Zeitpunkt (auch noch mehrere Tage nach dem Unfall) von einer medizinischen Fachkraft erledigt werden.

Funktionsfähigkeit der Gliedmaßen

Bei einer Verletzung werden manchmal auch Sehnen, Bänder oder sogar Knochen in Mitleidenschaft gezogen. Wenn sich jemand zum Beispiel eine Schnittwunde an der Hand zuzieht und die Finger nicht mehr bewegen kann, ist vermutlich eine Sehne durchtrennt. Um zu ermitteln, wie stark sich die Verletzung auswirkt, müssen Sie überprüfen, inwieweit die Gliedmaßen noch funktionsfähig sind. Bei einer Verletzung an Händen oder Armen überprüfen Sie als Erstes, ob der Patient die Hand und/oder die Finger bewegen kann. Falls ja, überprüfen Sie, wie fest er zugreifen kann. Sein Griff sollte fest, aber nicht klammernd sein. Bei Verletzungen an Füßen oder Beinen legen Sie ihm eine Hand auf die Fußsohle und bitten ihn, Druck nach unten auszuüben. Dann legen Sie die Hand auf den Rist und bitten den Patienten, nach oben zu drücken. So können Sie testen, ob das Blut ungehindert fließt, wie viel Kraft der Patient im Bein hat und ob er Schmerzen hat, wenn er es bewegt.

Wenn durch eine Verletzung eine Sehne, ein Band oder ein Knochen betroffen ist, schienen Sie den Arm bzw. das Bein, um es ruhigzustellen und den Bereich um die Wunde zu schützen. Bei Schäden an Sehnen und vergleichbaren Verletzungen ist es zwar gut, wenn sofort professionelle medizinische Hilfe zur Verfügung steht, aber sie können auch noch mehrere Tage nach dem Unfall behandelt werden.

Wundauflagen und Verbände

Eine Wundauflage ist nicht dasselbe wie ein Verband. Eine Wundauflage ist ein Stück Stoff, das direkt auf die Wunde gelegt wird, ein Verband ist der Stoff, der dafür sorgt, dass die Wundauflage nicht verrutscht. Als Wundauflage können Sie einfach ein Stück sauberen Stoff verwenden. Falten Sie es einmal und kleben Sie es mit Gaffer Tape fest (siehe Abb. 4.3).

Wenn Sie eine Wundauflage anbringen, müssen Sie penibel auf Sauberkeit achten, um Entzündungen zu vermeiden. Waschen Sie sich also vorher die Hände. Wenn das Stück Stoff steril ist, umso besser, und wenn nicht, können Sie daran auch nichts ändern – verwenden müssen Sie es ja wohl oder übel. Platzieren Sie es so, dass die sauberste Stelle auf der Wunde liegt. Wenn Sie Zeit haben, kochen Sie es aus und lassen Sie es trocknen, bevor Sie es auflegen. Legen Sie es direkt auf die Wunde. Wenn die Wunde groß ist, müssen Sie die Auflage vielleicht um den Arm oder das Bein wickeln. Üben Sie dabei

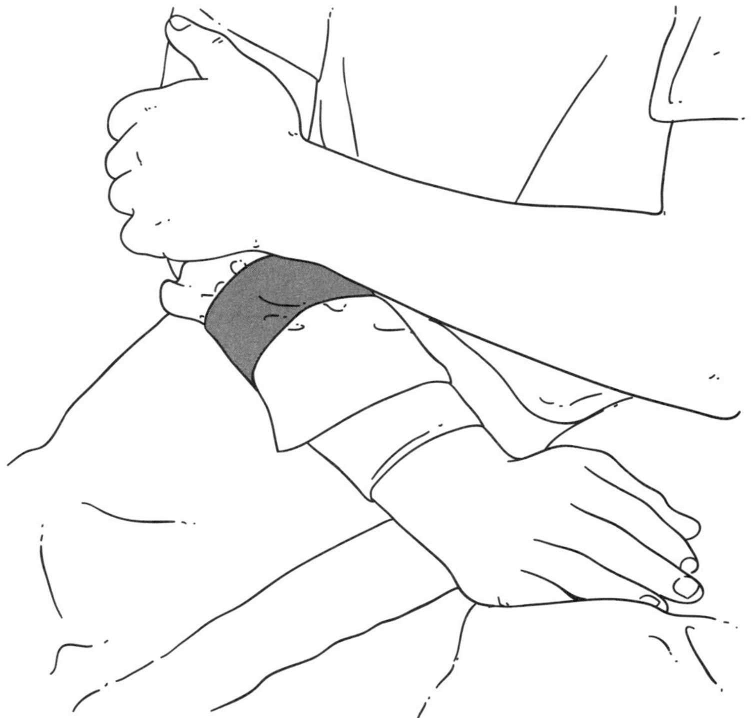

Abb. 4.3 Wundauflage, festgeklebt mit Gaffer Tape

gleichbleibenden Druck aus, damit der Blutfluss nicht unterbrochen wird. Sorgen Sie dann dafür, dass die Auflage nicht verrutscht, indem Sie sie festbinden, mit Tape festkleben oder irgendwie anders an der Stelle halten. Bei Erster Hilfe in der Wildnis ist alles erlaubt, was funktioniert!

Wenn eine Wunde heilt und dabei verschorft, klebt die Auflage oft daran fest. Wenn Sie sie dann wechseln, kann das nicht nur schmerzhaft sein, sondern Sie müssen auch darauf achten, dass die Wunde nicht wieder aufgeht. Beim Lösen der Auflage hilft es, mit einem feuchten Tuch an die Stellen zu wischen, an denen sie festklebt. Wie bei allem, was wir in diesem Buch beschreiben, gehen Sie auch hier behutsam vor und achten Sie immer darauf, dass Ihr Patient sich nicht unwohl fühlt.

Bushcraft-Tipp

In der Wildnis haben Sie eine Menge Möglichkeiten, einen Verband herzustellen. Sie können Verbandsmull oder Gaffer Tape verwenden, oder Sie reißen von einem Kleidungsstück einen Streifen Stoff ab.

Verband ohne Druck

Manchmal muss man eine Wunde verbinden, unter der ein offener Bruch liegt (wo also der Knochen die Haut durchstoßen hat) oder in der sich Schmutzpartikel befinden, die vorerst nicht entfernt werden können (wie Glassplitter oder kleine Steinchen, die tiefer im Fleisch stecken). In solchen Fällen müssen Sie darauf achten, beim Anlegen des Verbands keinen Druck auszuüben, damit der Betroffene nicht noch stärkere Schmerzen hat. Verwenden Sie dafür das Verbandsmaterial, das Ihnen zur Verfügung steht. Verdrehen Sie es der Länge nach, sodass es aussieht wie ein Seil. Formen Sie es zu einem Kreis, legen Sie es um die Stelle, die Sie schützen wollen, und befestigen Sie es vorsichtig.

Anzeichen für einen schlecht sitzenden Verband

Wenn Sie den Verband korrekt angelegt haben, sollte die Blutung dadurch gestillt (oder zumindest verlangsamt) werden und die Wunde geschützt sein. Sitzt der Verband zu fest, wird dadurch möglicherweise der Blutfluss beeinträchtigt und Gewebe beschädigt. Sind die Nagelbetten bläulich gefärbt, friert der Patient oder kann er die Hand oder den Fuß unterhalb des Verbandes nicht mehr bewegen, so liegt der Verband mit zu viel Druck an. Weitere Anzeichen sind blasse Haut, Kribbeln oder Fühllosigkeit in der Nähe des Verbandes oder Schmerzen in dieser Region, die nicht von der Wunde herrühren. Tritt eines dieser Anzeichen auf, sollten Sie den Verband lösen und noch einmal anlegen.

Beispiel aus der Praxis

Sie haben sich mit einem Messer eine Schnittwunde zugefügt, als Sie über dem Lagerfeuer eine leckere warme Mahlzeit zubereitet haben. Sie haben die Wunde gereinigt, und weil die Blutung nicht aufhören wollte, haben Sie einen sehr fest sitzenden Verband angelegt. Ein paar Stunden später fühlt sich Ihre Hand kühl an und Sie spüren darin ein Kribbeln. Weil es schon dunkel ist, können Sie nicht erkennen, ob die Hand ihre Farbe geändert hat. Was tun Sie?

Lösung

Das Gefühl der Kälte und das Kribbeln zeigen an, dass der Verband zu fest sitzt. Wenn Sie Licht hätten, könnten Sie wahrscheinlich sehen, dass die Nagelbetten der Finger bläulich angelaufen sind und die Haut etwas blasser als gewöhnlich ist. Nehmen Sie den Verband ab und legen Sie ihn erneut an.

Aderpresse

Eine Aderpresse ist ein Verband oder ein anderes Hilfsmittel, mit dem die Blutgefäße in Gliedmaßen zusammengedrückt werden, um den Blutfluss zu reduzieren (siehe Abb. 4.4).

Der Einsatz einer Aderpresse ist nur selten erforderlich und sollte auch nur im äußersten Notfall erfolgen. Bei falschem Gebrauch kann eine Aderpresse dauerhafte Schäden am Gewebe des Arms oder des Beins verursachen, mit schwerwiegenden Folgen bis hin zur Amputation. Wie oben erwähnt, kann der Blutaustritt aus einer Wunde auch ohne Aderpresse gestoppt werden, etwa durch direkten Druck

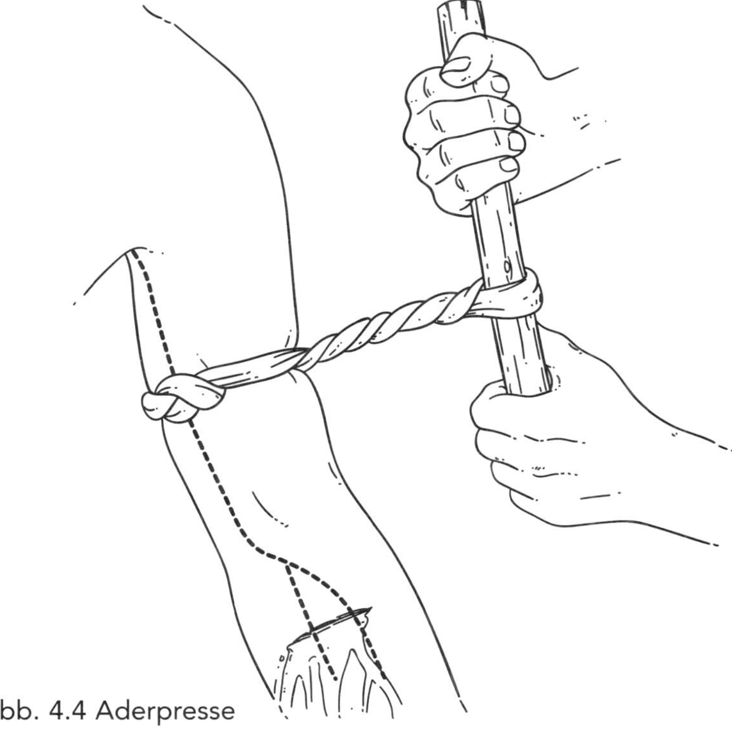

Abb. 4.4 Aderpresse

auf die Wunde oder bestimmte Abdrückstellen, oder indem man den Arm oder das Bein nach oben streckt. Manchmal werden Sie jedoch keine Wahl haben: Verliert der Patient trotz dieser Maßnahmen weiter Blut, sollten Sie eine Aderpresse ansetzen.

Ansetzen einer Aderpresse

Eine Aderpresse herzustellen und zu verwenden, ist nicht weiter schwierig, solange Sie einen kühlen Kopf bewahren und vorgehen wie hier beschrieben.

1. Wichtig ist, die Aderpresse an der richtigen Stelle zu platzieren. Setzen Sie sie etwa 5 cm oberhalb der Wunde an. Befindet sich die Wunde neben einem Gelenk, sollte die Presse 5 cm oberhalb des Gelenks liegen. Wickeln Sie das Material um die entsprechende Stelle. Ist die Presse selbst angefertigt und nicht von einem professionellen Hersteller, seien Sie besonders vorsichtig. Sie sollte etwa 5 cm breit und einige Schichten dick sein. Verwenden Sie keinesfalls Draht oder ein Seil – das führt möglicherweise zu weiteren Verletzungen. Gürtel sind in der Regel nicht so biegsam, dass man sie ausreichend festziehen kann. Am besten nehmen Sie einen Streifen Stoff, den Riemen eines Rucksacks, ein Stück Plastikfolie oder etwas anderes, das sich zusammenrollen und verdrehen lässt.
2. Drehen Sie die Aderpresse zu. Wenn Sie sehen, dass die Blutung aufhört, hören Sie auch auf zu drehen. Halten Sie die Presse anschließend in Position. Gelöst werden sollte sie wegen der Gefahr von Blutgerinnseln nur von einer medizinischen Fachkraft.
3. Wenn der Patient evakuiert wird und Sie ihn nicht begleiten, bringen Sie an seiner Kleidung eine Notiz an, auf der vermerkt ist, dass eine Aderpresse angelegt wurde. Schrei-

ben Sie auch den Zeitpunkt dazu. Üblicherweise macht man auch ein entsprechendes Zeichen auf der Stirn des Patienten.

Infektionen vermeiden und erkennen

Durch die Tätigkeit der weißen Blutkörperchen (die im menschlichen Körper für die Abwehr von Infektionen zuständig sind) entstehen die ersten sichtbaren Anzeichen einer Infektion: Rötung, Hitzeentwicklung und weiches Gewebe in der entzündeten Region. Liegt eine Infektion vor, schaltet das lymphatische System einen Gang höher und sorgt für die Ausscheidung schädlicher Stoffe aus dem Körper. Daher bilden sich in so einem Fall bisweilen rötliche Streifen auf der Haut, die in Richtung Herz zeigen. Die Körpertemperatur steigt – der Patient entwickelt Fieber –, weil der Körper versucht, durch Hitze bestimmte Bakterienarten zu bekämpfen.

Wenn sich eine Infektion in andere Körperregionen ausbreitet (was an oben genannten Indizien zu erkennen ist), kann dies eine ernsthafte Gefahr für den Patienten darstellen. Um sie zu behandeln, müssen Sie aus der Wunde den Eiter entfernen, da er Bakterien enthält. Tauchen Sie dazu ein Stück Stoff in heißes Wasser und legen Sie es auf die Wunde. Wenn Sie keine antibakteriellen Medikamente im Gepäck haben, suchen Sie in Ihrer Umgebung nach Mitteln, um die Infektion aufzuhalten. Sie können zum Beispiel Tulpenbaumblätter in ein Baumwolltuch wickeln und dieses über die Wunde binden.

Hält eine Infektion länger als zwölf Stunden an, dann verursacht sie so großen Schaden, dass der Betroffene stationär behandelt werden muss, um sich wieder zu erholen. In so einem Fall sollten Sie sich mit Hochdruck darum kümmern, dass der Patient so schnell wie möglich evakuiert wird, vor allem, weil jemand mit Fieber und einer sich ausbreitenden Infektion sich in der Regel nicht auf den Beinen halten kann. Achten Sie bei all dem aber auch auf die Gesundheit der anderen. Zeigen sich auf der Haut des Patienten Geschwüre oder andere Anzeichen, dann sorgen Sie dafür, dass der Rest der Gruppe sich von ihm fernhält.

Durch ein heißes Bad oder Teilbad kann sich die Wunde wieder öffnen. Das ist jedoch kein Grund zur Beunruhigung, denn dadurch kann die Wunde eitern und so schädliche Substanzen ausscheiden. Machen Sie das Bad nicht zu heiß, aber so heiß, wie es gerade noch erträglich ist.

Wechseln Sie die Wundauflage, wenn sie vollgesogen ist. Öffnen Sie die Wunde zweimal täglich, entwässern Sie sie und verbinden Sie sie wieder.

Besondere Arten von Verletzungen

Manche Verletzungen, die mit Blutungen einhergehen, erfordern eine besondere Versorgung, die über das Stillen der Blutung sowie das Reinigen und Verbinden der Wunde hinausgeht.

Saugende Brustwunde

Eine saugende Brustwunde ist eine besondere Form der Verletzung, bedingt durch ein Loch in der Brustwand. Ist das Loch klein, schließt es sich meist von selbst wieder (gleichwohl handelt es sich dabei um eine schwerwiegende Verletzung). Ist das Loch zu groß für eine Selbstheilung, spricht man von einer saugenden Brustwunde. Eine kleine Wunde, wie sie etwa durch einen Dorn entsteht, kann von selbst wieder heilen, wenn der Gegenstand entfernt wird und das umliegende Gewebe wieder seine alte Form annimmt. War das Objekt, das die Brustwand durchdrungen hat, dagegen dick – wie etwa ein Pfeil oder ein abgebrochener Ast –, dann ist das Loch so groß, dass dadurch beim Einatmen, wenn sich der Brustkorb ausdehnt, Luft in den Brustraum dringt (Pneumothorax). Wird die Verletzung nicht korrekt behandelt, kann das zum Kollabieren der Lunge führen.

Eine solche Verletzung lässt sich nicht allein mit Wundauflage und Verband behandeln. Sie braucht vielmehr eine spezielle Art der Versorgung: ein Ventil.

Schneiden Sie aus einem nicht haftenden Material – etwa einer Plastikfolie – ein Stück aus, das drei bis vier Mal größer als die Wundöffnung ist. Legen Sie es über die Wunde und kleben Sie es an drei der vier Seiten mit Gaffer Tape fest. Die vierte Seite bleibt offen. So entsteht ein sogenanntes Heimlichventil. Beim Einatmen wird die Klappe gegen das Loch gezogen, sodass keine Luft eintreten kann. Beim Ausatmen hebt sie sich kurzzeitig.

Instabiler Thorax

Eine Rippenserienfraktur infolge stumpfer Gewalteinwirkung kann zu einer unnormalen Beweglichkeit des Brustkorbs führen. Dann spricht man von einem instabilen Thorax. Dieser Zustand ist sehr gefährlich, und er kommt bei Outdoor-Unternehmungen immer wieder vor – durch einen Sturz vom Hochsitz, einen Unfall mit dem Quad oder einen Sturz beim Wandern. Dabei brechen mehrere Rippen und lösen sich von der Brustwand. Beim Ausatmen drücken sie gegen die Haut und bilden dadurch Wölbungen, die beim Einatmen wieder verschwinden. Die Betroffenen können nur schwer atmen und haben in der Regel große Schmerzen.

Legen Sie eine gefaltete Decke oder eine andere weiche Polsterung auf die Wundregion. Gehen Sie dabei äußerst behutsam vor – immerhin befinden sich direkt unter Ihren Fingern gebrochene Knochen. Dies ist einer der Fälle, in denen Sie die Patientin so schnell wie möglich evakuieren sollten, damit sie professionelle medizinische Hilfe bekommt.

Schusswunden

Menschen, die sich gern in der freien Natur aufhalten, sind oft auch Jäger und ziehen sich daher gelegentlich Schussverletzungen zu. Schon eine einzige Kugel kann zu multiplen inneren und äußeren Verletzungen führen. Weitab von der Zivilisation ist eine Behandlung nur eingeschränkt möglich, doch bei den folgenden vier Arten von Schusswunden kann man zumindest ein bisschen etwas tun.

Oberflächliche Schusswunden

Eine solche Verletzung können Sie so wie jede andere Stichwunde versorgen. Üben Sie erst eine Zeit lang Druck aus, legen Sie dann eine Auflage auf die Wunde und bringen Sie einen Druckverband an. Bedenken Sie dabei, dass eine Kugel auch in der weiteren Umgebung der Eintrittswunde Gewebe verletzen kann. Nach dem Eintritt in den Körper beschreibt eine Kugel meist keine gerade Linie, sondern prallt etwa an einem Knochen ab oder wird umgelenkt, wodurch der Knochen splittert. Untersuchen Sie den Betroffenen daher gründlich, damit Sie das ganze Ausmaß seiner Verletzungen erfassen.

Schusswunden an Armen und Beinen

Drücken Sie an der Wundstelle fest zu, lagern Sie den Arm oder das Bein sofort hoch und legen Sie einen Druckverband an. Hört die Blutung dadurch nicht auf, üben Sie Druck auf eine Abdrückstelle aus. Hat die Blutung nach dreißig Minuten noch immer nicht nachgelassen, setzen Sie eine Aderpresse an. Liegt die Wunde im Oberschenkel, setzen Sie sofort eine Aderpresse an, denn durch den Oberschenkel verläuft eine Arterie, die das ganze Bein mit Blut versorgt. Bedenken Sie auch, dass möglicherweise Knochen gesplittert sind und der Patient innere Blutungen hat. Schwillt die Stelle rasch an, ist das ein Anzeichen für eine innere Blutung. Wenn Sie vermuten, dass ein Knochen gebrochen ist, stellen Sie den Arm oder das Bein ruhig, sobald die Blutung gestillt ist.

Schusswunden im Bauchraum

Bei dieser Art von Verletzung müssen Sie vor allem die inneren Organe schützen. Eine Kugel kann dort schwerwiegende Verletzungen verursachen, wie etwa starke innere Blutungen. Wenn ein inneres Organ durch die Wundöffnung hervortritt, legen Sie eine feuchte sterile Wundauflage auf, um es zu schützen. Ist es verletzt oder aufgerissen, braucht der Patient dringend medizinische Versorgung. Auch wenn anfangs keine Blutungen auftreten, besteht möglicherweise Lebensgefahr aufgrund bakterieller Infektionen, die sich in der Folge entwickeln. Achten Sie darauf, dass der Betroffene nichts isst oder trinkt, bis die Schmerzen nachlassen; danach sollte er ein bis zwei Tage lang nur klare Flüssigkeiten zu sich nehmen. Wird er dann im Krankenhaus behandelt, so wird sein Wasserhaushalt in der Regel durch Infusionen wieder ausgeglichen.

Schusswunden in der Brust

Die größten Gefahren bei Schussverletzungen in der Brust sind Schäden an der Wirbelsäule sowie das Eindringen von Luft in den Brustkorb. Liegt eine offene, saugende Brustwunde vor, behandeln Sie sie mit einem Verband, der die Öffnung schließt, damit die Lunge nicht kollabiert. Haben Sie den Verdacht, dass die Wirbelsäule in Mitleidenschaft gezogen ist, bewegen Sie die verletzte Person nicht, weil sonst Knochenfragmente oder Kugelsplitter die Verletzung verschlimmern und zu inneren Blutungen führen könnten. Sind Herz, Lunge oder wichtige Blutgefäße beschädigt, können Sie in einer abgelegenen Gegend ohne professionelle medizinische Hilfe nicht viel tun.

Bushcraft-Tipp

Versuchen Sie nach Möglichkeit nicht, eine feststeckende Kugel auf eigene Faust zu entfernen. Meist sind die Kugeln nicht exakt zu lokalisieren, und bisweilen stecken sie auf solche Weise im Gewebe fest, dass sie sogar stärkeren Blutfluss unterdrücken.

Verletzungen durch Messer und Äxte

Die Verletzungen, die man sich bei einem Outdoor-Trip durch Messer oder Äxte zuzieht, sind meist nur oberflächlich. Sie können leicht behandelt werden, indem man direkten Druck auf die Wunde ausübt, den Arm oder das Bein hochlagert und die Wunde sachgerecht mit einer Auflage und einem Verband versorgt. In der Regel muss nicht genäht werden, und man braucht auch keine Wundsalbe.

Bei schwereren Verletzungen wie Stichwunden oder tiefen Fleischwunden muss als Erstes die Blutung gestillt werden. Das geht am besten mit Gerinnungsmitteln, Tamponagen, einem Halstuch, einem Hemd oder sterilem, saugfähigem Material.

Viele Pflanzen enthalten Tannine. Diese Stoffe wirken sowohl trocknend als auch adstringierend (zusammenziehend). Man kann die entsprechenden Pflanzenteile kauen oder mahlen und dann damit die Blutung verlangsamen. Wenn Sie nichts anderes zur Hand haben, können Sie je nach Art der Wunde auf unterschiedliche Pflanzen zurückgreifen. Für tiefe Schnitte eignen sich Blütenstände und Blätter der Schafgarbe, bei oberflächlichen Verletzungen hilft Goldrute. Die Blätter vieler Pflanzen sind mehr oder wenig saugfähig und können als Verband dienen oder zwischen Lagen aus anderen Materialien eingefügt werden und auf diese Weise Blut absorbieren. Die großen, weichen Blätter der Königskerze können wie Mullbinden verwendet werden, und den Flaum von Rohrkolben, der ebenfalls saugfähig ist, können Sie als Füllmaterial in Verbände geben. In Kapitel 16 finden Sie weitere Informationen darüber, wie man in der freien Natur Pflanzen bei der Behandlung von Verletzungen und Erkrankungen einsetzen kann.

Allgemein gilt: Eine Wunde, die von selbst geschlossen bleibt, muss nicht genäht werden. Reinigen Sie sie regelmäßig und halten Sie sie mit Schmetterlingspflaster oder Klebeband geschlossen. Tiefere Wunden, die sich nicht schließen, sollten Sie nicht auf eigene Faust zu nähen versuchen, denn dabei besteht das Risiko einer bakteriellen Infektion sowie die Gefahr, dass die Wunde immer wieder aufgeht. Sorgen Sie in so einem Fall dafür, dass die Wunde sauber bleibt, und schützen Sie sie mit Wundauflagen und Verbänden.

Kann der Patient innerhalb einer Stunde medizinischer Versorgung zugeführt werden, brauchen Sie sich um die Wunde nicht so viele Gedanken zu machen. Spülen Sie sie mit sauberem Wasser und packen Sie einen Verband darum, und das genügt dann auch schon.

Selbsthilfe

Stellen Sie sich vor, Sie sind allein im Camp, medizinische Hilfe ist einen Tagesmarsch entfernt, und Sie hacken sich ins Bein und verletzen dabei die Oberschenkelarterie. Wenn Sie jetzt nicht sofort etwas unternehmen, sind Sie vielleicht schon in zwei Minuten verblutet. Wenn Sie allein und nicht auf so eine Situation vorbereitet sind, haben Sie jetzt ein Problem. Und auch wenn Ihnen jemand helfen kann, besteht noch immer die Gefahr des Verblutens, wenn Sie nicht schnell genug reagieren.

Die schnellste Maßnahme zur Blutstillung ist eine Aderpresse. Anschließend müssen Sie die Wunde sorgfältig reinigen. Säubern Sie sie mit klarem Wasser und Seife.

Wenn Sie diese lebensbedrohliche Wunde gesäubert haben, müssen Sie dafür sorgen, dass das Blut gerinnt. Hierfür gibt es etliche gute pharmazeutische Produkte. Darüber hinaus ist auch ein Pulver aus gemahlenen Schalen von Schalentieren (Krabben, Hummer, Garnelen) eine Option – vorausgesetzt, Sie sind nicht gegen Schalentiere allergisch. Zahlreiche Gerinnungsmittel basieren auf so einem Pulver. Alternativ können Sie auch Holzasche auf die Wunde geben.

Sobald Sie die Blutung unter Kontrolle haben, legen Sie sich hin, lagern Sie das Bein hoch und versuchen Sie, sich zu entspannen. Warten Sie, bis Hilfe eintrifft, und wenn Sie können, begeben Sie sich derweil an einen sicheren Ort.

Tipps und Tricks

- Auch Kreditkarte oder Personalausweis können als Wundauflage verwendet werden, um Blutungen zu stillen und Wunden zu schützen.
- In der freien Natur können Sie Kleidung sterilisieren, indem Sie sie abkochen und in der Sonne trocknen lassen.
- Für einen einfachen Verband genügen ein rechteckiges Stück eines Baumwoll-T-Shirts und daumenbreites Klebeband.
- Bei Schürfwunden hilft ein heißer Umschlag, der die örtliche Schwellung zurückgehen lässt. Sie können ihn herstellen, indem Sie ein Stück Baumwolle in einen Aufguss aus entzündungshemmenden Kräutern tauchen, wie etwa Wegerich oder Springkraut. In Kapitel 16 finden Sie weitere Informationen über Umschläge und Aufgüsse.
- Die großen Blätter der Königskerze können im Notfall auch als Damenbinden verwendet werden.

Kapitel 5

Blasen und Verbrennungen

Schmerzen sind unvermeidlich.
Leiden ist Entscheidungssache.

ANONYM

Wenn wir durch die Natur streifen, ziehen wir uns regelmäßig Blasen und Verbrennungen zu. Oft sind das nur kleinere Verletzungen, manchmal auch schwerwiegendere, doch in jedem Fall können sie uns die Freude an einem Outdoor-Trip vermiesen. Also sollten wir unbedingt wissen, wie wir sie behandeln können (und natürlich auch, wie wir sie vermeiden!).

Blasen vermeiden und behandeln

Wir alle wissen aus Erfahrung, wie schmerzhaft und lästig Blasen sein können. Sie entstehen, wenn die Haut sich an etwas reibt und sich dadurch die obere Hautschicht von der darunter liegenden löst. Zwischen den beiden Schichten sammelt sich Flüssigkeit, wodurch in der äußeren eine Schwellung entsteht.

Bushcraft-Tipp

Bei einem längeren Aufenthalt in der Wildnis trägt man am besten Wollsocken. Ob aus Alpaka, Merino oder einer Mischung, Wollsocken sind nicht nur von Natur aus wasser- und geruchsabweisend, sondern behalten ihre isolierende Wirkung auch dann, wenn sie nass sind. Wer viel wandert, verwendet am besten Unterziehsocken aus Kunstfasermischungen; sie halten die Füße trocken und verhindern, dass die Socken auf der Haut scheuern.

Damit sich an den Füßen keine Blasen bilden, muss man vermeiden, dass auf der Haut Reibung entsteht. Das geht unter anderem durch folgende Maßnahmen:

- Tragen Sie Schuhe, die Ihnen wirklich passen.
- Polstern Sie Ihre Schuhe an den Stellen, an denen die Füße leicht scheuern.
- Tragen Sie immer zwei Paar Socken, damit Sie in den Schuhen nicht rutschen.
- Schützen Sie Ihre Füße mit Moleskin oder chirurgischem Klebeband. Sorgen Sie dafür, dass bereits vorhandene wunde Stellen bedeckt und gepolstert sind.
- Vor allem beim Bergabgehen rutschen die Füße in den Schuhen leicht hin und her. Binden Sie daher vor jedem Abstieg noch einmal Ihre Schuhe.

Selbsthilfe

Welche Art von Stiefeln Sie auch kaufen, das Wichtigste ist: Die Stiefel müssen passen. Lederstiefel sitzen mit der Zeit immer besser, weil sich das Leder nach und nach der Form der Füße anpasst. Bei Schuhen aus künstlichen Materialien ist das nicht so; wenn Sie also welche kaufen, achten Sie darauf, dass sie wirklich optimal passen. Sie müssen sich in Ihren Schuhen rundum wohlfühlen, das ist das A und O. In schlecht sitzenden Schuhen kann ein einfacher Waldspaziergang zur Hölle werden. Bedecken Sie Ihre Füße bei regnerischem Wetter mit einer Schicht Vaseline, bevor Sie die Socken anziehen. Damit schützen Sie Ihre Füße nicht nur vor dauerhafter Nässe, sondern verhindern auch Blasen, die sich bilden, wenn die nassen Socken auf der Haut reiben.

An den Händen entstehen Blasen leicht, wenn man mit einem Werkzeug immer wieder dieselbe Bewegung ausführt, etwa beim Graben mit einer Schaufel oder beim stundenlangen Schnitzen mit einem Messer.

Durch folgende Maßnahmen können Sie Blasen an den Händen vermeiden:

- Wenn Sie spüren, dass die Haut an einer Stelle warm wird, bedecken Sie sie mit Klebeband, Moleskin oder einer anderen Auflage.
- Tragen Sie beim Gebrauch von Werkzeug gut sitzende Handschuhe, vor allem bei Tätigkeiten, bei denen Sie dieselbe Bewegung andauernd wiederholen.
- Bei der Arbeit mit Werkzeugen bildet sich an den Händen oft Hornhaut, wodurch keine warmen Stellen auf der Haut

mehr entstehen. Wenn Sie normalerweise nur selten mit Werkzeug arbeiten und dann einmal schwere Arbeit verrichten oder für einen längeren Zeitraum arbeiten müssen, achten Sie besonders darauf, ob sich warme Stellen entwickeln und gehen Sie vor wie oben beschrieben.

- Auch der Lack, mit dem die Holzgriffe zahlreicher Werkzeuge behandelt sind, verursacht Blasen, weil er für Reibung sorgt. Schleifen Sie ihn daher ab und behandeln Sie den Griff anschließend mit Leinöl, um das Holz zu schützen.
- Extreme Hitze und Kälte können ebenfalls Blasen verursachen. Schützen Sie sich daher entsprechend vor solchen Temperaturen. In Kapitel 13 finden Sie Informationen darüber, wie Sie Erfrierungen und Sonnenbrand behandeln können.
- Blasen können auch durch ein Kontaktekzem entstehen. In Kapitel 15 finden Sie Informationen dazu, wie Sie Hautreizungen durch Pflanzen vermeiden und behandeln.
- Insektenstiche können ebenfalls zu Blasen führen, weshalb Insektenschutzmittel entsprechend vorbeugend wirken. Wenn eine Blase zu jucken anfängt, verreiben Sie ein wenig Hydrocortison-Creme auf der betroffenen Stelle. Weitere Informationen zum Thema Insektenstiche finden Sie in Kapitel 14.
- Blasen sind auch Symptome von Windpocken und Gürtelrose. Wenn Sie darüber hinaus weitere Symptome wie Fieber oder Schüttelfrost aufweisen, lassen Sie sich ärztlich untersuchen. Auch Blasen in der Nähe der Augen und im Genitalbereich sollten besonders ernst genommen und ärztlich untersucht werden.

Bushcraft-Tipp

So wie alle anderen Wunden können auch Blasen sich entzünden. Achten Sie also auf entsprechende Anzeichen: Wärme und Rötung an der betroffenen Stelle, rote Streifen, die von dort wegführen, sowie grünlicher Eiter, der aus der Blase austritt (anstatt wässriger, klarer Flüssigkeit). Wenn Sie den Verdacht haben, dass sich eine Blase entzündet hat, holen Sie sich medizinische Hilfe.

Um eine Blase zu behandeln, gehen Sie folgendermaßen vor:

- Sterilisieren Sie die Klinge Ihres Messers oder eine Nadel (falls Sie eine dabeihaben). Dazu können Sie Franzbranntwein verwenden.
- Schneiden Sie die Blase auf, sodass die Flüssigkeit gänzlich austritt.
- Spülen Sie die Blase mit entkeimtem Wasser.
- Trocknen Sie die Blase, legen Sie eine Wundauflage auf und bringen Sie einen Verband an.
- Wenn die Blase sehr groß ist, schneiden Sie sie nicht auf. Fertigen Sie eine kreisförmige Wundauflage an, legen Sie sie um die Blase und bringen Sie einen Verband an, damit sie nicht verrutscht.
- Falls erforderlich, schließen Sie die Wunde mit Sekundenkleber oder Kiefernharz.

Immersionsfüße

Diese Erkrankung war während des Ersten Weltkriegs unter den Soldaten weitverbreitet. Sie entsteht an den Fußsohlen, wenn die Füße für lange Zeit Kälte und Nässe ausgesetzt sind.

Anfangs verspürt man ein Taubheitsgefühl in den Füßen – was man ja als nicht weiter schlimm abtun könnte. Wenn man die Erkrankung jedoch nicht schon in diesem frühen Stadium bekämpft und sich dann Blasen bilden, kann sie ernsthafte Ausmaße annehmen: Die Füße schwellen an und werden gefühllos, und die Schmerzen nehmen zu (siehe Abb. 5.1). Um das zu verhindern, wechseln Sie regelmäßig die Socken und sorgen Sie dafür, dass Ihre Füße trocken, warm und sauber sind. Man kann dieser Erkrankung wirksam vorbeugen, indem man die Füße mit Asche aus der Feuerstelle einreibt, denn dadurch bleiben sie trocken.

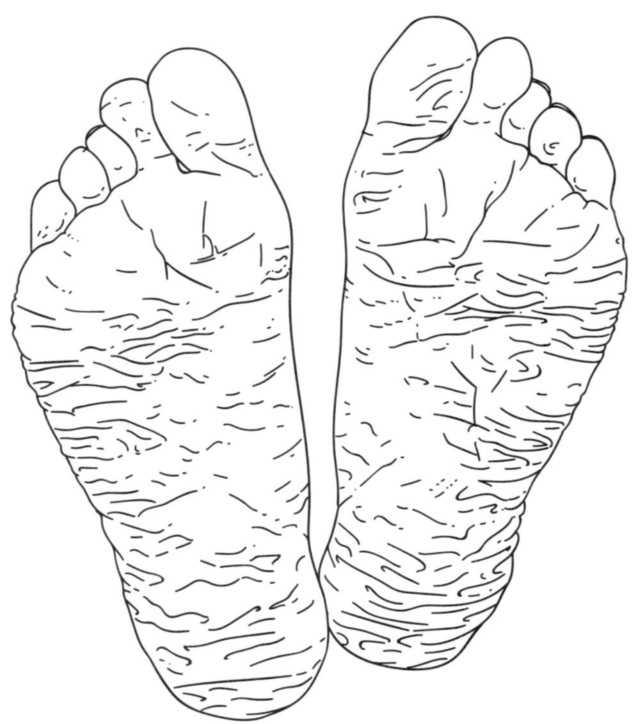

Abb. 5.1 Immersionsfüße

Selbsthilfe

Jason: Während eines Survivalkurses habe ich einmal Immersionsfüße bekommen. Ich hatte meine Füße sauber gehalten, oft die Socken und sogar auch die Stiefel gewechselt – drei verschiedene Paare, von Gummistiefeln bis zu Wanderstiefeln. Aber wir hatten regnerisches Wetter, und auch wenn es nicht regnete, war ständig alles feucht. Wenn die Sonne schien, schwitzte ich an den Füßen, und wenn es regnete, wurden sie erst recht nass. Jeden Abend wärmte ich sie an der frischen Luft über dem Feuer, aber als ich wieder zu Hause war, wurde es erst richtig schlimm. Die Sohlen beider Füße waren mit Blasen übersät, die abgezogen werden mussten. Nachdem ich ein paar Tage lang nicht aufgetreten war, konnte ich wieder gehen, aber nur unter Schmerzen. Wenn Sie glauben, Sie haben ausreichend Socken eingepackt, packen Sie noch welche dazu, vor allem, wenn Sie mit schlechtem Wetter rechnen müssen.

Verbrennungen

Verbrennungen reichen von der leichten Verletzung, die man sich zuzieht, weil man eine heiße Pfanne angefasst hat, bis zu dem schweren, großflächigen Trauma, das entsteht, weil die Kleidung Feuer gefangen hat. In jedem Fall müssen Sie als Erstes ein eventuell noch brennendes Feuer löschen. Wenn die Kleider einer Person in Flammen stehen, rollen Sie sie auf dem Boden hin und her oder nehmen Sie kaltes Wasser zu Hilfe. Hat sich jemand verbrüht, entfernen Sie sofort die Kleidung an der betreffenden Körperstelle, damit die Hitze entweichen kann und nicht alles noch schlimmer wird.

Hat sich Kleidung in die Haut eingebrannt, versuchen Sie nicht, sie zu lösen, sondern reduzieren Sie die Hitze mit kaltem Wasser.

Als Nächstes müssen Sie die verbrannten Stellen kühlen. Wenn Sie Wasser zur Hand haben, verwenden Sie es hierzu. Natürlich sollte das Wasser sauber sein, aber bei Verbrennungen dürfen Sie keine Zeit verlieren, also nehmen Sie das sauberste, das Sie kriegen können. Befindet sich kein Wasservorkommen in der Nähe, nehmen Sie kühle Erde, feuchte Blätter, Moos oder andere natürliche Materialien, die sich zum Kühlen eignen. Legen Sie Plastik unter, bevor Sie sie auf die Wunde aufbringen.

Handelt es sich um eine großflächige Verbrennung (10 Prozent der Körperoberfläche oder mehr), dann kühlen Sie die Wunden nicht mit Wasser, da dies zu einer Unterkühlung führen kann. Bringen Sie einen Verband an und holen Sie so schnell wie möglich Hilfe.

Feuchte und trockene Verbände

Die Regeln zur Versorgung von Verbrennungen besagen, dass im Normalfall trockene Verbände angebracht werden sollen. Das liegt daran, dass ein feuchter Verband dem Körper unter Umständen Wärme entzieht, wodurch der Verletzte möglicherweise auskühlt. Ein feuchter Verband ist für den Patienten in der Regel jedoch angenehmer und erlaubt auch, die Dosis von Schmerzmitteln zu reduzieren. Sie können sich bei dieser Frage an folgenden Richtlinien orientieren:

- Bei oberflächlichen Verbrennungen (Verbrennungen 1. Grades) legen Sie einen trockenen Verband an. Solche Verletzungen bedürfen kaum der Versorgung, außer sie liegen an einer Stelle, wo es besonders schmerzt, wie etwa im Gesicht, am Hals oder in einer anderen empfindlichen Körperregion.

- Wenn die oberen oder sogar alle Hautschichten betroffen sind (Verbrennungen 2., 3. oder 4. Grades), können Sie einen feuchten Verband anlegen, um die Schmerzen zu lindern, allerdings maximal auf 10 Prozent der Körperoberfläche. Als Anhaltspunkt können hier die Arme dienen: Auf einen Arm entfallen etwa 9 Prozent der Körperoberfläche. Wenn Sie eine größere Fläche mit einem feuchten Verband bedecken, besteht die Gefahr der Unterkühlung, weil der Körper nicht in der Lage ist, seine Temperatur selbst zu regeln.

Anlegen eines feuchten Verbandes

So gehen Sie vor, um einen feuchten Verband anzulegen:

1. Säubern Sie die verbrannte Stelle, so wie jede andere Wunde auch.
2. Feuchten Sie saubere Stoffstücke an (nur anfeuchten, nicht tränken!), wie etwa Halstücher oder T-Shirts, oder auch Verbandsmull, wenn Sie welchen haben.
3. Legen Sie den feuchten Stoff auf die betroffenen Stellen, doch höchstens auf 10 Prozent der Körperoberfläche. Ansonsten besteht die Gefahr der Unterkühlung.
4. Halten Sie den Verband feucht, indem Sie ihn mit anderen nassen Stoffstücken befeuchten. Geben Sie kein Wasser direkt auf den Verband.
5. Beugen Sie einem Schock vor, indem Sie mit dem Patienten sprechen und dafür sorgen, dass er nicht auskühlt.

Bekämpfen Sie die Schmerzen, indem Sie die Wunden korrekt versorgen (durch Verbände, die der Art der Verbrennungen angemessen sind) und den Patienten beruhigen. Sie können auch Ibuprofen oder vergleichbare Schmerzmittel zu Hilfe nehmen. Auch bestimmte Pflanzen können zur Schmerzlinderung beitragen (siehe hierzu Kapitel 16).

Durch Verbrennungen, insbesondere durch höhergradige, verliert der Körper Flüssigkeit. Daher müssen Sie darauf achten, dass der Patient nicht austrocknet. Verabreichen Sie ihm zu diesem Zweck Elektrolyte, allerdings nur in der jeweils halben Dosis.

Verbrennungsgrade

Überprüfen Sie jeweils genau, wie schwer die Verbrennung ist. Dann können Sie besser entscheiden, wie Sie sie behandeln müssen und ob Sie umgehend medizinische Hilfe holen sollten.

- Liegt eine oberflächliche Verbrennung vor, dann ist die Haut in der betroffenen Region gerötet, etwa so wie bei einem leichten Sonnenbrand. Drücken Sie zum Test mit dem Finger in die Mitte der Wunde: Wenn Sie loslassen, wird die Haut, die eben noch weiß war, wieder rot. Eine solche Verbrennung 1. Grades verursacht zwar Schmerzen, muss jedoch nicht verbunden werden. Kühlen Sie die betroffene Stelle mit Wasser oder legen Sie eine kalte Kompresse auf (z. B. eine mit Wasser gefüllte Flasche), bis die Schmerzen abklingen.
- Von Verbrennungen 2. Grades spricht man, wenn mehrere Hautschichten beschädigt sind, etwa bei einem schweren Sonnenbrand, bei dem die Haut nicht nur rot wird, sondern auch Blasen bildet. Solche Verbrennungen können Sie mit einem trockenen Verband behandeln, schwerere Verbrennungen dagegen, z. B. solche, die durch offenes Feuer verursacht wurden, mit einem feuchten Verband. (Bei Verbrennungen von mehr als 10 Prozent der Körperoberfläche oder mehr sollten Sie jedoch keinen feuchten Verband anlegen.)
- Bei Verbrennungen 3. Grades sind alle Schichten der Haut in Mitleidenschaft gezogen. Weil dabei auch Nervenenden

beschädigt sind, empfindet der Patient paradoxerweise oft weniger Schmerzen als bei einer oberflächlichen Verbrennung. Die Region um die verbrannten Stellen herum schmerzt in der Regel jedoch stark. Ein feuchter Verband ist hier zur Schmerzlinderung und zur Beruhigung der Wunde besser geeignet als ein trockener. Ist es nicht möglich, den Patienten umgehend zu evakuieren, dann ist ein feuchter Verband das beste Mittel, vorausgesetzt, die verbrannten Stellen machen nicht mehr als 10 Prozent der gesamten Körperoberfläche aus.

- Bei Verbrennungen 4. Grades (Verkohlung) ist nicht nur die Haut betroffen, sondern auch die darunter liegenden Muskeln und Knochen. In so einem Fall müssen Sie so schnell wie möglich medizinische Hilfe holen.

Wann ist bei Verbrennungen ärztliche Hilfe erforderlich?

Sind bei einem Verbrennungsopfer mehr als 5 Prozent der Körperoberfläche betroffen, sollten Sie, nachdem Sie die Wunde versorgt und verbunden haben, umgehend die Evakuierung organisieren, da weitab von der Zivilisation die Behandlung von Verbrennungen kaum möglich ist. Für den menschlichen Körper ist die Haut ein Bollwerk gegen alle Arten von Infektionen, und wenn sie beschädigt ist, steigt entsprechend das Risiko einer Infektion. Hat sich jemand Verbrennungen auf 20 Prozent der Körperoberfläche oder mehr zugezogen, muss er so schnell wie möglich evakuiert werden, ebenso wie Patienten mit Verbrennungen 3. oder 4. Grades. Das gilt auch, wenn der Patient weitere Symptome zeigt wie Zittern, Wahnvorstellungen oder Erbrechen, denn dann liegen außer den Verbrennungen möglicherweise noch andere Verletzungen vor.

Beispiel aus der Praxis

Während einer Kajaktour hat einer Ihrer Freunde am Abend am Lagerfeuer etwas zu tief ins Glas geschaut. Voller Aufregung erzählt er eine Geschichte, kommt dabei ins Stolpern und stürzt kopfüber ins Feuer. Sie und die anderen springen auf und ziehen ihn auf der Stelle wieder heraus. Aber was machen Sie dann?

Lösung

Derartige Unfälle ereignen sich leider häufig, und die Betroffenen ziehen sich dabei oft nicht nur Verbrennungen zu, sondern etwa auch ein stumpfes Trauma in der Bauchregion oder am Kopf, oder auch Verletzungen im Gesicht wie ausgeschlagene Zähne.

Als Erstes müssen Sie vermeiden, dass weitere Verbrennungen entstehen. Löschen Sie Feuer, das eventuell noch in der Kleidung des Opfers oder in seinen Haaren brennt. Stellen Sie dann sicher, dass seine Atemwege nicht durch schwere Verbrennungen, Blutansammlungen oder Schwellungen blockiert sind. Art und Ausmaß der Verbrennungen hängen davon ab, wie lange der Betroffene im Feuer lag, worauf er gestürzt ist und wie er den Sturz abgefangen hat.

Wenn er sich sofort nach dem Sturz mithilfe der anderen von der Feuerstelle weggerollt hat – und also nur kurz in Kontakt mit dem Feuer war –, hat er vielleicht nur oberflächliche Verbrennungen davongetragen. Wenn er aber stark betrunken war und auch die anderen sich, vom Alkohol betäubt, nur langsam und unbeholfen bewegt haben, hat er vielleicht eine Zeit lang im Feuer gelegen und versucht, sich von den glühenden Kohlen abzudrücken. Dann hat er sich ziemlich sicher neben ein paar leichteren Verbrennungen auch solche 2. Grades zugezogen, und seine Kleidung ist verbrannt oder geschmolzen.

Zunächst sollten Sie die verbrannten Hautstellen kühlen – das lindert nicht nur die Schmerzen, sondern lässt auch Schwellungen zurückgehen. Während Sie für Kühlung sorgen, sollte jemand anderes aus der Gruppe schon die Wundauflagen und Verbände vorbereiten. Jetzt können Sie sich auch einen Eindruck davon verschaffen, wie schwer die Verbrennungen sind und ob Sie den Betroffenen umgehend evakuieren müssen. Sobald Sie hier den Überblick haben, können Sie die Wunden entsprechend versorgen und – falls verfügbar – dem Patienten ein leichtes Schmerzmittel verabreichen (z. B. Ibuprofen) oder Brandsalbe auftragen. Wenn Sie Handyempfang haben, sollten Sie sicherheitshalber die nächstgelegenen Rettungskräfte oder die Notrufnummer anrufen; dort kann man Ihnen sagen, wie eine mögliche Evakuierung ablaufen könnte. Wahrscheinlich müssen Sie mit den Kanus noch eine gewisse Strecke zurücklegen, und wenn Sie nicht gerade ein Navigationsgenie sind, sollten Sie das nicht mitten in der Nacht und in angetrunkenem Zustand tun. Kontrollieren Sie den Zustand des Patienten alle fünf bis fünfzehn Minuten (je nach Schwere der Verbrennungen) und warten Sie, bis es hell wird und Sie ihn gefahrlos dorthin bringen können, wo er professionell versorgt wird.

Tipps und Tricks

- Zur ersten Schmerzlinderung auf eigene Faust können Sie ein rezeptfrei erhältliches Schmerzmittel verwenden. Beachten Sie hierbei unbedingt die jeweils geltenden Höchstmengen für eine Einzeldosis und die maximale Tagesdosis sowie die Hinweise zur Anwendung.
- Wolle gerät nicht so leicht in Brand wie Baumwolle oder synthetische Materialien. Daher ist es ratsam, Oberbekleidung (z. B. Hemden oder Jacken) aus Wolle zu tragen.
- Die zähe Flüssigkeit in den Trieben von Rohrkolben hat ähnliche Eigenschaften wie Aloe vera. Sie wirkt örtlich betäubend und entzündungshemmend und eignet sich hervorragend bei kleineren Verbrennungen wie etwa einem Sonnenbrand.
- Wirken Sie beruhigend auf den Patienten ein. Je weniger Angst er hat, desto weniger Schmerz und Stress empfindet er, und weil die Muskeln weniger verkrampfen, droht auch keine Verschlimmerung der Verletzungen.

Kapitel 6

Verletzungen an Knochen und Gelenken

Wie geschickt die alten Ägypter
im Richten von Knochenbrüchen waren,
beweist die hohe Anzahl verheilter Frakturen,
die bei antiken Skeletten gefunden wurden.

James Henry Breasted

Am häufigsten treten im Outdoor-Alltag Verletzungen an Knochen und Gelenken auf, und schon seit Tausenden von Jahren behandeln die Menschen solche Verletzungen mit recht großem Erfolg. Meistens ziehen wir sie uns zu, weil wir stolpern oder stürzen, aber sie können auch durch lang andauernde, einseitige Belastung entstehen (etwa ein Ermüdungsbruch nach einer ungewöhnlich langen Wanderung), oder durch falsche oder mangelnde Vorbereitung auf außergewöhnliche Belastungen. Vor allem Gelegenheitssportler sind für solche Verletzungen anfällig, also Menschen, die die ganze Woche am Schreibtisch sitzen und sich dann bei einem Campingtrip am Wochenende überanstrengen.

Wenn Ihre Wanderstiefel also schon seit Jahren in der Ecke stehen, sollten Sie erst eine Weile trainieren, bevor Sie die Alpenüberquerung in Angriff nehmen.

Knochenbrüche

Knochenbrüche gibt es in den verschiedensten Formen und Ausmaßen. Die schwerwiegendste Form sind Frakturen, bei denen die Knochenhälften deutlich voneinander getrennt sind. Im Allgemeinen unterscheidet man zwei Typen von Frakturen: offene und geschlossene.

- **Offene Fraktur:** Der gebrochene Knochen hat die Haut durchbohrt und steht heraus.
- **Geschlossene Fraktur:** An der Bruchstelle ist der Knochen durch einen Spalt getrennt, aber die Enden haben die Haut nicht durchbohrt. Wenn eines der Enden von innen gegen die Haut drückt, entsteht an der Stelle eine Wölbung.

Beide Typen von Frakturen sind schwerwiegende Verletzungen, und wenn neben einer Fraktur eine offene Wunde liegt, können Bakterien in den Körper dringen.

Selbsthilfe

Frakturen sind schon bei anderen Menschen schwer zu behandeln, und erst recht knifflig wird es, wenn man sich selbst eine zugezogen hat. Trotz der starken Schmerzen müssen Sie in so einem Fall die Ruhe bewahren, um das genaue Ausmaß der Verletzung zu ermitteln. Stillen Sie als Erstes die Blutung, denn wenn weiterhin Blut aus der Wunde tritt, wird die Versorgung des Bruchs problematisch. Wie man Blutungen stillt, wird in Kapitel 4 beschrieben.

Nachdem Sie die Blutung gestoppt haben, untersuchen Sie die Fraktur. Handelt es sich um eine geschlossene Fraktur (hat sich also keine Knochenspitze durch die Haut gebohrt), können Sie versuchen, die Knochenteile behutsam wieder zurechtzurücken. Manche schwerwiegenden Brüche, etwa offene Frakturen, lassen das jedoch nicht zu. Ragt ein Ende des Knochens aus der Haut hervor, dann rühren Sie die Fraktur nicht an, sondern reinigen Sie das Knochenende und bedecken Sie es, sodass es geschützt ist. Um zu entscheiden, welches Vorgehen jeweils angemessen ist, muss der Bruch eingehend untersucht werden.

Nehmen wir an, Sie haben eine einfache geschlossene Fraktur. Dann brauchen Sie den Knochen nicht wieder an seinen Platz zu rücken, sondern nur den Arm oder das Bein in Ruhestellung zu bringen. Wenn etwa Ihr Unterarm im rechten Winkel gebeugt ist, bringen Sie ihn behutsam in eine gestreckte Position. Das ist nicht nur angenehmer, sondern dann lässt sich auch eine Schiene leichter anlegen.

Haben Sie die Fraktur untersucht und, falls erforderlich, den Knochen wieder zurechtgerückt, legen Sie eine Schiene an, um die betroffene Stelle zu immobilisieren. Bei dem erwähnten Unterarmbruch können Sie etwa eine gefaltete Rettungsdecke als Polsterung unter den Arm legen und dann einen Stock als Schiene anbringen und mit Klebeband befestigen. Dadurch stellen Sie die Fraktur ruhig und vermeiden unerwünschte Bewegungen in alle Richtungen. Knüpfen Sie dann ein paar Halstücher zu einer Schlinge zusammen, in die Sie den Ellbogen stützen können, sodass der Unterarm am Oberkörper anliegt. Auch das trägt zur Ruhigstellung bei und schützt die Fraktur während des Transports vor Erschütterungen.

Versorgung der Wunde

Wie erwähnt stellt eine Wunde, die neben einer Fraktur liegt, eine große Gefahr dar, weshalb Sie sie vorrangig behandeln sollten. Unternehmen Sie das Nötige, um die Blutung zu verlangsamen und zu stillen (Druck ausüben, Wundauflage, Verband). Druck auszuüben ist wegen der Fraktur eine delikate Sache; üben Sie daher nach Möglichkeit keinen direkten Druck auf die Wunde aus, sondern drücken Sie auf eine Abdrückstelle, eine der Stellen zwischen Wunde und Herz, an denen der Puls fühlbar ist und an denen Sie eine Blutung verlangsamen können.

Wenn Sie die Blutung unter Kontrolle gebracht und gestillt haben (oder wenn die Wunde überhaupt nur wenig blutet), säubern Sie den Wundbereich mit entkeimtem Wasser und bringen Sie eine Wundauflage und einen Verband an. Anschließend können Sie sich um die Fraktur kümmern. Legen Sie eine Schiene an und gehen Sie dabei behutsam vor, damit der Patient möglichst wenig Schmerzen hat. Bei manchen geschlossenen Frakturen sind auf der Haut keine offenen Wunden zu sehen; dann sollten Sie darauf achten, bei der Versorgung der Fraktur eventuelle Prellungen nicht zu verschlimmern.

Abdrückstellen

Die sogenannten Abdrückstellen sind Stellen am Körper, an denen von außen eine Arterie gegen einen Knochen gedrückt und so eine Blutung verlangsamt werden kann. Am schnellsten findet man solche Stellen, indem man zwischen der Wunde und dem Herz nach dem Puls fühlt. Tasten Sie mit den Fingerspitzen am Arm oder am Bein entlang, bis Sie den Puls deutlich spüren. Drücken Sie dann mit den Fingern auf die Stelle, damit sich die Blutung verlangsamt. Diese Stellen liegen zum Beispiel am Hals (an der Halsschlagader), am Handgelenk, in der Beugung des Ellbogens, in den Achselhöhlen und in der Leistenbeuge.

Anlegen einer Schiene

Eine Schiene dient dazu, den gebrochenen Knochen zu immobilisieren, um so weitere Schäden zu vermeiden und Schmerzen zu minimieren. Sie können das im Grunde machen, wie Sie wollen bzw. wie es eben geht, solange dadurch kein Risiko weiterer Verletzungen entsteht.

Achten Sie bei der Versorgung darauf, den Bereich um die Fraktur herum nicht weiter zu verletzen. Schützen Sie offene Frakturen, und sorgen Sie bei geschlossenen Frakturen dafür, dass sie geschlossen bleiben. Offene Frakturen sind offene Wunden und daher ein Einfallstor für Bakterien, sodass im schlimmsten Fall eine Infektion des Knochenmarks droht. Daher ist es überlebenswichtig, offene Frakturen sauber zu halten, sie zu bedecken und zu schützen, bis der Patient in professionellen Händen ist. Indem Sie eine geschlossene Fraktur korrekt schienen und den Knochen dadurch ruhig stellen, verhindern Sie, dass aus einer geschlossenen Fraktur eine offene wird. Wenn sich während des Transports über einen unwegsamen Pfad ein gebrochener Knochen durch die gespannte Haut nach außen bohrt, ist das eine ernsthafte Komplikation.

Behalten Sie beim Schienen eines Knochens immer im Blick, ob die Wunde wieder zu bluten anfängt, insbesondere aus einer Arterie. Eine gerissene Arterie kann schnell zu Verbluten führen. Um das zu verhindern, polstern Sie die Schiene an den Stellen, an denen sie nicht richtig sitzt.

Weil ein Patient mit einer Fraktur so schnell wie möglich evakuiert werden sollte, stehen Sie vor dem Problem, dass Sie ihn transportieren müssen, ohne dabei den verletzten Körperteil mehr als nötig zu bewegen. Auch das Wetter kann diesen Vorgang erschweren. Wenn die Schiene aus Metall ist, nimmt sie die Temperatur der Luft an. Ist es extrem kalt, müssen Sie also etwas um die Schiene herumwickeln, um sie zu isolieren.

Folgende Ausrüstungsgegenstände können Sie beim Bau einer Schiene verwenden:

- Klebeband
- Tauwerk
- Schneidwerkzeug
- Rettungsdecke (die können Sie auch als Schlinge verwenden)

Für die Schiene nehmen Sie am besten kräftige Äste; gegebenenfalls müssen Sie vorher Zweige und Blätter entfernen.

Wenn Sie natürliche Materialien verwenden, achten Sie immer darauf, die Wunde nicht zu verunreinigen, und halten Sie den Verband sauber. Verschiedene Arten von Schienen sehen Sie auf den Abbildungen 6.1, 6.2, 6.3 und 6.4.

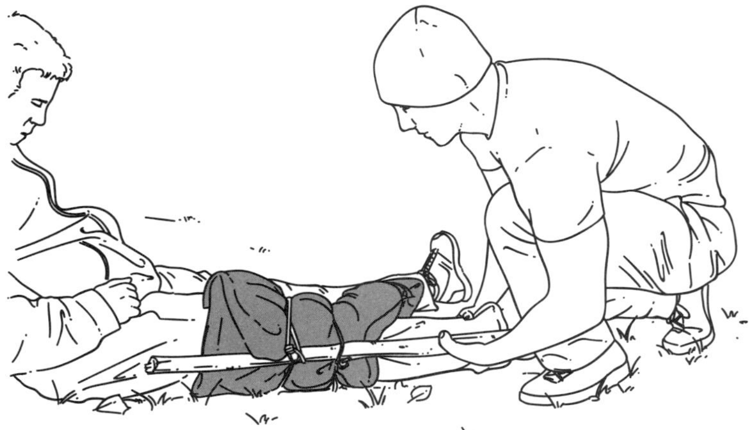

Abb. 6.1 Beinschiene (mit Polsterung um das Kniegelenk)

Abb. 6.2 Armschiene mit dicker Polsterung, zusammengehalten von einer Schnur

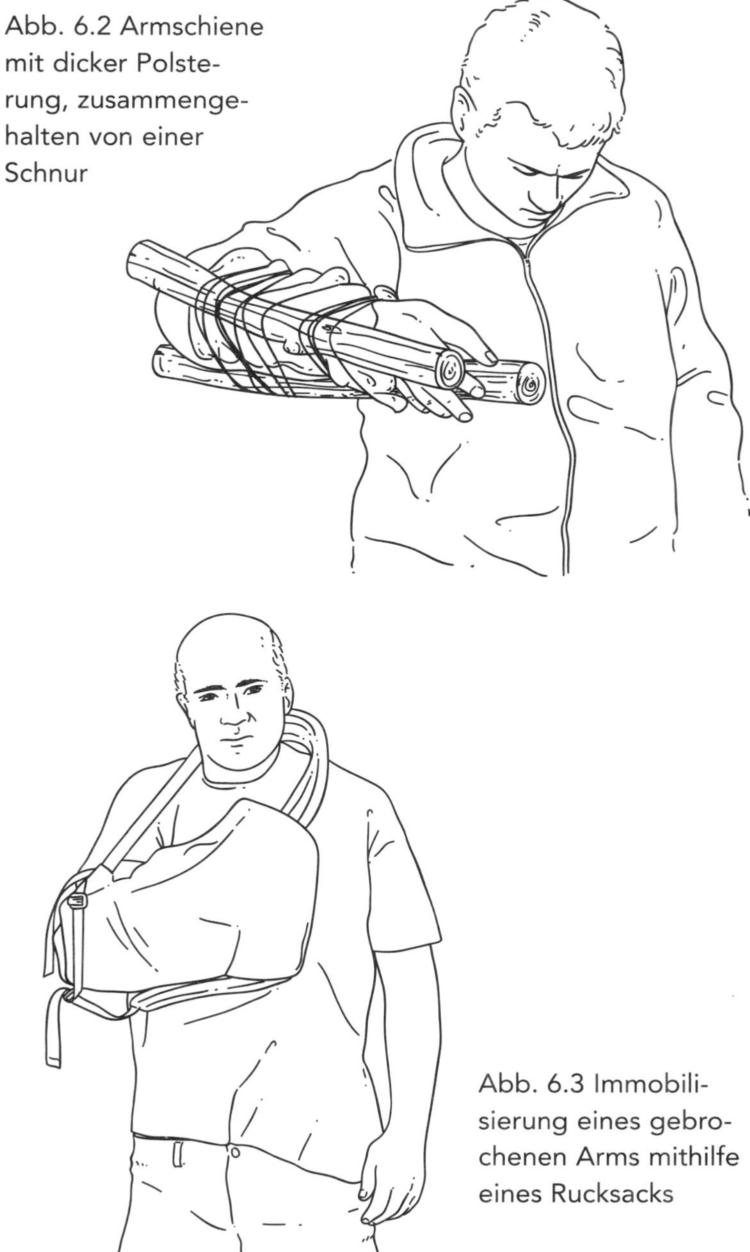

Abb. 6.3 Immobilisierung eines gebrochenen Arms mithilfe eines Rucksacks

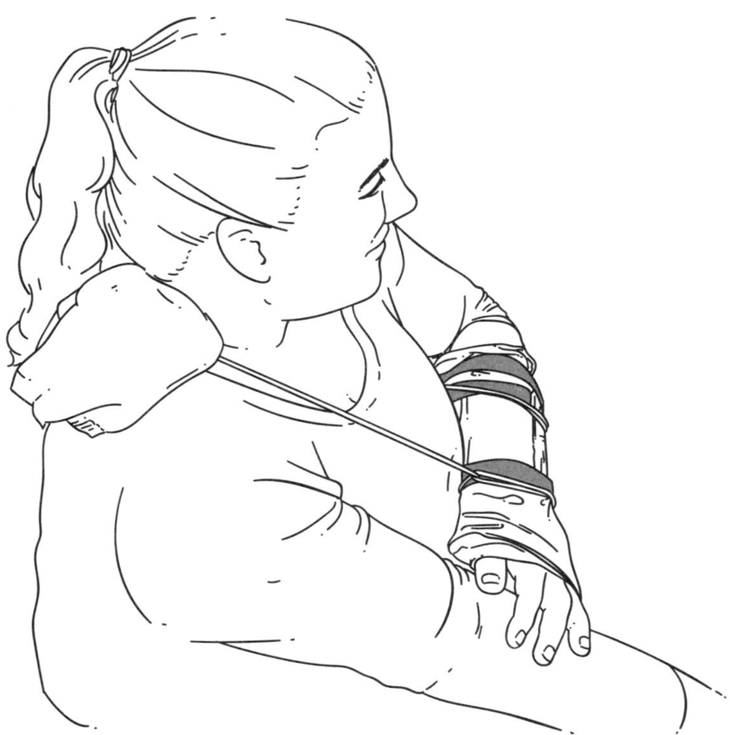

Abb. 6.4 Geschienter Arm, mit Schnüren gesichert und mit weichem Stoff gepolstert

Nachdem Sie den Bruch geschient haben, lagern Sie den Arm bzw. das Bein nach Möglichkeit hoch, um Schwellungen zu mindern.

Bei der Versorgung einer Fraktur des Arms oder des Beins kann der Verletzte beim Umwickeln und Polstern helfen, aber auch, indem er den Arm oder das Bein ruhig hält.

Hat sich das Unfallopfer ein Bein gebrochen und liegt nun auf dem Boden, können Sie einen langen, dünnen Stock durch ein Hosenbein schieben und damit das Bein anheben und in die gewünschte Position bringen. Sie können aber auch beide Beine an den Knöcheln fassen und sie dann sanft auseinanderziehen. Damit verhindern Sie, dass die Fraktur absinkt, wenn Sie sie schienen.

Traktionsschiene

Um einen gebrochenen Oberschenkelknochen zu versorgen, müssen Sie eine Traktionsschiene anfertigen. Solche Schienen werden auch industriell hergestellt; sie schützen Ober- und Unterschenkel und haben am Fuß eine Vorrichtung, die für Zug. bzw. Spannung sorgt. Um den Knöchel des gebrochenen Beins werden Gurte gespannt, auf die mittels einer Schraube Zug ausgeübt wird, sodass der untere Teil des Beins nach unten gezogen wird. Durch diese Entlastung werden Schmerzen verringert und es wird verhindert, dass an der Bruchstelle die Enden des Knochens aneinander reiben oder die Oberschenkelarterie verletzt wird.

Bushcraft-Tipp

Jede Verletzung am Oberschenkel, auch eine Fraktur des Knochens, ist sehr ernst zu nehmen. Ein Riss in der Arterie, die durch den Oberschenkel verläuft, kann fatale Folgen haben, weil dabei große Mengen Blut austreten. (Das führt in der Regel zu einem Schock, oft aber auch zu Schlimmerem.)

Nun haben Sie bei einem Outdoor-Trip wahrscheinlich keine Traktionsschiene im Gepäck. Ein solches Hilfsmittel lässt sich jedoch zum Glück leicht selbst bauen, vor allem, wenn man Ski- oder Wanderstöcke dabei hat. Legen Sie an der Außenseite des Beins eine Schiene an, die bis zur Achselhöhle reicht, und an der Innenseite eine Schiene bis zur Leiste. Verbinden Sie die beiden Schienen mit Gurten und legen Sie auch am Knöchel einen Gurt an. Verbinden Sie die unteren Enden der Schienen mit einem Querholz und binden Sie ein Ende des Knöchelgurts daran fest. Jetzt können Sie mit einem Knebel den Zug am unteren Ende der Schiene so weit erhöhen, wie es nötig und für den Patienten noch angenehm ist (siehe Abb. 6.5).

Verrenkungen

Eine Verrenkung (Luxation) ist eine Verletzung eines Gelenks, bei der die Knochen aus ihrer natürlichen Lage rutschen und den Kontakt zueinander verlieren. Von außen ist

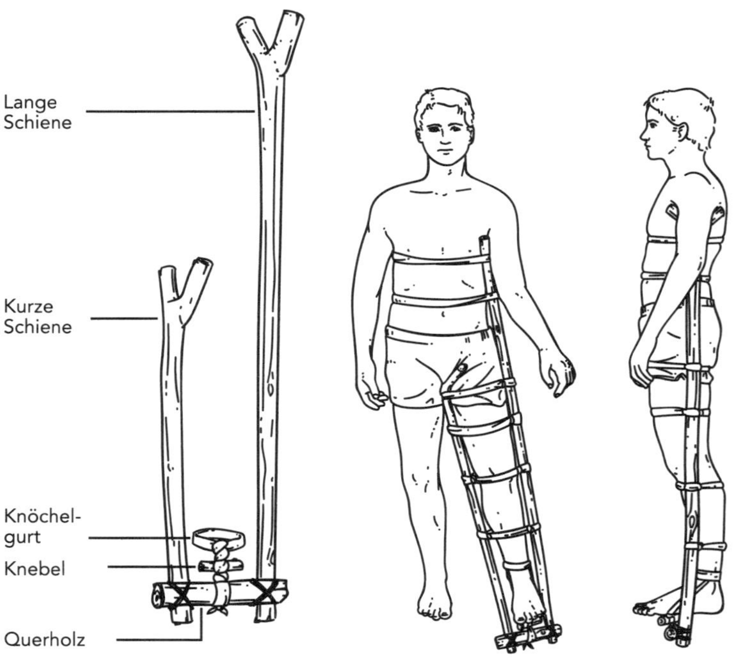

Abb. 6.5 Traktionsschiene aus Holz

eine Verrenkung gut zu erkennen: Das betroffene Gelenk sieht auffällig aus. Es lässt sich nicht mehr bewegen (oder nur schwer und unter großen Schmerzen). Durch einen Unfall kann sich jedes Gelenk verrenken.

Eine Verrenkung erfordert ebenso sorgfältige Behandlung wie eine Fraktur. Stoppen Sie die Blutung, reinigen und verbinden Sie die Wunde und legen Sie eine Schiene an. Ist ein Fingergelenk verrenkt, die Kniescheibe oder die Schulter, können Sie versuchen, den Knochen wieder einzurenken. Ist die Hüfte, das Sprunggelenk oder der Ellbogen betroffen, sollte nur eine medizinische Fachkraft die Verrenkung behandeln. Wenn Sie selbst versuchen, diese Gelenke wieder einzurenken, richten Sie damit vielleicht nur größeren Schaden an.

Selbsthilfe

Ein verrenktes Gelenk können Sie ohne Weiteres auch bei sich selbst wieder einrenken. Das geht unter Umständen ganz leicht. Behandeln Sie eine Verrenkung wie eine geschlossene Fraktur: Bringen Sie die Blutung unter Kontrolle, legen Sie eine Schiene an und stellen Sie das Gelenk ruhig.

Ist ein Gelenk wieder eingerenkt, lassen die Schmerzen zwar spürbar nach, doch die Bewegung wird noch eine Weile eingeschränkt sein und auch die Schmerzen verschwinden nicht völlig. Nehmen Sie bei Bedarf ruhig ein leichtes Schmerzmittel. Tee aus Weidenrinde hilft ebenfalls, denn Weiden enthalten Salicin, eine Art natürliches Aspirin. Stellen Sie jedoch sicher, dass Sie den Baum eindeutig identifizieren können und wissen, wie man den Tee korrekt zubereitet. Und trinken Sie ihn nur, wenn Sie nicht gegen Aspirin allergisch sind.

Verstauchungen, Zerrungen und Krämpfe

Wenn durch Überstrecken oder Verdrehen das Gewebe eines Gelenks beschädigt wird, spricht man von einer *Verstauchung*. Das passiert meist dann, wenn man stürzt, ausrutscht oder falsch auftritt. Das verletzte Gewebe schwillt an, wodurch sich das Gelenk nur noch eingeschränkt bewegen lässt. Für gewöhnlich ist eine Verstauchung auch schmerzhaft. Bei der Behandlung sollten Sie sich an das RDEH-Schema halten:

- **R**uhe
- **D**ruck
- **E**is
- **H**ochlagern

Stützen Sie den Arm oder das Bein in so einem Fall immer mit einer Schiene oder einem Tape-Verband.

Eine *Zerrung* entsteht, wenn ein Muskel ruckartig gedehnt wird oder sich zusammenzieht. Bei jeder unnatürlichen Bewegung, wie etwa einem Sturz oder einer ruckartigen Bewegung, kann sich der Muskel über das normale Maß hinaus verdrehen, dehnen oder zusammenziehen, wodurch die Muskelfasern in Mitleidenschaft gezogen werden. Wenden Sie zur Behandlung das RDEH-Schema an und machen Sie vorsichtige Dehnübungen.

Muskelkrämpfe sind unkontrollierte Kontraktionen der Muskeln (wenn Sie also den Muskel nicht gezielt zu einem bestimmten Zweck anspannen). Sie werden durch bestimmte Arten von Belastung ausgelöst, etwa wenn sich der Muskel lange Zeit in derselben Position befindet, oder als

Bushcraft-Tipp

Druck, Ruhe und Hochlagern stellen keine Schwierigkeiten dar. Eis dagegen ist in der freien Natur während drei von vier Jahreszeiten normalerweise nicht aufzutreiben. Als Coldpack können Sie stattdessen eine Wasserflasche nehmen, die Sie mit kaltem Wasser gefüllt haben, oder Sie legen feuchte Baumwollstreifen auf die verletzte Stelle, die dann durch die Verdunstung gekühlt wird.

Folge einer Zerrung. Auch Dehydrierung kann zu Muskelkrämpfen führen.

Oft hilft es schon, den betroffenen Muskel zu dehnen. Zur Unterstützung können Sie auch Druck ausüben. Auch Eis trägt oft zur Linderung bei (wenn Sie denn welches zur Hand haben). Wurde der Krampf durch Dehydrierung ausgelöst, sorgen Sie dafür, dass der Betroffene viel trinkt.

Verletzungen des Sprunggelenks

Sprunggelenksverletzungen kommen bei Outdoor-Unternehmungen sehr häufig vor. Verstauchungen des Sprunggelenks können unproblematisch sein, aber auch gravierend. Typische Symptome sind plötzlich auftretender Schmerz, Schwellungen und Blutergüsse. Außerdem lässt sich der Fuß nicht mehr belasten. Liegt nur eine leichte Verstauchung vor, lässt sie sich vielleicht nur daran erkennen, dass sich die betroffene Stelle weich anfühlt, wobei keine oder nur eine minimale Schwellung zu sehen ist. Ist die Verletzung schwerwiegender, dann schwillt das Gewebe möglicherweise stark an und der Schmerz wird unerträglich, sodass man nicht mehr auftreten kann.

Frakturen des Sprunggelenks sind ähnlich häufig wie Verstauchungen. Anders als diese müssen sie jedoch immer medizinisch versorgt werden. Die Symptome sind vergleichbar – wie erkennt man also, ob ein Sprunggelenk verstaucht oder gebrochen ist? Bei der Unterscheidung können folgende Punkte helfen:

Fragen Sie den Verletzten als Erstes, ob er während des Unfalls ein Geräusch gehört hat. Ein »knackendes« Geräusch deutet auf eine Fraktur hin, während ein »Ploppen« eher ein Anzeichen für eine Verstauchung ist. Überprüfen Sie zweitens, ob das Sprunggelenk abgesehen von der Schwellung irgendwie deformiert oder verdreht aussieht – das wäre ein Hinweis auf eine Fraktur. Ein drittes Anzeichen für eine Fraktur wäre ein Gefühl der Taubheit. Und auch wenn der Patient das Gelenk überhaupt nicht mehr bewegen kann, starke Schmerzen hat und den Fuß kein bisschen belasten kann, ist das Sprunggelenk wahrscheinlich gebrochen.

Beispiel aus der Praxis

Auf einem Fernwanderweg begegnen Sie einem anderen Wanderer, der am Wegrand sitzt, sich den Fußknöchel reibt und offenkundig in keiner guten Verfassung ist. Wie können Sie ihm helfen? Wie können Sie feststellen, ob es sich bei der Verletzung um eine Verstauchung handelt oder um etwas Schlimmeres wie eine Fraktur?

Lösung

Sobald Sie den Wanderer erreicht haben, stellen Sie sich vor und erklären ihm, inwieweit Sie ausgebildeter Ersthelfer sind. Dann suchen Sie den Schauplatz nach Hinweisen auf den Unfallhergang ab. Wenn Sie sicher sein können, dass keine akute Gefahr mehr droht, fragen Sie den Verletzten, was passiert ist. Er antwortet: »Ich bin über eine Wurzel gestolpert und dabei mit dem Fuß hängen geblieben. Als ich hingefallen bin, habe ich ein ploppendes Geräusch gehört. Jetzt tut der Knöchel richtig weh.« Sie fragen ihn, ob er auch an anderen Stellen Schmerzen hat. Sie entdecken an ihm weder Blut noch Anzeichen für weitere Verletzungen. Er sagt, dass ihm nur der Knöchel wehtut. Also untersuchen Sie das Sprunggelenk.

Der Patient hat beim Sturz ein ploppendes Geräusch gehört, und der Fußknöchel ist massiv geschwollen. Um die Schmerzen und die Schwellung zu lindern, wenden Sie das RDEH-Schema an. Sobald der Patient sich beruhigt hat und die Schmerzen erträglich sind, überlegen Sie, wie er vom Unfallort abtransportiert werden kann. Was dabei am sinnvollsten ist, hängt davon ab, wie weit die nächste Straße oder der nächste Ort entfernt ist. In diesem Beispiel entscheiden Sie sich, den Verletzten zur nächstgelegenen Schutzhütte zu bringen, denn diese ist nicht weit entfernt und der Weg dorthin nicht beschwerlich. Von dort aus können Sie weitere Hilfe organisieren. Sie holen Ihre Ersatzstiefel aus dem Rucksack und stützen den Druckverband, indem Sie den Stiefel am verletzten Fuß so fest wie möglich schnüren. Außerdem bieten Sie dem Patienten ein rezeptfreies Schmerzmittel an. Dann bringen Sie ihn in die Schutzhütte, wo Sie die Verletzung noch einmal untersuchen und das weitere Vorgehen planen.

Tipps und Tricks

- Verzichten Sie bei einer Knochenfraktur auf kohlensäurehaltige Getränke, insbesondere Softdrinks, denn das darin enthaltene Phosphat kann den Heilungsprozess beeinträchtigen. Auch Koffein sollten Sie sich versagen, denn es bindet Kalziummoleküle, wodurch die Knochen nicht mehr die Stoffe aufnehmen, die sie brauchen.
- Tragen Sie immer die passenden Stiefel. Für die Jagd eignen sich Stiefel aus Neopren sowie Gummistiefel am besten. Sie lassen sich leicht mit einer Hand an- und ausziehen und passen sich einer Schwellung des Sprunggelenks besser an.
- Wenn Sie vom unteren Ende eines T-Shirts einen ca. 15 cm breiten Streifen abschneiden, haben Sie im Notfall eine tolle elastische Binde.
- Üben Sie verschiedene Tätigkeiten wie z. B. Feuer machen auch mit Ihrer nicht-dominanten Hand. Wenn wir hinfallen, stützen wir uns in der Regel mit der dominanten Hand ab – und die meisten Verletzungen entstehen, wenn wir stürzen oder stolpern. Wenn Sie die wichtigsten Handgriffe auch mit der anderen Hand ausführen können, verhindern Sie damit unter Umständen, dass sich eine einfache Verletzung katastrophal auswirkt.

Kapitel 7

Kreislaufbeschwerden

Alle wahrhaft großen Gedanken entstehen beim Gehen.

ANONYM

Kreislaufbeschwerden – also Beschwerden, die Herz, Blut und Blutgefäße betreffen – können verschiedene Ursachen haben: eine chronische Krankheit (z. B. periphere arterielle Verschlusskrankheit), eine akute Erkrankung (z. B. Herzinfarkt) oder eine Verletzung (die dann etwa einen Schock auslöst). Wie Sie trotz einer chronischen Krankheit das Outdoor-Leben genießen können, erfahren Sie in Kapitel 12.

Schock: Diagnose und Behandlung

Als Schock bezeichnet man eine schwere Kreislaufstörung, die zu einer massiven Unterversorgung der Körpergewebe führt. Mögliche Ursachen sind starker Blutverlust oder jedes andere Geschehen, das einen gefährlich niedrigen Blutdruck verursacht. Die Organe des menschlichen Körpers müssen laufend mit Blut versorgt werden, das ihnen Nährstoffe, Sauerstoff und andere Stoffe zuführt. Wenn sie zu wenig Blut bekommen, setzen ihre Funktionen aus. Es gibt verschiedene Formen von Schockzuständen, im Outdoor-Leben sind wir jedoch in der Regel nur mit wenigen davon konfrontiert. Wird ein Schockzustand nicht behandelt, kann er zum Tod führen.

Die verschiedenen Arten von Schock

Ein *Volumenmangelschock* liegt vor, wenn die im Körper zirkulierende Blutmenge einen kritischen Grenzwert unterschritten hat. Ursache hierfür kann starker Blutverlust sein, was besonders dann droht, wenn eine Arterie verletzt ist (dann spricht man von einem *hämorrhagischen Schock*). Einen solchen Schock behandelt man, indem man die Blutung stoppt und die Wunde versorgt und verbindet.

Ein Volumenmangelschock kann auch auftreten, wenn der Körper dehydriert ist. Auch schwere Verbrennungen können einen solchen Schock verursachen (wie oben erwähnt, ist Dehydrierung eines der möglichen Symptome bei schweren Verbrennungen). In beiden Fällen kann durch erhöhte Zufuhr von Flüssigkeit ein Schock vermieden werden. Anzeichen für diese Art von Schock sind ein schneller, schwacher Puls, niedriger Blutdruck, Verwirrtheit, feuchtkalte Haut und schnelle Atmung. Zeigt ein Patient diese Symptome, hat er möglicherweise einen Volumenmangelschock erlitten.

Selbsthilfe

Das beste Mittel gegen gesundheitliche Probleme in der freien Natur ist vorausschauendes Denken und vorbeugendes Verhalten. Ein gutes Beispiel ist die Regulierung des Wasserhaushaltes. Ein Mann, der neunzig Kilo wiegt, braucht täglich etwa zwei Liter Wasser, damit der Körper sämtliche Funktionen aufrechterhalten kann. Bei körperlicher Anstrengung, Stress oder hohen Temperaturen kann es auch deutlich mehr sein. Die meisten Menschen trinken nicht ausreichend Wasser, weshalb sie oft schon zu Beginn eines Trips dehydriert sind.

Wir alle sollten täglich Übungen machen, die das Herz-Kreislauf-System stärken. Für ein aktives Outdoor-Leben reicht es nicht aus, den Kreislauf nur am Wochenende zu trainieren. Auch im Alltag können wir etwas dafür tun, etwa indem wir die Treppe statt des Lifts nehmen oder das Auto etwas weiter entfernt vom Supermarkt parken. Wenn Sie jeden Tag eine gewisse Strecke zu Fuß zurücklegen, können Sie diese als Training nutzen, indem Sie dabei einen Rucksack tragen, der ungefähr so viel wiegt wie der, den Sie in die Wildnis mitnehmen.

Wenn Sie jemanden versorgen, der einen Volumenmangelschock erlitten hat, müssen Sie als Erstes die Blutung stoppen. Stellen Sie anschließend sicher, dass die Atemwege frei sind. Lagern Sie die Füße hoch (ca. 15 bis 30 cm), sorgen Sie dafür, dass der Patient nicht auskühlt, und organisieren Sie so schnell wie möglich den Transport ins nächste Krankenhaus.

Durch eine Verletzung der Halswirbelsäule können die Signale, die das Gehirn an das Herz und die Blutgefäße aussendet, unterbrochen oder gestört sein. Infolgedessen schlägt das Herz langsamer und die Arterien schwellen an. Dieser Zustand heißt *neurogener Schock*. Hinweise darauf sind ein langsamer Puls, niedriger Blutdruck und eine Verletzung an Hals oder Rücken. Stellen Sie in so einem Fall sicher, dass die Atemwege frei sind, immobilisieren Sie die Wirbelsäule und geben Sie falls erforderlich Mund-zu-Mund-Beatmung. Bringen Sie den Patienten so schnell wie möglich in professionelle medizinische Versorgung. Wenn Sie äußere Anzeichen und Symptome einer Verletzung der Wirbelsäule erkennen, können Sie das Risiko eines neurogenen Schocks verringern, indem Sie dem Patienten eine Decke unter den Kopf legen, sie auf beiden Seiten einrollen und so den Kopf stabilisieren. Sorgen Sie mit einer weiteren Decke dafür, dass der Patient nicht auskühlt und sich möglichst wenig bewegt – dadurch könnte sich die Verletzung verschlimmern.

Nach einem Herzinfarkt kann ein *kardiogener Schock* auftreten. Dabei pumpt das Herz schwächer, was zu langsamerer Blutzirkulation führt. Zu den Anzeichen und Symptomen gehören Schmerzen in der Brust, ein unregelmäßiger, schwacher Puls und eine bläuliche Verfärbung der Nagelbetten und Lippen (Zyanose). Als Ersthelfer können Sie in so einem Fall kaum etwas tun; solche Patienten sollten so schnell wie möglich in professionelle medizinische Versorgung gebracht werden. Sorgen Sie dafür, dass der Betroffene es einigermaßen bequem hat; wenn er zum Beispiel aufrecht sitzt und die Hände auf die Knie stützt, wird Druck von der Brust genommen. Falls er für solche Fälle Medikamente dabei hat, helfen Sie ihm bei der Einnahme. Unter Umständen müssen Sie ihm auch beim Atmen helfen, bei Bedarf auch mit Mund-zu-Mund-Beatmung.

Ein *anaphylaktischer Schock* ist eine mögliche Folge einer starken allergischen Reaktion. Dabei verengen sich die Atemwege (bis zur Blockade) und die Arterien weiten sich. In der

Folge gelangt weniger Luft in die Lunge, was zu leichtem Juckreiz führen kann, zu Hautausschlag, Hautrötung, Gefäßerweiterung, tiefem Koma und innerhalb kurzer Zeit zum Tod. Die Behandlungsnorm bei einem anaphylaktischen Schock sieht die Gabe von Adrenalin sowie das Freihalten der Atemwege vor. Allergiker haben manchmal eine Einmaldosis Adrenalin in Form einer Spritze (Autoinjektor) dabei. Fragen Sie den Patienten danach, und wenn er nicht antworten kann, suchen Sie in seinem Rucksack.

Hat sich eine Infektion im gesamten Körper ausgebreitet, verlangsamt sich dadurch meist auch die Blutzirkulation und es besteht die Gefahr eines *septischen Schocks*. Anzeichen und Symptome hierfür sind Erwärmung der Haut, schneller Puls und niedriger Blutdruck. Patienten mit septischem Schock sollten so schnell wie möglich ins nächste Krankenhaus gebracht werden. Sorgen Sie bis zum Eintreffen der Rettungskräfte dafür, dass der Patient nicht auskühlt, und legen Sie seine Füße hoch. Allein schon um einen septischen Schock zu vermeiden, sollten Infektionen von Beginn an genau beobachtet und behandelt werden.

Bushcraft-Tipp

Befindet sich der Patient bereits in einem kritischen Zustand, kann ein Schock die Lage noch verschlimmern. Wenn er schwer verletzt ist und schon viel Blut verloren hat, rechnen Sie mit einem Schock. Versorgen Sie die anderen Verletzungen und bereiten Sie sich darauf vor, dass der Patient einen Schock erleidet und Sie ihn entsprechend behandeln müssen.

Die vier Schritte bei der Behandlung eines Schocks

Bei einem Schock müssen Sie vier Dinge tun:

1. Sorgen Sie dafür, dass die Atemwege des Opfers frei sind.
2. Leisten Sie Mund-zu-Mund-Beatmung: alle zwei Sekunden ein normaler Atemzug. Unterstützen Sie die Atmung des Patienten so lange, bis sie wieder normal ist (12 bis 20 Atemzüge pro Minute).
3. Sorgen Sie dafür, dass der Patient nicht auskühlt: Ziehen Sie ihm nasse Kleidungsstücke aus und wickeln Sie ihn bei Bedarf in eine Rettungsdecke oder einen Schlafsack, oder legen Sie heiße Packungen auf. Errichten Sie bei feuchtem Wetter einen Unterstand und machen Sie falls nötig ein Feuer.
4. Reden Sie mit dem Betroffenen. Wenn er ohnmächtig wird, reden Sie weiter; das hilft ihm vielleicht, das Bewusstsein wiederzuerlangen.

Innere Blutungen: Diagnose und Behandlung

Anders als äußere Blutungen, die deutlich zu sehen sind, entgehen innere Blutungen oftmals unserer Wahrnehmung. Eine verletzte Person verliert also möglicherweise eine Menge Blut und erfährt einen Schock, ohne dass es jemand bemerkt.

Eine innere Blutung kann die unterschiedlichsten Ursachen haben, etwa ein Magengeschwür, eine geplatzte Eierstockzyste oder ein gerissenes Aneurysma (lokale Blutansammlung in einer Schlagader). Im Outdoor-Leben werden innere Blutungen meist durch ein traumatisches Ereignis ausgelöst, zum Beispiel einen Unfall mit einem Quad oder einen schlimmen Sturz. Wenn Ihnen etwa ein schwerer Gegenstand auf den Fuß fällt, bleibt die Haut möglicherweise unverletzt, aber einen Bluterguss tragen Sie garantiert davon. Jede derartige heftige Einwirkung eines stumpfen Gegenstandes kann eine innere Blutung verursachen. Auch eine Fraktur kann die umliegenden Blutgefäße beschädigen, also müssen Sie auch bei geschlossenen Frakturen (bei denen der Knochen die Haut nicht durchbohrt hat) mit inneren Blutungen rechnen.

Bei Menschen, die bestimmte Medikamente wie etwa Blutverdünner einnehmen (z. B. Heparin oder Aspirin) oder bei denen die Blutgerinnung gestört ist (z. B. durch die Bluterkrankheit oder einen Leberschaden), treten innere Blutungen häufiger auf und sind schwerer in den Griff zu kriegen.

Anzeichen für eine mögliche innere Blutung sind Blutergüsse, Schwellungen, Schmerzen, Kraftlosigkeit und Benommenheit, vor allem, wenn sie nach einem Unfall oder einer Verletzung auftreten. Weiche Stellen, verhärtete Stellen und Schwellungen im Bauchraum sind besonders alarmierende Signale, ebenso wie Erbrechen oder Bluthusten. Schwarzer oder blutiger Stuhl, der nach einer Weile auftritt, ist ebenfalls ein Hinweis auf eine innere Blutung.

Wenn Sie den Verdacht haben, dass eine verletzte Person innere Blutungen hat, überprüfen Sie alle fünf Minuten nach dem ABC-Schema Atemwege und Kreislauf. Ist die verletzte Person ansprechbar, lagern Sie ihre Füße hoch (20 bis 30 cm), damit sich das Blut nicht in den Beinen und Füßen ansammelt, und führen Sie eine Schockbehandlung durch (siehe oben: *Die vier Schritte bei der Behandlung eines Schocks*). Ist die Patientin bewusstlos, bringen Sie sie in die stabile Seitenlage (siehe Kapitel 3) und führen dann die Schockbehandlung durch. Drehen Sie sie alle zwei Stunden auf die andere Seite (ebenfalls in die stabile Seitenlage), bis sie in professioneller medizinischer Versorgung ist. (Durch das Umlagern wird die Bildung großer Blutansammlungen verhindert.) Wenn Sie vermuten, dass die Betroffene innere Blutungen hat, sollten Sie in jedem Fall so schnell wie möglich den Transport ins nächste Krankenhaus organisieren.

Beispiel aus der Praxis

Bei einer Schneeschuhwanderung auf einer viel begangenen Strecke stoßen Sie auf eine Frau, die am Wegrand liegt. Neben ihr sitzt, an einer Leine, ihr Hund. Im Schnee sind keine Spuren von Blut zu entdecken. Als Sie eintreffen, springt der Hund auf und begrüßt Sie freudig. Die Frau ist bleich im Gesicht und hat die Augen geschlossen. Sie atmet leicht, aber schnell. Sie fühlen ihren Puls am Handgelenk und fragen sie, ob alles in Ordnung ist. Sie sagt, dass irgendetwas nicht stimmt und sie Schmerzen in der linken Körperseite hat. Wie Sie feststellen, ist ihr Puls schnell und gut spürbar. Um den Unfallhergang zu erfahren, fragen Sie sie, was passiert ist. Sie erzählt, dass sie auf einer Eisplatte ausgerutscht und mit Wucht auf die linke Seite gestürzt ist. Jetzt hat sie Schmerzen beim Atmen. Sie fragen, ob sie zwischenzeitlich bewusstlos war. Das verneint sie und fügt hinzu, dass sie sonst keine Schmerzen verspürt. Was tun Sie jetzt?

Lösung

Sie stellen sich vor, teilen der Frau mit, inwieweit Sie ausgebildeter Ersthelfer sind und fragen, ob Sie sie untersuchen dürfen, um festzustellen, was genau sie sich zugezogen hat. Die Verletzte willigt ein. Sie fragen sie, wie sie heißt, wo sie herkommt und welcher Tag heute ist. Die

Frau kann alle Fragen beantworten, also ist sie bei klarem Bewusstsein. Sie fragen, ob Sie ihre Verletzungen untersuchen dürfen, und wieder willigt sie ein.

Weil Ihnen die Fäustlinge, die Sie tragen, nicht genug Bewegungsfreiheit lassen und Sie damit nicht gut tasten können, ziehen Sie sich Gefrierbeutel über die Hände, um sich vor Infektionen durch Körpersubstanzen zu schützen. Bei der Untersuchung von Kopf, Hals, Schultern und Brust stellen Sie keine Auffälligkeiten fest, auch keine Anzeichen von VARP-DESS (siehe Kapitel 3). Beim Atmen hebt und senkt sich die Brust gleichmäßig. Sie schieben den Rollkragenpullover nach oben und knöpfen die Schneehose auf, um die Bauchregion untersuchen zu können. Die obere Bauchregion wirkt auf den ersten Blick unauffällig, doch beim Abtasten fühlt sich das linke obere Viertel sehr weich an, gleichzeitig sind die Muskeln in dieser Region stark angespannt, fast verhärtet. In dem Moment übergibt sich die Frau in den Schnee. Das Erbrochene weist keine Spuren von Blut auf; offenbar sind es die Reste ihrer letzten Mahlzeit.

Sie analysieren den Befund: Die Patientin ist wach und orientiert, ihr Puls und ihr Atem sind schnell, aber das Atmen bereitet ihr keine Mühe. Der Puls außen am Handgelenk ist deutlich spürbar. Die Brust ist unverletzt, aber die linke obere Bauchregion, auf die die Patientin beim Sturz gefallen ist, ist weich. Sie messen noch einmal den Puls: Er liegt jetzt bei 130 und wirkt schwächer als vorhin. Im Körperinneren muss etwas vorgehen, wie etwa eine Blutung, wodurch die Patientin erste Anzeichen eines Schockzustandes entwickelt.

Die Verletzte sollte so schnell wie möglich in ein Krankenhaus gebracht werden. Sie rufen die Notrufnummer an, und bis die Rettungskräfte eintreffen, führen Sie die

Maßnahmen zur Schockbehandlung durch, indem Sie die Atemwege frei halten, mit der Patientin reden und dafür sorgen, dass sie nicht auskühlt.

Verdacht auf Herzinfarkt

Wenn jemand über Atemnot klagt und sich geschwächt fühlt, wenn die Haut feuchtkalt ist und bläuliche Färbung zeigt und der Betroffene in der Brust einen drückenden, beengenden oder stechenden Schmerz verspürt, der in Hals, Rücken, Arme und Schultern ausstrahlt, dann liegt möglicherweise ein Herzinfarkt vor, eine sehr ernst zu nehmende Erkrankung.

Bei Frauen sind diese Symptome bisweilen schwächer ausgeprägt. Sie verspüren oft nicht so ein beengendes Gefühl in der Brust wie Männer, sondern eher Atemnot, und leiden an Übelkeit und Erbrechen und/oder Schmerzen in Unterkiefer und Rücken.

Wenden Sie in so einem Fall das in Kapitel 3 beschriebene SAMPLE-Schema an, um zu ermitteln, ob der Patient früher schon einmal Herzbeschwerden oder einen Herzinfarkt hatte.

Bushcraft-Tipp

Nach einem Anfall von Angina Pectoris zeigt der Betroffene unter Umständen keine Auffälligkeiten mehr und fühlt sich wieder normal. Wer jedoch einen Herzinfarkt erlitten hat, ist sichtbar krank und hat offenkundig Schmerzen.

Wer regelmäßig unter Anfällen von Angina Pectoris leidet (Brustschmerzen, die ihre Ursache nicht in einem Herzinfarkt haben), hat oft Medikamente zur Linderung der Symptome dabei. Helfen Sie dem Betroffenen in so einem Fall, eine bequeme Körperhaltung zu finden und die Medikamente einzunehmen. Zeigen die Medikamente keine Wirkung, liegt möglicherweise ein Herzinfarkt vor.

Wenn der Verdacht auf Herzinfarkt besteht, helfen Sie dem Betroffenen, eine bequeme Haltung einzunehmen (liegend oder sitzend), und geben Sie ihm, falls vorhanden, Aspirin oder Tee aus Weidenrinde, damit das Blut nicht gerinnt, was zu einer Verschlimmerung führen könnte. Sie können ihm auch Wasser geben, aber nichts anderes zu trinken oder zu essen. Sorgen Sie so schnell wie möglich für den Transport ins nächste Krankenhaus.

Tipps und Tricks

- Bei einer allergischen Reaktion kann ein Antihistaminikum einem anaphylaktischen Schock vorbeugen.
- Auch bei alltäglichen Verletzungen kann durch massiven Blutverlust ein Schock entstehen. Behalten Sie das immer im Hinterkopf, wenn Sie in der freien Natur unterwegs sind. Schafgarbe eignet sich gut für die Behandlung tiefer Schnittwunden. Sie ist weitverbreitet und zu jeder Jahreszeit zu finden.
- Alle Pflanzen, die Tannine enthalten, wirken blutstillend und können zur Wundheilung verwendet werden.
- Auch Bäume sind Heilpflanzen. Zahlreiche Arten, wie Eiche, Walnuss oder Pappel, sind reich an Tanninen.

Kapitel 8

Atembeschwerden

Reguliere den Atem,
und kontrolliere dadurch den Geist.

B. K. S. IYENGAR

Zahlreiche Erkrankungen und Verletzungen können zu Atembeschwerden führen, etwa eine gewöhnliche Erkältung, eine Lungenentzündung oder ein Thoraxtrauma.

Behandlung von Atemwegserkrankungen

Wenn Sie oder einer Ihrer Begleiter sich eine Erkältung einfangen, können Sie kaum mehr tun, als sich warmzuhalten und viel zu trinken. Falls Sie abschwellendes Nasenspray dabei haben, können Sie auch das einsetzen.

Manche Atemwegserkrankungen – wie Grippe, Bronchitis oder Lungenentzündung – sind jedoch schwerwiegender. Eine Grippe ist eine ansteckende Krankheit, die durch Viren übertragen wird, mitunter sehr schwer verläuft und sogar zum Tod führen kann. Besonders gefährlich ist sie für Kinder und ältere Menschen. Die Symptome einer Grippe können dieselben sein wie bei einer Erkältung – etwa Husten oder Kratzen im Hals –, die Grippe setzt jedoch schlagartig ein, während sich die Symptome einer Erkältung langsam entwickeln. Bei einer Grippe werden Sie buchstäblich von heute auf morgen krank.

Wenn Sie jemanden behandeln, der an Grippe erkrankt ist, bedenken Sie, dass diese Erkrankung hoch ansteckend ist und die Viren sich durch die Luft verbreiten, weshalb es schwieriger ist, sich vor ihnen zu schützen. Die Gefahr, sich dabei anzustecken, ist sehr groß. Anzeichen und Symptome einer Grippe sind Fieber, Gliederschmerzen, Husten, Kratzen im Hals, Schüttelfrost, Kopfschmerzen, Erbrechen und Durchfall. Entzündungshemmende Schmerzmittel können hier Linderung verschaffen, auch leichte körperliche Bewegung kann zum Abklingen mancher Symptome führen. Sind die Symptome stark ausgeprägt, muss der Betroffene so schnell wie möglich in ärztliche Behandlung.

Wird eine Erkältung nicht behandelt, kann sie sich zu einer Bronchitis auswachsen, einer Infektion der unteren Atemwege. Diese ist für sich genommen nicht allzu gefährlich, kann jedoch zu einer Lungenentzündung führen. (Einer Bronchitis beugen Sie am besten vor, indem Sie nicht rauchen, denn Rauchen schädigt die Lungen, wodurch Sie auch anfälliger für Lungenkrankheiten werden.)

Eine Bronchitis geht mit hartnäckigem Husten sowie grünem und gelbem Auswurf einher, in dem sich manchmal Spuren von Blut finden. Weitere Symptome sind Fieber, Erschöpfung und Verstopfung. Wie bei anderen Erkrankungen der Atemwege auch ist es dann am besten, sich auszuruhen und viel zu trinken. Wenn die Patientin Anzeichen von

Atemnot und/oder Symptome einer Lungenentzündung zeigt, sorgen Sie schnellstmöglich für den Transport ins nächste Krankenhaus.

Eine Lungenentzündung kann entweder durch Viren oder Bakterien verursacht werden. Eine virale Lungenentzündung kann auch glimpflich verlaufen und der Betroffene sich vollständig und ohne Probleme erholen. Wird die Lungenentzündung durch Bakterien ausgelöst, verläuft sie meistens schwer und muss mit Antibiotika behandelt werden.

Zu den Symptomen gehören in beiden Fällen hohes Fieber, produktiver Husten, Brustschmerzen – vor allem beim tiefen Einatmen und beim Husten – sowie Atemnot. Es kann auch vorkommen, dass sich ein Lungenflügel beim Atmen nicht vollständig weitet. Wie bei einer Erkältung kann man leider auch bei einer Lungenentzündung nicht viel tun außer Bettruhe zu halten, sich zu wärmen und gegebenenfalls antibakterielle Medikamente zu nehmen. Wenn die Symptome nicht innerhalb von 72 Stunden abklingen oder sehr stark ausgeprägt sind, sollten Sie den Patienten umgehend ins nächste Krankenhaus bringen, ebenso bei Verdacht auf eine bakterielle Lungenentzündung.

Ersticken

Wenn Sie den Eindruck haben, dass jemand zu ersticken droht (wenn er oder sie z. B. beim Essen oder Trinken plötzlich hustet und offenbar nicht mehr atmen kann), können Sie mit dem Heimlich-Manöver die Atemwege wieder befreien. Dazu stellen Sie sich hinter die Person und legen ihr die Arme um den Oberbauch. Bilden Sie mit der einen Hand eine Faust und platzieren Sie diese genau in der Mitte unterhalb des Brustbeins. Umgreifen Sie dann mit der anderen Hand das

Handgelenk und ziehen Sie die Faust mehrmals ruckartig nach hinten. Dadurch wird die Luft in der Luftröhre nach oben gedrückt und der Fremdkörper hinausbefördert. Wischen Sie anschließend dem Patienten den Mund aus, um sicher zu sein, dass Sie alles entfernt haben.

Ist die Luftröhre nur teilweise blockiert und kann der Betroffene noch sprechen, führen Sie das Heimlich-Manöver genauso durch, wie wenn die Luftröhre komplett blockiert ist.

Ist bei einem Kind die Luftröhre blockiert, legen Sie den Daumen auf die Zunge und Zeige- und Mittelfinger unters Kinn. Drücken Sie leicht zu und heben Sie das Kinn an. Wenn Sie den Fremdkörper sehen können, versuchen Sie, ihn mit den Fingern zu entfernen. Wenn Sie ihn nicht sehen können, legen Sie das Kind auf einer festen Oberfläche auf den Rücken und geben Sie oberhalb des Bauchnabels, aber unterhalb des Brustbeins, mit der flachen Hand fünf Stöße in die Bauchregion. Durch den Druck, den Sie so auf den Bauchraum ausüben, gelangt der Fremdkörper hoffentlich in Sichtweite und Sie können ihn herausholen. Versuchen Sie nur dann, einen Fremdkörper herauszuholen, wenn Sie ihn sehen können. Sonst besteht die Gefahr, dass Sie ihn tiefer in die Luftröhre hinabdrücken. Geben Sie zwei Züge Mund-zu-Mund-Beatmung und wiederholen Sie den Vorgang, bis medizinische Hilfe eintrifft oder die Blockade beseitigt ist.

Wenn ein Kleinkind betroffen ist, legen Sie es bäuchlings auf Ihren Unterarm und stützen Sie den Kopf mit der Hand. Halten Sie den Arm so, dass der Kopf tiefer als der Rest des Körpers liegt. Schlagen Sie mit der flachen Hand fünfmal zwischen die Schulterblätter. Legen Sie dann die freie Hand auf die Rückseite des Kopfes und drehen Sie das Kind zwischen Ihren Armen auf den Rücken. Drücken Sie jetzt mit zwei Fingern fünfmal auf die Brust (oder schlagen Sie, bei größeren Kindern, fünfmal auf die obere Bauchregion).

Wenn Sie den Fremdkörper nun sehen können, entfernen Sie ihn. Wiederholen Sie diese Prozedur gegebenenfalls so oft wie nötig.

Wenn der Patient – egal, ob Kleinkind, Kind oder Erwachsener – nach Lösung der Blockade weiterhin bewusstlos ist, wenden Sie Herzdruckmassage und Mund-zu-Mund-Beatmung an.

Verletzungen der Brust

Verletzungen der Brust sind häufiger, als man denkt. Jede solche Verletzung ist sehr ernst, und der Patient muss sofort ins nächste Krankenhaus gebracht werden. Dabei können auch das Herz oder die Lunge betroffen sein, zwei der wichtigsten Organe des menschlichen Körpers. Auch die Atmung kann gestört sein: zu schnell, zu langsam oder unregelmäßig. Ist das Herz verletzt, füllt sich der Herzbeutel, der es umschließt, möglicherweise mit Blut. Dadurch wird Druck auf das Herz ausgeübt, sodass es unter Umständen zu schlagen aufhört.

Offene und geschlossene Verletzungen

Von einer offenen Brustkorbverletzung spricht man, wenn in der Brustwand eine Öffnung entstanden ist, die in die Brusthöhle führt. Eine geschlossene Brustkorbverletzung ist rein innerlich. Beide Arten von Verletzungen müssen sofort behandelt werden, und meistens muss die Patientin auch evakuiert werden.

Manchmal führt ein traumatisches Ereignis zu einer saugenden Brustwunde oder zu einem instabilen Thorax, die beide auf besondere Art versorgt werden müssen (siehe Kapitel 4). Anzeichen und Symptome bei Verletzungen der Brust sind Schmerzen an der betroffenen Stelle, die unter Umständen beim Atmen schlimmer werden, sowie Kurzatmigkeit, Husten oder Bluterbrechen, unnatürlich geringe Ausdehnung einer oder beider Seiten der Brust beim Einatmen, ein schneller, schwacher Puls, niedriger Blutdruck sowie bläuliche Verfärbung der Lippen und der Nagelbetten.

Beispiel aus der Praxis

Eine erwachsene Frau ist beim Skifahren gegen einen Baum gefahren und hat sich dabei Verletzungen zugezogen, die ihr Schwierigkeiten beim Atmen bereiten. Bei der Untersuchung stellen Sie fest, dass ihre Lippen bläulich verfärbt sind und sie vierundvierzig Mal pro Minute atmet. Die Atemzüge sind flach und bereiten der Frau offenbar Mühe. Sie bitten sie, die Jacke zu öffnen und das T-Shirt nach oben zu ziehen, damit Sie überprüfen können, ob eine sogenannte paradoxe Atmung vorliegt, bei der sich die Brust beim Einatmen nach innen und beim Ausatmen nach außen bewegt (und nicht umgekehrt, wie es normalerweise der Fall ist). Außerdem können Sie so nach Blutergüssen oder Verformungen suchen. Sie erklären der Frau, inwieweit Sie ausgebildeter Ersthelfer sind und dass Sie sie mit einer Decke vor der Kälte schützen werden. Die Patientin lehnt die Untersuchung ab. Sie fragen, ob sie damit einverstanden wäre, wenn Ihnen eine andere Skifahrerin dabei behilflich ist, aber auch das lehnt die Patientin ab.

Lösung

Die kritischen Punkte sind Wetter, Risikomanagement und Transport. Auch wenn die Verletzte hastig atmet und offenkundig in einer Notlage ist – wenn sie Ihre Hilfe ablehnt, können Sie nicht mehr tun, als ihr seelischen Beistand zu leisten, bis sie das Bewusstsein verliert. In manchen Fällen sind Unfallopfer nicht kooperativ oder sogar regelrecht streitsüchtig.

In diesem Beispiel geht große Gefahr von der Kälte aus. Die Frau verliert Körperwärme, wodurch ihr ohnehin bereits angeschlagener Körper noch größere Mühe hat, Kreislauf und Stoffwechsel aufrechtzuerhalten. Außerdem müssen Sie bei der Planung des weiteren Vorgehens mögliche Risiken bedenken – eine verletzte Person lässt man nur allein, wenn es nicht anders geht. Wenn Sie weggehen, um Hilfe zu holen, versucht sie vielleicht, sich aus eigener Kraft fortzubewegen, wodurch sich ihre Verletzungen wahrscheinlich verschlimmern. Und schließlich müssen Sie überlegen, wie sie zu medizinischer Versorgung kommt. Wenn sie sich nicht von Ihnen helfen lassen will, müssen Sie dafür sorgen, dass sie dorthin gelangt, wo sie Hilfe bekommt, die sie akzeptiert.

Selbsthilfe

Nehmen wir nun einmal an, *Sie* verletzen sich, und zwar beim Sturz von einem Hochsitz. Der Sicherungsgurt (den Sie auf jeden Fall anlegen sollten!), fängt Sie zwar auf, zieht sich dabei jedoch um ihren Brustkorb zusammen, weil er während des Sturzes ruckartig von der Hüfte nach oben gerutscht ist. Weil Sie nun wegen des Drucks auf die Gurtschnalle kaum noch Luft bekommen, schneiden Sie den Gurt mit Ihrem Taschenmesser durch und fallen vier Meter tief zu Boden. Der Aufprall raubt Ihnen kurzzeitig den Atem. Noch während Sie versuchen, wieder zu Atem zu kommen, tasten Sie Ihren Brustkorb ab. Dabei stellen Sie fest, dass die unteren Rippen sich leicht bewegen lassen. Es fällt Ihnen schwer, normal zu atmen, und die ganze Brust schmerzt. Was tun Sie jetzt?

Am wichtigsten ist es, Ruhe zu bewahren. Nehmen Sie ein Kleidungsstück oder Ihre Jagdtasche, leeren Sie sie aus, wickeln Sie sie zu einem Bündel und legen Sie dieses auf die verformten Rippen. Möglicherweise haben Sie einen instabilen Thorax. Kleben Sie das Bündel mit Klebeband fest oder halten Sie es mit den Händen und versuchen Sie, sich zu beruhigen und wieder zu einem normalen Atemrhythmus zu finden. Halten Sie sich an das bewährte Survival-Schema STOP: Hinsetzen *(**S**it)*, Nachdenken *(**T**hink)*, Beobachten *(**O**bserve)*, Planen *(**P**lan)*. Setzen Sie sich hin und kommen Sie zur Ruhe, denken Sie darüber nach, wie schwer Ihre Verletzungen sind, beobachten Sie, wie Sie sie behandeln können, und entwerfen Sie einen realistischen Plan zur ersten Behandlung sowie zum Transport in medizinische Versorgung. Wenn Sie das alles durchdacht und sich so gut es geht selbst versorgt haben, überlegen Sie, ob Sie in der Lage sind, ausreichend weit zu gehen, um sich in Sicherheit zu bringen. Wenn nicht, können Sie hoffentlich darauf zählen, dass ein paar Stunden nach Einbruch der Dunkelheit jemand nach Ihnen sucht, weil Sie, bevor Sie aufgebrochen sind, Freunde und Familie über Ihre Pläne informiert haben. Richten Sie sich in diesem Fall ein behelfsmäßiges Lager ein, halten Sie sich warm und bewahren Sie Ruhe.

Verletzungen der Lunge

Ist die Lunge verletzt, kann man nicht mehr normal atmen. Wenn Sie sich mehrere Rippen gebrochen haben und eine davon die Lunge durchbohrt hat, ist das von außen nicht unbedingt zu erkennen, im Inneren jedoch entweicht Luft aus der Lunge, bis sie irgendwann kollabiert. In so einem Fall spricht man von einem Pneumothorax (»Luft in der Brust«).

Wenn sich im Inneren des Brustkorbs eine Blutung gebildet hat (Hämatothorax), kann dadurch Druck auf die Lunge entstehen, was zu einem Versagen der Lunge führen kann. Dies ist unter anderem an einer erhöhten Atemfrequenz zu erkennen. Wer sich eine solche Verletzung zugezogen hat, ist meist noch in der Lage zu gehen, wenn auch deutlich langsamer als sonst.

Eine Verletzung der Lunge zieht oft nicht nur die Lunge in Mitleidenschaft, sondern die Luft drückt möglicherweise auch auf andere Organe in der Brusthöhle. Wenn durch einen solchen Spannungspneumothorax Druck auf das Herz entsteht, wird es nicht mehr ausreichend mit Blut versorgt. Anzeichen für diesen Zustand sind geschwollene Halsvenen und eine verdrehte und verschobene Luftröhre. Klopfen Sie dem Patienten auf die Brust – auf der betroffenen Seite hören Sie wahrscheinlich einen hohlen Klang.

Ein Spannungspneumothorax muss professionell behandelt werden. Organisieren Sie daher in so einem Fall sofort den Transport ins nächstgelegene Krankenhaus.

Asthma

Asthma ist eine weitverbreitete Krankheit. Weltweit sind rund fünf Prozent der Erwachsenen betroffen. Zu den Symptomen gehören Husten, pfeifender Atem und Luftnot. In der Regel wird es mit Medikamenten behandelt, die oft durch einen Inhalator verabreicht werden.

Ein Asthmaanfall kann leicht oder schwer verlaufen und in Extremfällen sogar lebensbedrohlich sein. Indikatoren sind Atemnot sowie Beschwerden beim Ausatmen.

Bringen Sie bei einem Asthmaanfall die Betroffene in eine Körperhaltung, die das Atmen erleichtert (z. B. aufrecht sitzend, mit den Händen auf den Knien). Helfen Sie ihr bei der Einnahme der Medikamente und geben Sie ihr Wasser zu trinken. Wenn sich die Beschwerden nach zwei Stunden nicht gebessert haben, bringen Sie die Patientin ins nächstgelegene Krankenhaus.

Hyperventilation und Kurzatmigkeit

Stress kann dazu führen, dass wir deutlich schneller atmen als gewöhnlich (normal sind zwölf bis zwanzig Atemzüge pro Minute). Dauert diese Hyperventilation länger an, führt sie zu Benommenheit und Kribbeln in den Gliedmaßen. Dadurch wird der Stress nur noch größer, was die Lage zusätzlich erschwert. Weil bei einem Herzinfarkt ähnliche Symptome auftreten, glaubt der Betroffene vielleicht, er hätte einen Herzinfarkt. Wie Sie bei Verdacht auf Herzinfarkt vorgehen, wird in Kapitel 7 erläutert.

Wenn eine Person hyperventiliert, reden Sie ihr als Erstes gut zu und beruhigen Sie sie. Ist der Grund für die Panikattacke etwas Konkretes (ein Tier, ein Mensch, ein Gegenstand), dann versuchen Sie, die Betroffene davon wegzuführen. Sagen Sie ihr, sie soll tief und langsam atmen. Zählen Sie die Atemzüge mit. Wenn sie weiterhin hyperventiliert, liegt die Ursache vielleicht tiefer und Sie müssen eingehender nachforschen, um sie zu entdecken.

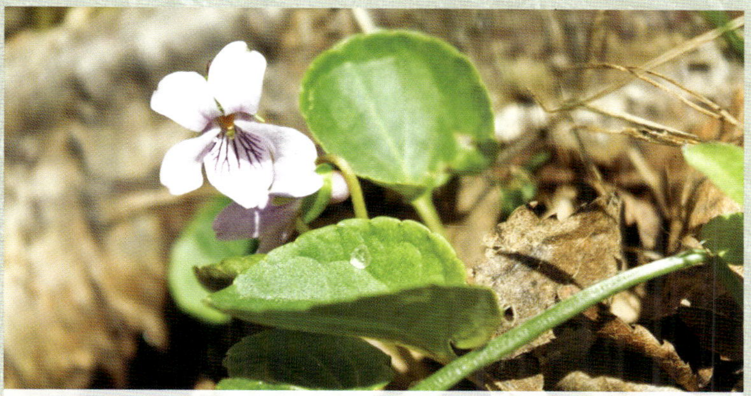

Sumpf-Veilchen *(Viola palustris)*
Lindert Symptome bei trockenen Zuständen, regt die Verdauung an

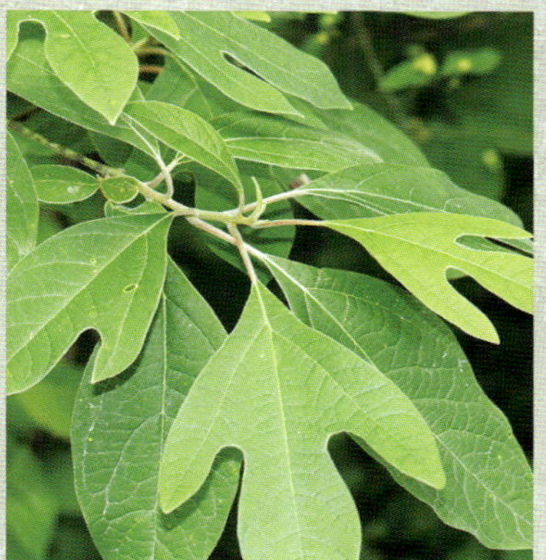

Sassafras *(Sassafras albidium)*
Blähungstreibend und befeuchtend

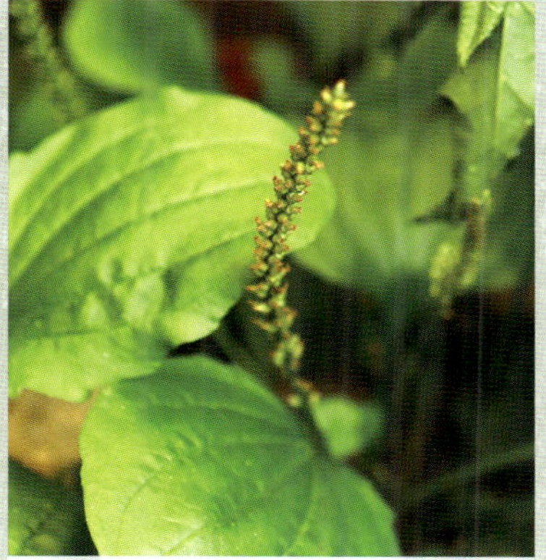

Breitwegerich *(Plantago major)*
Bekämpft Infektionen

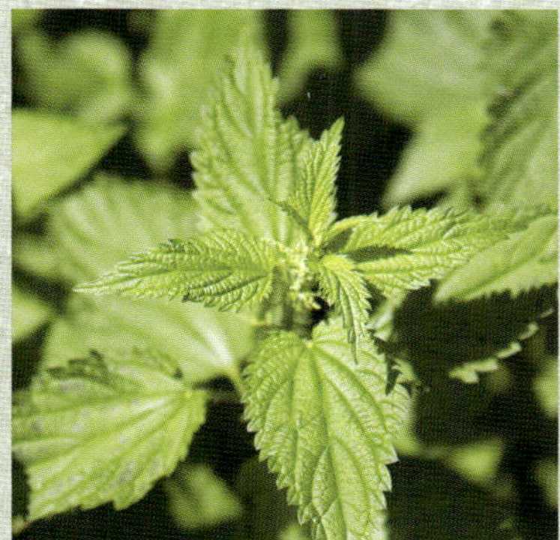

Brennnessel *(Urtica dioica)*
Diuretisch, kräftigend, adstringierend, anti-allergen und entzündungshemmend

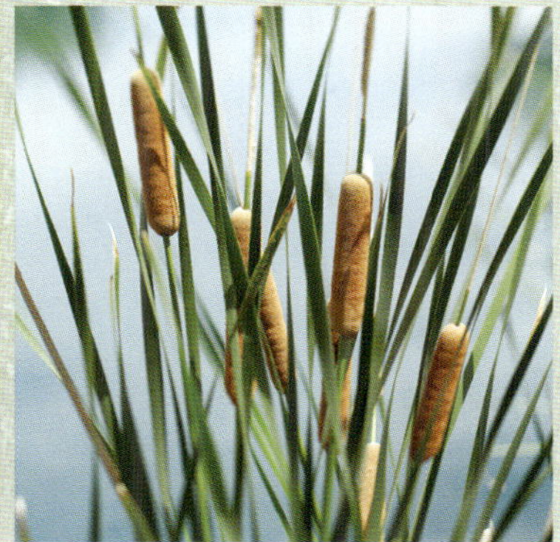

Rohrkolben *(Typha latifolia)*
Antiseptisch und schmerzstillend

Pflanzen für **kalte Zustände**

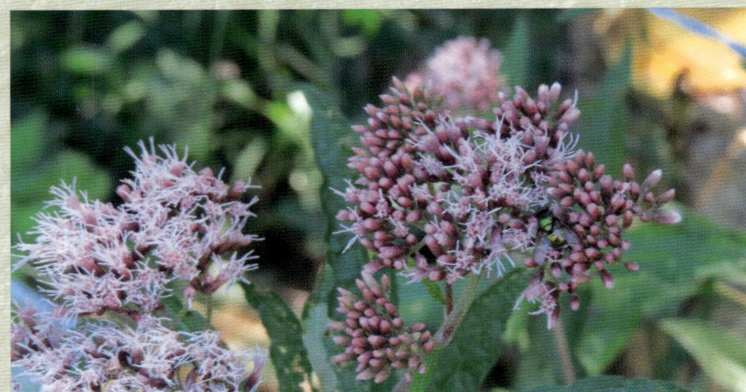

Wasserdost *(Eupatorium cannabium)*
Hilft bei Erkältung, Grippe, leichter Unterkühlung und Verstopfung

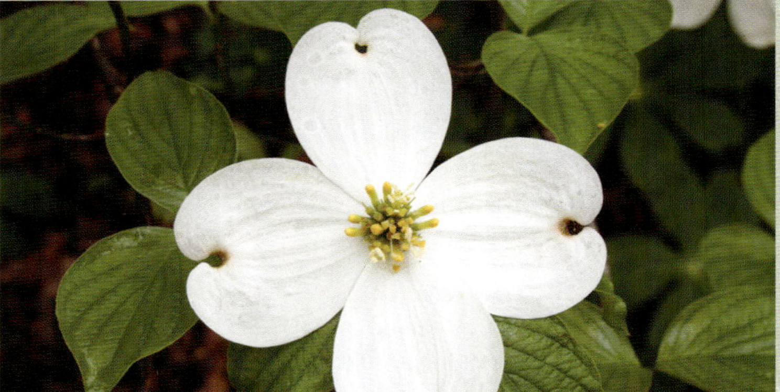

Blüten-Hartriegel *(Cornus florida)*
Wärmend und anregend

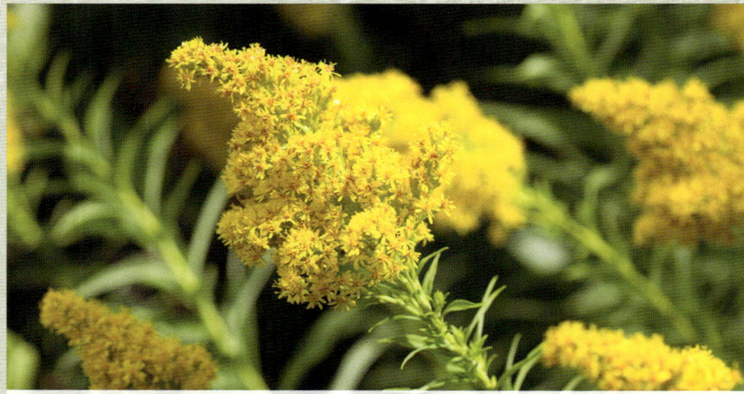

Goldrute *(Solidago rugosa)*
Adstringierend, entzündungshemmend, diuretisch und pilzabtötend

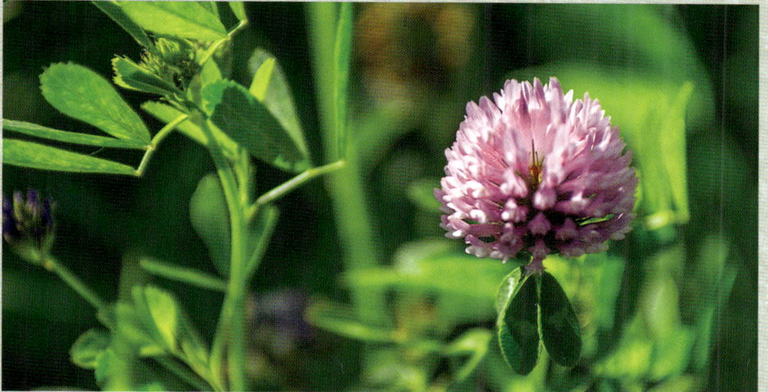

Wiesenklee *(Trifolium pratense)*
Wirkt kräftigend bei Männer- sowie Frauenleiden

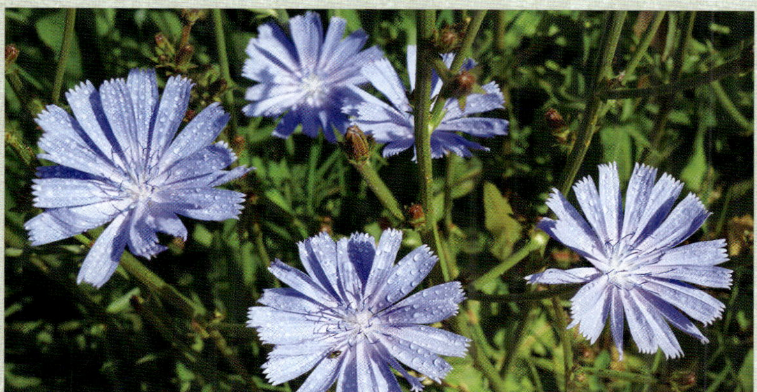

Wegwarte *(Cichorium intybus)*
Kräftigend, diuretisch und sedierend

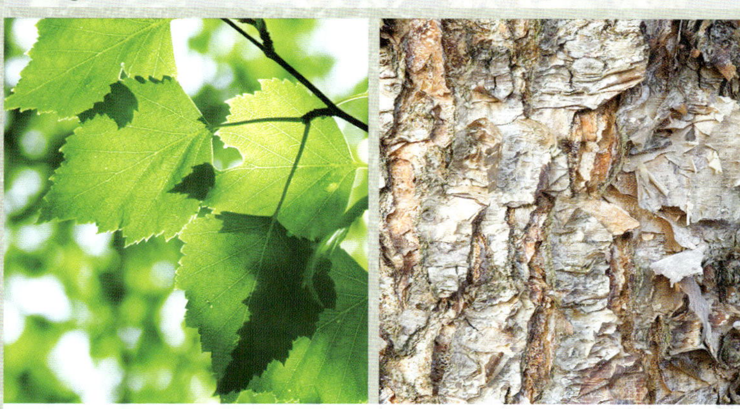

Schwarzbirke *(Betula nigra)*
Diuretisch, antirheumatisch, anregend und adstringierend

Pflanzen für windige Zustände

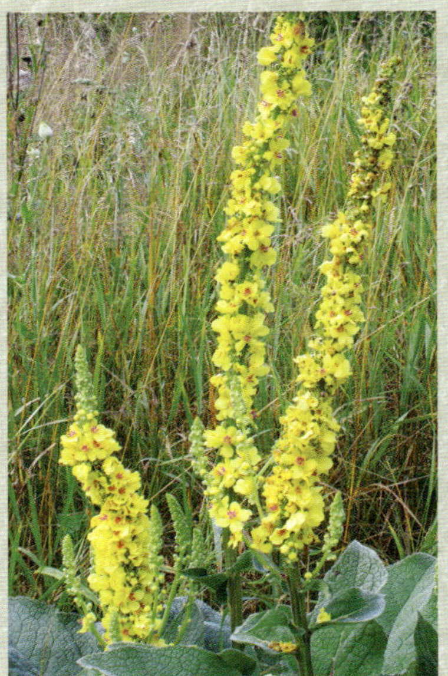

Königskerze
(Verbascum densiflorum)
Entzündungshemmend, antibakteriell und absorbierend

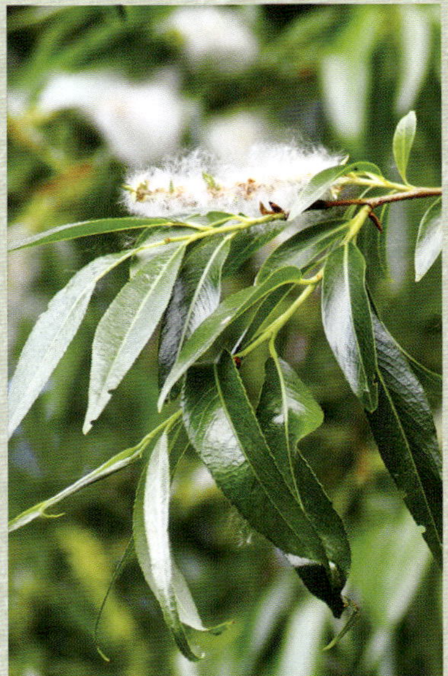

Schwarzweide *(Salix nigra)*
Schmerzlindernd, entzündungshemmend, appetitzügelnd und adstringierend

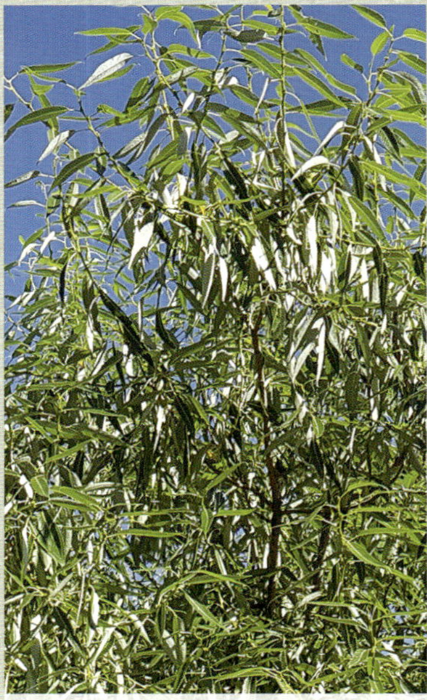

Silberweide *(Salix alba)*
Fiebersenkend, schmerzlindernd, entzündungshemmend

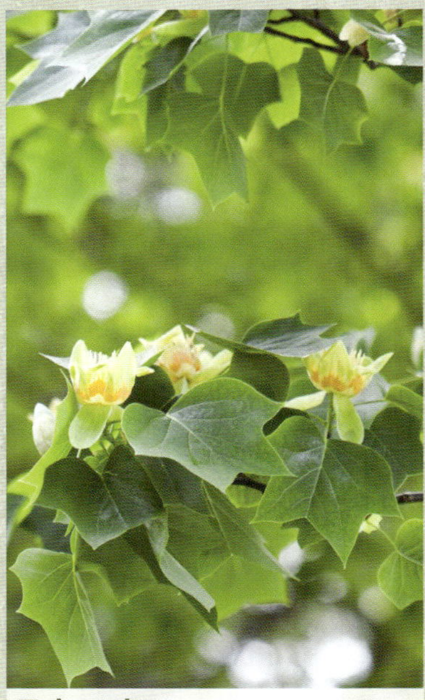

Tulpenbaum
(Liriodendron tulipifera)
Adstringierend und wärmend

Pflanzen für heiße Zustände

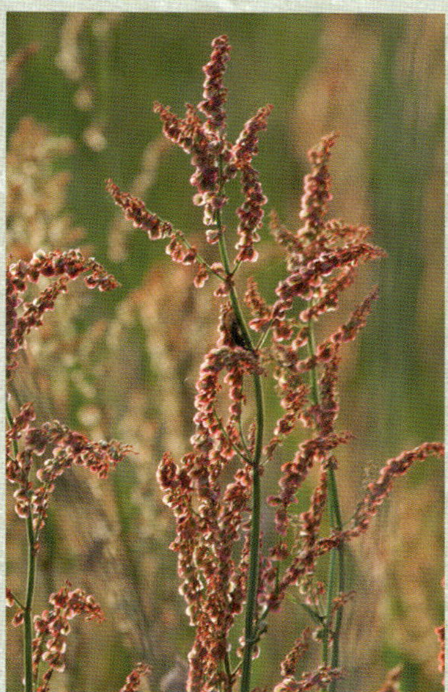

Krauser Ampfer
(Rumex crispus)
Entzündungshemmend, kühlend; nur äußerlich anwenden

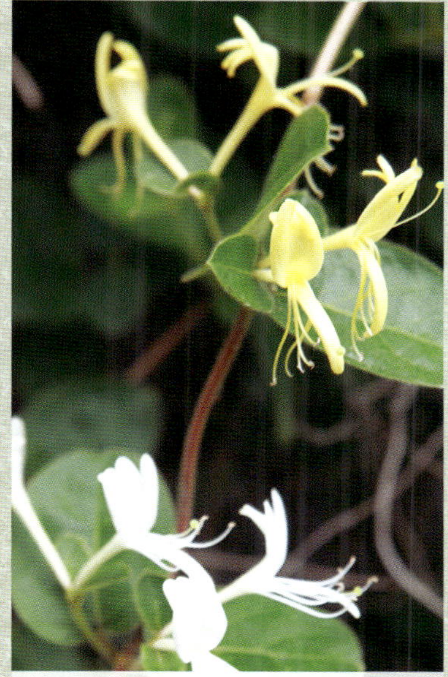

Geißblatt *(Lonicera)*
Antibakteriell, entzündungshemmend, krampflösend, diuretisch

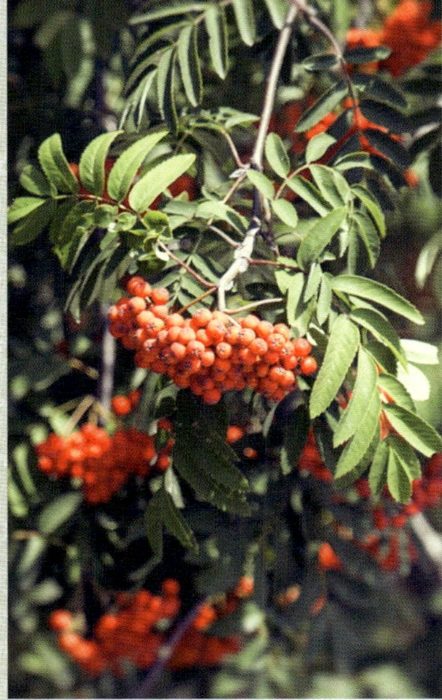

Spätblühende Traubenkirsche *(Prunus serotina)*
Adstringierend

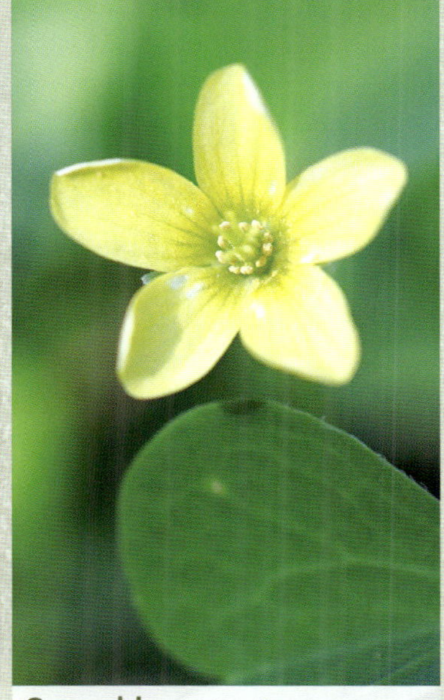

Sauerklee *(Oxalis stricta)*
Kühlend, kräftigend, entzündungshemmend

Pflanzen für feuchte Zustände

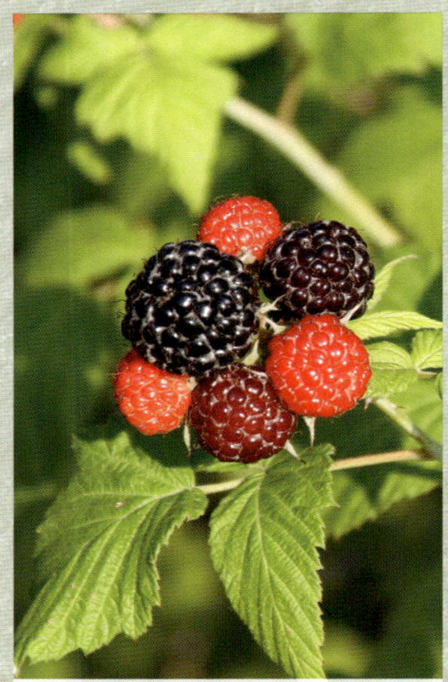

Schwarze Himbeere
(Rubus occidentalis)
Blähungstreibend, krampflösend, antidiuretisch, adstringierend

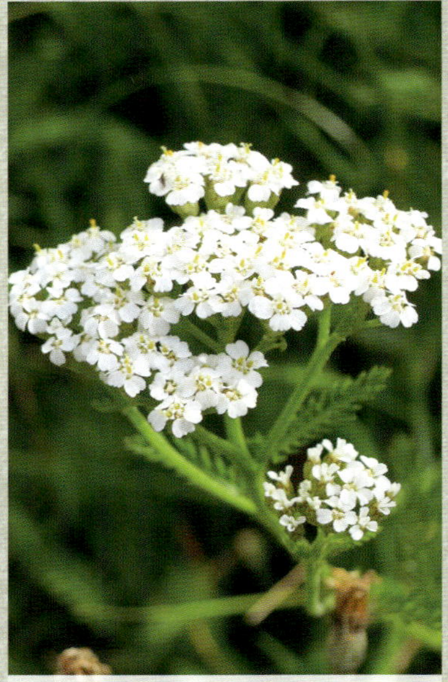

Schafgarbe
(Achillea millefolium)
Schweißtreibend, adstringierend, kräftigend, anregend

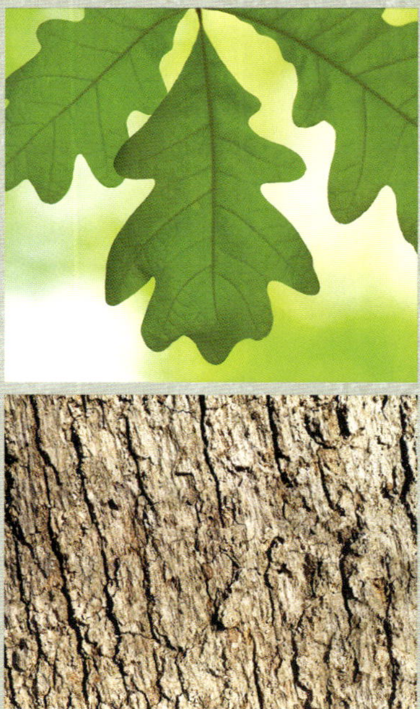

Weißeiche *(Quercus alba)*
Adstringierend

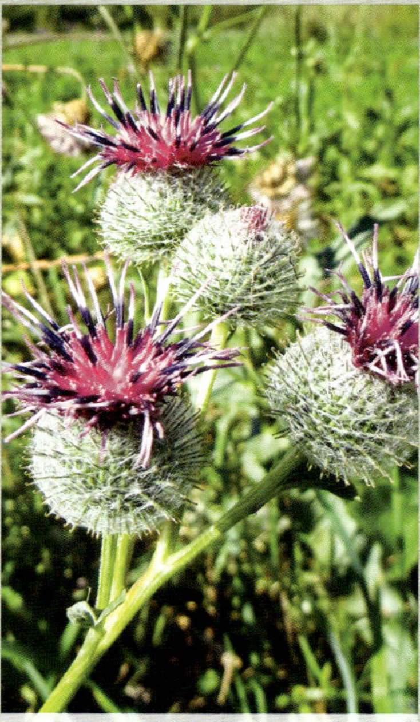

Klette *(Arctium)*
Entgiftend

Pflanzen für feuchte Zustände

Braunelle *(Prunella vulgaris)*
Kühlend, antiseptisch; reguliert das Immunsystem

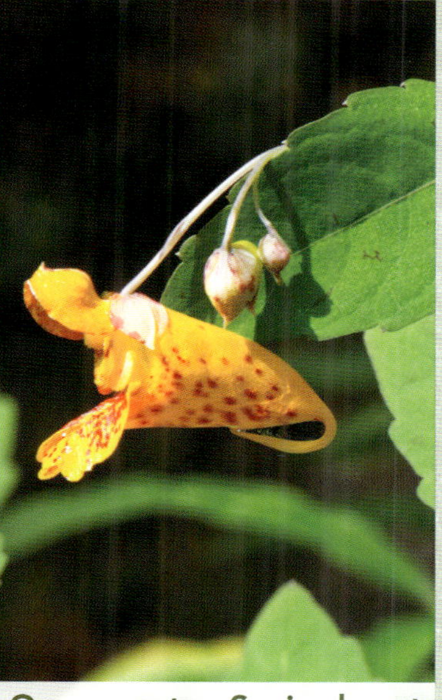

Orangerotes Springkraut
(Impatiens capensis)
Entzündungshemmend; Antihistaminikum

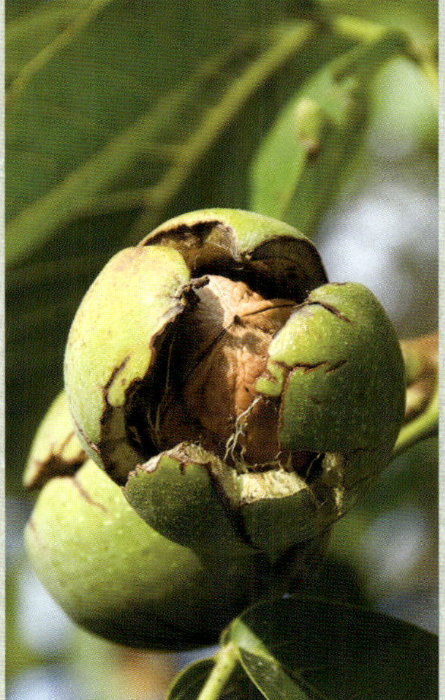

Schwarznuss *(Juglans nigra)*
Adstringierend, antiseptisch, wurmabtreibend

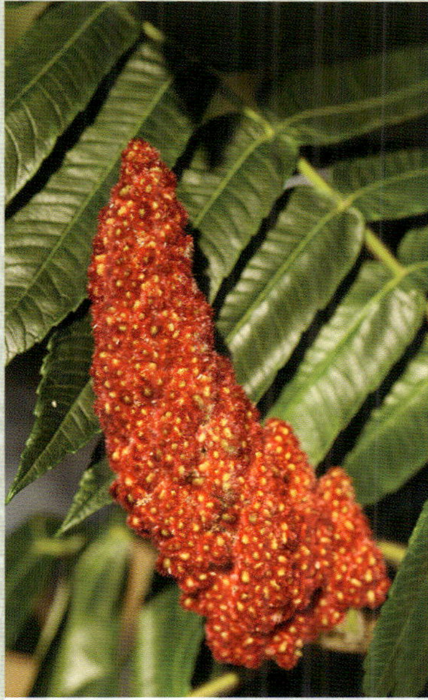

Essigbaum *(Rhus typhina)*
Kühlend, antiseptisch, adstringierend, blutstillend

Pflanzen für **feuchte** Zustände

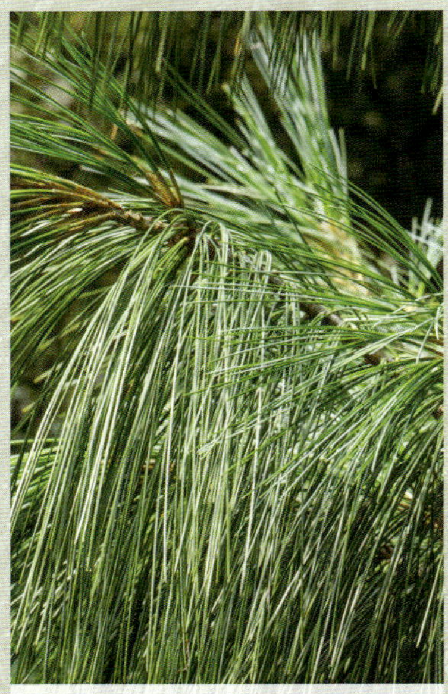

Weymouth-Kiefer
(Pinus strobus)
Antibakteriell, pilzabtötend

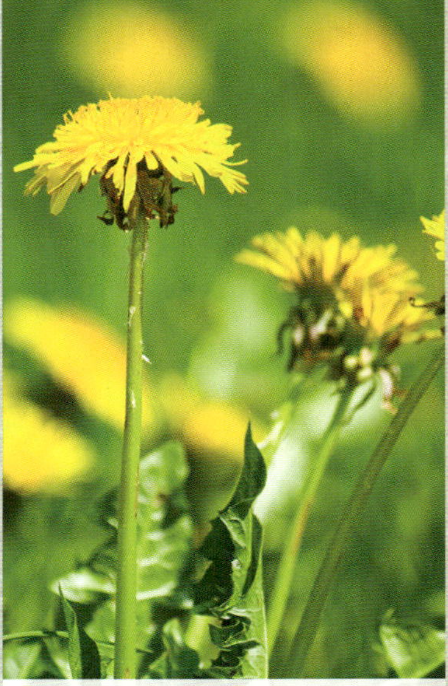

Löwenzahn
(Taraxacum officinale)
Diuretisch, entzündungshemmend, kräftigend

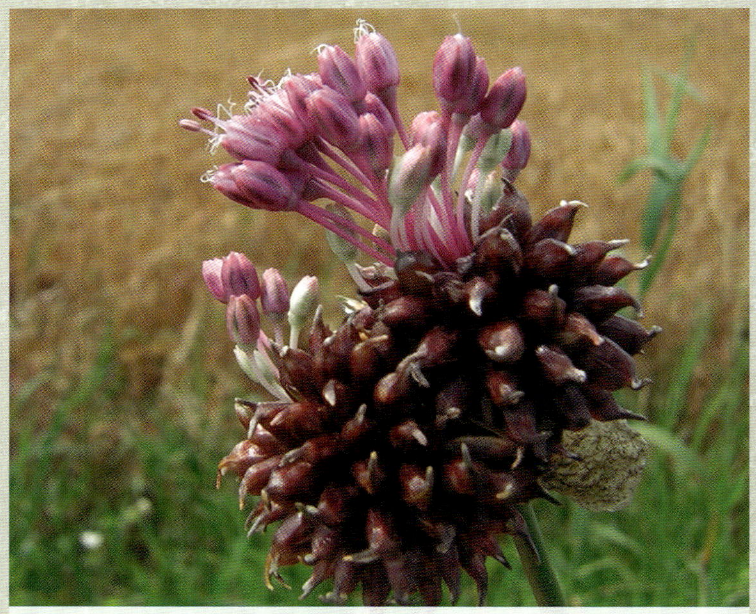

Weinberglauch *(Allium vineale)*
Antiasthmatisch, blähungstreibend, diuretisch, schleimlösend, blutdrucksenkend, anregend, gefäßerweiternd

Bushcraft-Tipp

Wenn der Kohlendioxidgehalt im Blut infolge Hyperventilation bedrohlich weit absinkt, spricht man von respiratorischer Alkalose. Anzeichen und Symptome dieses ernst zu nehmenden Zustandes sind Benommenheit, ein aufgedunsenes Gesicht, Schwindelgefühle, Taubheitsgefühle, Muskelkrämpfe in Händen und Füßen, ein Beklommenheitsgefühl in der Brust, Verwirrtheit, trockener Mund, Kribbeln in den Armen, starkes Herzklopfen und ein Gefühl der Kurzatmigkeit. Zur Behandlung muss der Patient wieder vermehrt Kohlendioxid aufnehmen. Wenn er in eine Tüte atmet (aus Papier, nicht aus Plastik), nimmt er die kohlendioxidhaltige Luft wieder auf, was zur Abschwächung der Symptome führen sollte. Die begleitenden Angst- und Panikgefühle lassen sich durch seelischen Beistand lindern.

Tipps und Tricks

- Wenn Sie eine Wunde in der Brustwand mit einem Verband verschließen, schreiben Sie auf, welches Material Sie dafür verwendet haben, ob Sie drei oder vier Seiten zugeklebt und welche Veränderungen Sie anschließend festgestellt haben, etwa bei Vitalparametern, Atemgeräuschen, Hautfarbe und den Angstgefühlen des Betroffenen.
- Bei Hyperventilation hilft es, nur durch ein Nasenloch zu atmen. Dadurch gelangt weniger Sauerstoff in die Lunge. Dazu müssen der Mund und das andere Nasenloch verschlossen sein.
- Die Königskerze hilft sehr gut bei Lungenbeschwerden, die nicht auf eine Verletzung zurückzuführen sind. Gießen Sie aus den Blättern der Pflanze einen Tee auf, und trinken Sie davon dreimal täglich einen Viertelliter, bis sich die Atembeschwerden bessern. Sie können den aus dem heißen Tee aufsteigenden Dampf auch inhalieren, indem Sie sich (nicht zu nah) über den Topf beugen und sich ein Handtuch über den Kopf legen.

Kapitel 9
Neurologische Erkrankungen

Sorge für deinen Körper. Du hast keinen anderen Ort, an dem du leben kannst.

Jim Rohn

Neurologische Erkrankungen sind zwar oft schwerwiegend, doch das heißt nicht, dass Sie nichts tun können, wenn Sie in der freien Natur damit konfrontiert sind und medizinische Hilfe weit entfernt ist. Bis der Patient professionell versorgt wird, können Sie oft Maßnahmen ergreifen, die zumindest weitere Schäden vermeiden.

Schlaganfall

Schlaganfälle treten relativ häufig auf und können schwerwiegende Folgen haben. Wenn jemand in Ihrer Outdoor-Gruppe einen Schlaganfall erleidet, sollte er oder sie so schnell wie möglich ins nächstgelegene Krankenhaus gebracht werden. Bei einem Schlaganfall (Apoplexie) wird die

Blutzufuhr zum Gehirn unterbrochen. Folgen sind unter anderem verwaschene Sprache und Lähmung der Gliedmaßen.

Wenn die Gehirnzellen nicht mit Blut versorgt werden, sterben sie ab. Dieser Vorgang dauert zwar einige Stunden, ist jedoch nicht mehr rückgängig zu machen. Manchmal gelangt noch eine geringe Menge Blut in die Zellen, die jedoch nicht ausreicht, um deren Funktionen aufrechtzuerhalten.

Es gibt mehrere Formen von Schlaganfall, am häufigsten sind die im Folgenden beschriebenen.

Ein Schlaganfall kann in einer Blutung direkt im Gehirn bestehen. Das höchste Risiko hierfür haben Menschen, die über einen langen Zeitraum an hohem Blutdruck leiden.

Wenn ein Blutgefäß verstopft ist (etwa durch ein Blutgerinnsel), werden Teile des Gehirns nicht mehr mit Blut versorgt. Dann spricht man von einem ischämischen Schlaganfall. Besonders gefährdet sind Menschen mit hohen Cholesterinwerten oder Arteriosklerose.

Manchmal verstopft ein Gerinnsel eine Ader, löst sich jedoch kurz darauf wieder auf. Ein solcher Vorfall heißt transitorische ischämische Attacke (TIA) und ist eine Art Mini-Schlaganfall. Nach etwa vierundzwanzig Stunden sind alle Symptome wieder vollständig abgeklungen. Oft ereignen sich mehrere TIA kurz hintereinander. Eine TIA ist häufig ein Vorbote eines »echten«, schwereren Schlaganfalls.

Folgende Symptome deuten auf einen Schlaganfall hin:

- Eine Hälfte des Gesichts hängt schlaff herab. Der Patient kann diese Seite kaum bewegen.
- Schwäche im Arm: Wenn der Betroffene die Arme mit den Handflächen nach oben ausstreckt, sinkt ein Arm langsam herab.
- Sprachstörungen: Der Betroffene spricht verwaschen oder kann einen vorgesagten Satz nicht wiederholen.

Bei einem Schlaganfall muss der Betroffene so schnell wie möglich ins nächstgelegene Krankenhaus gebracht werden. Legen Sie ihn dazu in stabiler Seitenlage auf eine Trage, mit der gelähmten Seite nach unten. Lagern Sie den Kopf ca. 15 cm hoch auf einer Decke. Wenn die Rettungskräfte eintreffen, schildern Sie ihnen genau, was passiert ist.

Beispiel aus der Praxis

Während eines Survival-Trainings spricht einer Ihrer Ausbilder auf einmal verwaschen, eine Hälfte seines Gesichts hängt herab und er verspürt ein Taubheitsgefühl in der Hand. Plötzlich sackt er zusammen, und als Sie bei ihm sind, öffnet er die Augen und steht wieder auf. Er geht auf einen anderen Ausbilder zu, geht dabei allerdings nicht geradeaus, sondern fast im Kreis. Was tun Sie jetzt?

Lösung

Sie gehen zu ihm, beruhigen ihn und überprüfen mit ein paar schnellen Tests, ob er einen Schlaganfall erlitten hat. Sie fordern ihn auf, zu lächeln und dabei die Zähne zu zeigen, was ihm nur auf einer Seite gelingt. Dann bitten Sie ihn, die Arme auszustrecken und die Handflächen nach oben zu wenden. Er hebt beide Arme, einer bewegt sich jedoch langsamer als der andere und schert dabei aus. Dann sagen Sie ihm einen einfachen Satz vor und bitten ihn, diesen nachzusprechen. Als er es versucht, ist seine Sprache sehr verwaschen.

Alle Ergebnisse des Kurztests weisen auf einen Schlaganfall hin. Also messen Sie die Vitalwerte und informieren einen anderen Ausbilder, dass der Betroffene sofort in medizinische Behandlung gebracht werden muss. Ein Schlaganfall stellt einen Notfall dar. Weil sich der Zustand des Patienten jederzeit verschlechtern kann, sollten Sie ihn so schnell wie möglich abtransportieren. In diesem Beispiel ist der Betroffene ansprechbar und kann mit Unterstützung gehen. Sie bringen ihn zu einem nahegelegenen Parkplatz, wo ihn ein Krankenwagen übernimmt.

Krampfanfälle

Wenn sich in Ihrer Gruppe jemand befindet, der unter Krampfanfällen leidet, fragen Sie ihn, woran Sie einen solchen Anfall erkennen. (Es gibt kurze Anfälle in Form von Bewusstseinspausen, bei denen es so aussieht, als sei der Betroffene einfach nur in Gedanken versunken, aber auch generalisierte, tonisch-klonische Anfälle mit Bewusstseinsverlust, Verkrampfungen und rhythmischen Zuckungen.) Fragen Sie auch, wie Sie am besten helfen können, wenn ein Anfall auftritt.

Die meisten Anfälle dauern nicht lange. Wenn Sie zu einem Anfall gerufen werden und am Ort des Geschehens eintreffen, ist er daher meist schon vorüber und der Betroffene erholt sich wieder. Befindet sich der Betroffene zu Beginn des Anfalls an einer gefährlichen Stelle, bringen Sie ihn so schnell wie möglich an einen sicheren Ort. Helfen Sie ihm dabei, sich bequem hinzusetzen, damit er sich erholen kann. Wenn er wieder ansprechbar ist, können Sie mit ihm über den Anfall sprechen. Zu den Symptomen eines Krampfanfalls gehören rhythmische Zuckungen der Gliedmaßen und Nichtansprechbarkeit. Dauert ein Krampfanfall länger als drei Minuten oder ist die Betroffene schwanger, muss sie sofort medizinisch versorgt werden.

Bushcraft-Tipp

In großer Höhe oder bei extrem niedrigen Temperaturen können Krampfanfälle auch bei Menschen auftreten, die noch nie welche hatten, und bei Menschen mit entsprechender Vorgeschichte können sie schlimmer als zuvor ausfallen. Besteht eine Vorbelastung, dann erhöhen außerdem Faktoren wie Stress und Erschöpfung sowie andere Erkrankungen oder Verletzungen die Wahrscheinlichkeit eines Anfalls.

Wenn jemand einen Krampfanfall erleidet, gehen Sie genauso vor wie bei einem Unfall. Stellen Sie sicher, dass die Atemwege frei sind. Unmittelbar nach dem Anfall atmet der Betroffene wahrscheinlich schwer und sein Herz schlägt schneller. Wenn sich Atmung und Herzschlag nach ein paar Minuten nicht wieder normalisieren, liegt vielleicht noch eine andere Erkrankung als der Anfall vor.

Ist der Anfall vorüber und hat sich der Betroffene wieder erholt, untersuchen Sie ihn körperlich, überprüfen Sie, ob er ansprechbar ist, befragen Sie ihn nach dem SAMPLE-Schema und kontrollieren Sie, ob bestimmte Körperteile geschwächt oder taub sind. Sorgen Sie dafür, dass er nicht auskühlt und gehen Sie so vor, als hätte er einen Schock. Wenn Sie die Ursache des Anfalls nicht kennen oder nur erahnen, wenn der Patient darüber hinaus krank oder verletzt ist, wenn er sich nicht rasch wieder erholt oder mehrere Anfälle hintereinander hat, zwischen denen er sich nicht wieder erholt, dann bringen Sie ihn auf der Stelle ins nächstgelegene Krankenhaus.

Ohnmacht

Eine Ohnmacht entsteht, wenn das Gehirn infolge eines Nervenreflexes kurzzeitig nicht ausreichend durchblutet wird. Dann setzen seine Funktionen vorübergehend aus und man wird ohnmächtig. Eine Ohnmacht kann durch Angst, Überraschung, schlechte Nachrichten oder eine starke Gefühlsregung ausgelöst werden. Sie kann aber auch physiologische Ursachen haben, wie etwa Herzbeschwerden.

Eine Ohnmacht hat ähnliche Merkmale wie ein Schock und sollte auch genauso behandelt werden. Ist der Betroffene wieder bei Bewusstsein, kontrollieren Sie die Vitalwerte und beobachten Sie sie in den folgenden Stunden. Falls sie stabil bleiben, ist alles wieder in Ordnung. Falls sie sich verschlechtern, bringen Sie den Betroffenen in medizinische Versorgung.

Kopfschmerzen und Migräne

Wir alle haben hin und wieder Kopfschmerzen, und normalerweise lassen wir uns davon nicht beunruhigen. Sie lassen sich leicht lindern, indem wir eine Schmerztablette nehmen oder uns in einem abgedunkelten Raum eine Weile ausruhen. Letzteres ist in der Wildnis meist nicht möglich. Kopfschmerzen können die unterschiedlichsten Ursachen haben: ein Aufenthalt in großer Höhe, grelles Sonnenlicht, das vom Schnee reflektiert wird, oder einfach nur Erschöpfung nach einer übermäßigen Anstrengung. Manchmal sind Kopfschmerzen jedoch ein Anzeichen einer ernsthaften Erkrankung. Lange andauernde Kopfschmerzen sind in jedem Fall ein Alarmzeichen.

Suchen Sie als Erstes nach Verletzungen am Kopf. Sehen Sie der Betroffenen in die Augen und überprüfen Sie, ob eine

Pupille weiter ist als die andere. Befühlen Sie ihre Stirn. Ist sie warm? Kann die Betroffene das Gleichgewicht halten?

Wenn sich die Patientin übergeben muss und über einen längeren Zeitraum hinweg nicht normal essen und schlafen kann, werden Sie sie wahrscheinlich evakuieren müssen. Solange sie nur Kopfschmerzen hat, kann sie wahrscheinlich selbstständig nach Hause zurückkehren.

Ein Migräneanfall kann zu weitaus stärkeren Beeinträchtigungen führen als einfache Kopfschmerzen. Nicht nur sind die Schmerzen stärker, sondern auch oft von Übelkeit und Erbrechen begleitet. Migräneanfälle treten regelmäßig auf, und meist bestehen die Schmerzen nur auf einer Seite des Kopfes. Die Betroffenen sind dann oft sehr lichtempfindlich, weshalb es ihnen besser geht, wenn sie nicht dem direkten Sonnenlicht ausgesetzt sind. Bei manchen Betroffenen geht den Schmerzen eine sogenannte Aura voraus (visuelle Wahrnehmungsstörungen). Menschen, die regelmäßig unter Migräne leiden, haben oft entsprechende Medikamente dabei; helfen Sie ihnen bei Bedarf bei der Einnahme. Wenn keine speziellen Medikamente gegen Migräne zur Hand sind, helfen vielleicht normale Schmerzmittel oder natürliche Heilmittel (siehe Kapitel 16).

Selbsthilfe

Kopfschmerzen können auch durch Überanstrengung der Muskeln in Kopf und Nacken entstehen, etwa als Folge ungewohnter Belastung. Wenn Sie eine Arbeit verrichten, an die Ihr Körper nicht gewöhnt ist, legen Sie ausreichend Pausen ein und dehnen Sie regelmäßig Schultern und Nacken. Auch ein Rucksack, der nicht richtig sitzt oder zu schwer ist, kann zu Muskelverspannungen und dadurch zu

Kopfschmerzen führen. Achten Sie daher immer darauf, dass Ihr Rucksack Ihrem Rücken angepasst ist und nicht zu viel wiegt.

Aus manchen Pflanzen, wie etwa aus der Rinde von Weiden, können Sie einen schmerzlindernden Tee zubereiten, der bei leichten Kopfschmerzen hilft. Auch eine kühle, mit Minztee oder den Beeren des Essigbaums getränkte Kompresse kann, auf die Stirn gelegt, leichte Kopfschmerzen lindern.

Verletzungen an Kopf und Schädel

Die beiden häufigsten Arten von Kopfverletzungen sind Gehirnerschütterung und Schädelfraktur.

Gehirnerschütterung

Eine Gehirnerschütterung ist eine Verletzung, die entsteht, wenn das Gehirn durch einen Schlag auf den Kopf erschüttert wird und seine Funktionen – oft nur für einen kurzen Augenblick – gestört werden. Wird der Kopf vor und zurück geschleudert, wie es etwa bei einem Zweikampf im Sport oder einem Auffahrunfall passieren kann, so ist das besonders schädlich für das Gehirn. Im Outdoor-Leben sind Gehirnerschütterungen meist die Folge eines Unfalls mit dem Quad oder eines Sturzes. Auch ein leichter Schlag, etwa wenn man mit dem Kopf gegen einen Ast stößt, kann eine Gehirnerschütterung verursachen.

Jeder Unfall, der eine Gehirnerschütterung auslöst, kann auch eine Verletzung der Wirbelsäule zur Folge haben. Untersuchen Sie den Patienten also auch in dieser Hinsicht. Eine Verletzung der Wirbelsäule könnte vorliegen, wenn die Pupillen nicht auf das Licht einer Taschenlampe reagieren oder unterschiedlich groß sind, wenn der Patient an manchen Stellen des Körpers nichts mehr spürt oder die Vitalparameter sich verschlechtern.

Auch wenn sich die verletzte Person schon kurz nach dem Unfall wieder gut fühlt, lassen Sie sie nicht unbeaufsichtigt und sorgen Sie dafür, dass sie sich noch eine Weile nicht bewegt. Vielleicht liegt eine Quetschung oder eine Blutung im Gehirn vor; diese könnte Verwirrtheit, Koma oder den Tod zur Folge haben.

Die Verletzte kann schlafen, um sich zu erholen, Sie sollten sie aber alle zwei bis drei Stunden wecken und überprüfen, ob sie ansprechbar ist. Wenn die Kopfschmerzen schlimmer werden, ist das möglicherweise ein Anzeichen für eine Schwellung im Gehirn, durch die sich der Druck im Inneren des Schädels erhöht.

Behandeln Sie eine Gehirnerschütterung wie einen Schock: Stellen Sie sicher, dass die Atemwege frei sind, sorgen Sie dafür, dass die Verletzte nicht auskühlt und bringen Sie sie so schnell wie möglich in medizinische Versorgung.

Schädelfraktur

Eine Schädelfraktur kann bei jedem Unfall auftreten, bei dem der Kopf betroffen ist: bei einem Sturz, einem Unfall mit dem Quad oder einem anderen Fahrzeug, durch einen herabfallenden Ast oder einen anderen Schlag. Wie andere Knochenfrakturen auch, ist eine Schädelfraktur entweder offen (der Knochen durchbohrt die Haut) oder geschlossen (die Haut ist unverletzt).

Untersuchen Sie den Schädel und ertasten Sie, ob Sie Anzeichen einer Fraktur spüren: die Kante eines Knochens, Knochensplitter oder eine Vertiefung an der verletzten Stelle. Wenn aus der Nase oder den Ohren Flüssigkeit austritt, handelt es sich möglicherweise um Liquor (Gehirn-Rückenmarks-Flüssigkeit), was ein Hinweis auf eine Schädelfraktur oder eine Verletzung in der Nähe der Wirbelsäule wäre. Um die Flüssigkeit zu testen, halten Sie die Ecke eines hellen Stücks Stoff hinein. Wenn sich beim Trocknen ein gelblicher Rand bildet, ist es Liquor. Dieser Rand bildet sich auch, wenn der Liquor mit Blut vermischt ist.

Versorgen Sie eine offene Wunde immer mit einer sterilen Wundauflage. Schützen Sie die Fraktur mit einer kreisförmigen Auflage. Bringen Sie den Patienten so schnell wie möglich ins nächste Krankenhaus.

Tipps und Tricks

- Befindet sich jemand, der einen Krampfanfall hat, auf einer Klippe oder am Ufer eines Wasserlaufes, versuchen Sie, ihn von dort weg und in Sicherheit zu bringen.
- Bei Kindern kann ein Krampfanfall die Folge von plötzlich auftretendem hohem Fieber sein. Obwohl Kinder solche Anfälle normalerweise gut überstehen, müssen sie in so einem Fall in medizinische Behandlung gebracht werden, damit schwerere Erkrankungen ausgeschlossen werden können.
- Schlaganfallpatienten können sich zwar manchmal nicht verständlich machen, hören aber oft alles, was um sie herum gesprochen wird. Achten Sie daher auf Ihre Worte.

Kapitel 10

Erkrankungen und Verletzungen im Bauchraum

Wer glaubt, keine Zeit für körperliche Ertüchtigung zu haben, muss sich früher oder später Zeit für Krankheiten nehmen.

EDWARD STANLEY

Organe wie die Leber, die Nieren und der Darm sind anfällig für Verletzungen. Diese können auch durch andere Körperteile verursacht werden; so kann etwa eine gebrochene Rippe die Milz verletzen. Haben Leber oder Milz einen Riss, können sie stark bluten, wodurch sich Hohlräume im Körper mit Blut füllen und der Betroffene einen Schock erleidet. Eine Verletzung der Milz verursacht vielfach Schmerzen in der linken Schulter.

Klagt der Patient über Schmerzen im unteren Rücken und hat er Spuren von Blut im Urin, sind möglicherweise die Nieren beschädigt. Wenn Hohlorgane wie Magen oder Darm reißen, verursacht das starke Schmerzen und Entzündungen, und der Bauch bläht sich auf, weil Verdauungssäfte und Giftstoffe austreten. Dadurch kann eine Infektion entstehen, die

die ganze untere Bauchhöhle erfasst. Wer sich schwere innere Verletzungen zugezogen hat, hält sich oft den Bauch oder krümmt sich zusammen, um diese Körperregion zu schützen. Dabei spannen sich die Bauchmuskeln stark an, und der Betroffene kann sie auch nicht mehr lockern (Abwehrspannung). Auch im Stuhl können sich Spuren von Blut finden. Dunkles, fast schwarzes Blut ist ein Hinweis auf eine Blutung in Magen oder Darm, hellrotes dagegen lässt auf Hämorrhoiden schließen.

Bushcraft-Tipp

Vor körperlich anstrengenden Aktivitäten, insbesondere solchen, bei denen Sie mit einem Sturz rechnen müssen (z. B. Skifahren), ist es ratsam, die Blase zu leeren. Ist die Blase bei einem Sturz voll, reißt sie leichter und löst sich leichter von der Harnröhre.

Auch eine Beckenfraktur kann die Blase und den Darm beschädigen, wenn spitze Knochenenden die Organe durchstechen.

Offene und geschlossene Wunden in der Bauchregion

Von einer offenen Wunde in der Bauchregion spricht man, wenn ein Riss in der Bauchdecke vorliegt und Eingeweide oder Fettgewebe austreten. Eine geschlossene Wunde hat keine solchen Risse. Sind auf den ersten Blick keine Verletzungen in der Bauchregion zu sehen, dann suchen Sie nach Verfärbungen der Haut, und zwar nicht nur vorne, sondern auch an den Flanken und am Rücken. Diese können Hinweise auf

Blutergüsse sein, also Ansammlungen von ausgetretenem Blut. Wenn sich Gase oder Flüssigkeiten im Bauchraum sammeln, bläht er sich unnatürlich auf. Blutansammlungen, ein aufgeblähter Bauch und Verhärtungen sind deutliche Hinweise auf Verletzungen im Bauchraum.

Offene Wunden müssen zusätzlich geschützt werden. Wenn ein Fremdkörper von außen in den Bauchraum gedrungen ist, versuchen Sie auf keinen Fall, ihn zu entfernen. Möglicherweise steckt er in einem Organ fest, sodass dieses, wenn Sie ihn herausziehen, zu bluten anfangen und die Patientin einen Schock erleiden würde. Diese Gefahr besteht vor allem bei der Leber und der Milz.

Wenn etwas im Bauch der Patientin steckt, ziehen Sie es nicht heraus – auch wenn das schwer fällt. Bringen Sie eine weiche Wundauflage an und sorgen Sie dafür, dass sie nicht verrutscht. In diesem Zustand können Sie die Patientin über eine kurze Strecke transportieren. Dauert der Transport länger, müssen Sie den Fremdkörper möglicherweise doch herausziehen, um eine Infektion zu vermeiden. Sehen Sie dabei genau hin, ob Sie irgendwo Blutungen entdecken.

Treten Fettgewebe oder Eingeweide durch eine Öffnung in der Bauchdecke aus, können Sie sie entweder zurück in die Bauchhöhle drücken und anschließend die Wunde mit einem Verband verschließen, oder Sie bedecken die betroffene Stelle mit einem feuchten Stück Stoff, damit die Wunde nicht austrocknet. Drücken Sie nichts in die Wundöffnung (am allerwenigsten Ihre Finger) und lassen Sie die Wundregion so weit wie möglich in Ruhe. Sorgen Sie während des Transports dafür, dass die Wunde nicht austrocknet. Drücken Sie das ausgetretene Gewebe nicht zurück, wenn es gerissen ist, denn dann könnte es in die Bauchhöhle sickern und dort weitere Schäden anrichten.

Bushcraft-Tipp

Der Bauchraum ist eine heikle Region, weshalb Behandlungen medizinischen Fachkräften überlassen werden sollten. Klagt ein Patient über Schmerzen im Bauchraum, bringen Sie ihn so schnell wie möglich in medizinische Versorgung und stochern Sie nicht auf eigene Faust herum.

Wenn Sie nicht sicher sind, wie schwer die Verletzung ist, beobachten Sie die Betroffene ein paar Stunden lang. Möglicherweise werden die Schmerzen so stark, dass sie selbst darauf drängt, evakuiert zu werden, oder ihr Zustand verändert sich anderweitig (etwa durch eine Verschlechterung der Vitalparameter), sodass klar wird, dass sie transportiert werden muss. Möglicherweise ist die Verletzung aber auch nicht so schwerwiegend; dann brauchen Sie, solange die Patientin stabil ist, die Evakuierung nicht zu überstürzen.

Eine innere Verletzung kann zu Blutungen und im schlimmsten Fall zu einer Infektion führen. Fragen Sie die Patientin in aller Ruhe, wo sie Schmerzen oder etwas Ungewöhnliches empfindet. Gibt es sichtbare Anzeichen, etwa, dass die Patientin sich erbrechen musste? Überprüfen Sie, ob sie dehydriert ist, vor allem, wenn sie sich erbrochen hat und/oder unter Durchfall leidet. Tasten Sie den Bauchraum ab: Sind Verhärtungen oder Schwellungen zu spüren?

Falls ja, bringen Sie die Patientin so schnell wie möglich in medizinische Behandlung, denn dann hat sie vermutlich schwerwiegendere innere Verletzungen, die in der freien Natur nicht ausreichend versorgt werden können. Führen Sie die Maßnahmen der Schockbehandlung durch und organisieren Sie den Transport.

Patienten mit schwerwiegenden Verletzungen sollten nichts essen. Die langsame Einnahme von Flüssigkeit ist jedoch unproblematisch (kein Alkohol, keine Milchprodukte oder koffeinhaltigen Getränke), und bei Bedarf können Sie auch ein Mittel zur Neutralisierung der Magensäure verabreichen. Eine Feldflasche mit heißem Wasser kann als Wärmflasche dienen und das Unwohlsein an der betroffenen Stelle lindern. Wenn die Patientin sich übergeben muss, helfen Sie ihr, eine entspannte Haltung zu finden, etwa auf der Seite liegend und mit angezogenen Knien. Geben Sie ihr weder feste Nahrung noch Abführmittel.

Beispiel aus der Praxis

Sie sind mit Ihrer kleinen Tochter auf einem beliebten Wanderweg in der Nähe Ihres Wohnorts unterwegs, als sie plötzlich stolpert und auf einen Baumstumpf stürzt. Dabei verletzt sie sich den Bauch, und als Sie sie auf die Seite drehen, sehen Sie, dass durch einen Riss in der Bauchdecke Eingeweide sowie ein wenig Blut austreten und die Wunde stark verschmutzt ist. Ihre Tochter weint und hält sich den Bauch, ist also bei Bewusstsein. Sie können sie nicht beruhigen, doch sie wehrt sich auch nicht gegen eine Behandlung. Was tun Sie jetzt?

Lösung

Mit Wasser aus Ihrer Flasche reinigen Sie die Wunde von den Verschmutzungen. Dann ziehen Sie Ihrer Tochter behutsam das T-Shirt hoch, um besser an die Wunde heranzukommen. Der Riss in der Bauchdecke ist nicht groß, doch durch das kühle Wasser, den Luftzug und die offene Wunde fängt Ihre Tochter schon an zu frieren. Nachdem Sie die Wunde ein zweites Mal gespült haben, blutet sie kaum noch, und Sie bedecken sie mit einem feuchten Tuch, um sie zu schützen und feucht zu halten. Weil die Temperaturen nicht unter dem Gefrierpunkt liegen, brauchen Sie nicht zu versuchen, die ausgetretenen Eingeweide zurück in die Bauchhöhle zu drücken. Sie legen ein weiteres feuchtes Tuch auf die Wunde, und darüber einen gebrauchten, aber sauberen Frühstücksbeutel. Weil Sie kein Klebeband haben, um die Wundauflage zu befestigen, sagen Sie Ihrer Tochter, sie soll mit der Hand darauf drücken, damit sie nicht verrutscht. Dann nehmen Sie sie auf den Arm und tragen Sie nach Hause, von wo aus Sie einen Krankenwagen rufen.

Übelkeit und Erbrechen

Wenn jemand Übelkeit empfindet oder sich übergeben muss, ist dies möglicherweise ein Anzeichen einer schwereren Erkrankung. Dann müssen Sie als Erstes dafür sorgen, dass der Patient wieder Flüssigkeit bei sich behalten kann, denn sonst besteht die Gefahr der Austrocknung. Dazu sollte er sich eine Weile ausruhen, geringe Mengen Kohlenhydrate zu sich nehmen und vierundzwanzig Stunden lang weder Fleisch noch Milchprodukte essen. Fühlt er sich anschließend besser, kann er wieder Fleisch zu sich nehmen, zunächst jedoch in geringen Mengen.

Übelkeit und Erbrechen sind Begleiterscheinungen zahlreicher Erkrankungen und Verletzungen, von Kopfverletzungen bis zu Stress. Zeigt der Patient keine anderen Symptome und erholt er sich gut von der Übelkeit, können Sie die Wanderung fortsetzen. Sie sollten den Betroffenen aber noch eine Weile genau beobachten.

Selbsthilfe

Wenn Sie sich übergeben müssen oder Magenkrämpfe haben und glauben, das liegt an verdorbenen Lebensmitteln oder schlechtem Wasser, kann Holzkohle aus dem Feuer rasch Abhilfe schaffen. Verrühren Sie die Holzkohle mit Wasser zu einer zähen Flüssigkeit und trinken Sie davon einen Viertelliter. Sie können die Holzkohle auch essen, aber in Form von Brei können Sie sie schneller zu sich nehmen. Wenn Sie sich dann übergeben müssen, ist das kein Grund zur Unruhe, denn die Holzkohle bindet Giftstoffe, auch wenn Sie sie nicht bei sich behalten können.

Durchfall und Verstopfung

Wir alle haben schon einmal Durchfall gehabt und wissen, wie unangenehm das sein kann. Die Ursachen sind vielfältig, von einer Lebensmittelvergiftung bis zu verschiedenen Krankheiten. Die größte Gefahr dabei ist, dass man austrocknet, weil man bei jedem Stuhlgang extrem viel Flüssigkeit verliert. Daher sollte man unbedingt auf sauberes Trinkwasser achten. Hat der Patient dunkelgelben Urin, muss er mehr Flüssigkeit zu sich nehmen. Zum Kostaufbau sollte kohlenhydratreiche Nahrung verwendet werden, ohne Milch und Kaffee (weil Koffein abführend wirkt).

Das Gegenteil von Durchfall ist Verstopfung, die unter Umständen sehr schmerzhaft sein kann. Raten Sie dem Patienten zur Nahrungsumstellung; dabei sollte er Lebensmittel vermeiden, die den Stuhl verfestigen, wie etwa Alkohol, Bananen oder Käse.

Bushcraft-Tipp

Bei Durchfall hilft ein Aufguss aus Pflanzen, die reich an Tanninen sind und dadurch adstringierend wirken. Etliche weitverbreitete Pflanzen wie etwa Schafgarbe oder Goldrute, die sich zur Behandlung von Blutungen eignen, helfen auch hervorragend bei Durchfall. Auch Eichen enthalten viele Tannine. Am besten verwendet man den Bast (zur Not tun es auch die Blätter). Eicheln sind sehr reich an Tanninen; wenn Sie keine Möglichkeit haben, daraus einen Aufguss zuzubereiten, können Sie sie auch zerstoßen und dann kauen.

Hämorrhoiden

Blut im Stuhl kann durchaus Grund zur Beunruhigung sein, geringe Mengen von hellrotem Blut stammen jedoch meist von Hämorrhoiden (vergrößerten Blutgefäßen des Enddarms) und sind nicht unbedingt ein Anzeichen einer schwereren Erkrankung.

Hämorrhoiden entstehen oft infolge einer Verstopfung, vor allem, wenn man beim Stuhlgang presst. Betroffene Personen sollten viel trinken und Ballaststoffe zu sich nehmen, weil das die Rückbildung der Hämorrhoiden unterstützt.

Manchmal tritt auch der Darm aus dem Anus aus, was ziemlich schmerzhaft ist. Sorgen Sie in so einem Fall dafür, dass sich der Betroffene hinkniet und die Arme auf die Ellbogen stützt, sodass der Po höher als der Kopf ist, und drücken Sie sanft, aber beständig auf den ausgetretenen Darm, bis er wieder zurückgleitet. Anschließend sollte der Patient noch dreißig bis sechzig Minuten in dieser Haltung verbleiben (oder auf der Seite liegen), damit sich der Vorfall nicht wiederholt.

Dunkles Blut im Stuhl oder schwarzer Stuhl sind Warnsignale. Ursachen können ein Tumor oder eine Infektion sein, also muss auf jeden Fall ein Arzt konsultiert werden. Wenn Krämpfe im Bauchraum, Erbrechen oder Veränderungen der Vitalparameter hinzukommen, muss der Patient sofort evakuiert werden, weil wegen des Blutverlusts ein Schock droht.

Hernien

Bei einer Hernie dringen Teile des Darms (oder ein Organ) durch eine schwache Stelle im Muskelgewebe der Bauchdecke und bilden eine Vorwölbung. Männer sind aufgrund ihrer Anatomie häufiger betroffen als Frauen. Die meisten Hernien treten in der Leistengegend auf (Leistenbruch), sie können aber auch an jeder anderen Stelle des Bauchraums entstehen. Eine Hernie muss in der Regel nicht dringend behandelt werden. Oft lässt sich das ausgetretene innere Organ wieder an seine natürliche Stelle bringen, indem man sich entspannt und es zurückdrückt.

Wenn bei einer Hernie das herausgetretene Organ abgeklemmt und dadurch nicht mehr mit Blut versorgt wird, ist ein sofortiger operativer Eingriff erforderlich. Eine solche Hernie kann nicht mehr zurückgedrückt werden, die Vorwölbung ist verhärtet und schmerzt stark. Bisweilen muss sich der Betroffene übergeben und die Schmerzen breiten sich im gesamten Bauchraum aus. Ein solcher Zustand kann in der freien Natur nicht sinnvoll behandelt werden; organisieren Sie also auf der Stelle den Transport ins nächste Krankenhaus.

Tipps und Tricks

- Wer Verletzungen im Bauchraum hat, hat manchmal auch Frakturen oder Verletzungen am Kopf. Untersuchen Sie den Patienten daher gründlich.
- Sorgen Sie dafür, dass jemand mit einer Verletzung im Bauchraum es stets warm hat und sich in einer angenehmen Körperhaltung befindet. Ausgestreckte Beine und Bewegung verstärken die Schmerzen.
- Durch eine offene Bauchwunde verliert der Körper rasch an Wärme. Befindet sich der Patient in feuchter oder kalter Umgebung, sollten Sie daher dafür sorgen, dass er nicht auskühlt.

Kapitel 11

Erkrankungen des Urogenitalsystems

Gesundheit ist der wahre Wohlstand,
nicht Gold und Silber.

Mahatma Gandhi

Probleme mit dem Urogenitalsystem können auch im Outdoor-Leben auftreten. In der Regel hat man es dabei mit Erkrankungen und nicht mit Verletzungen zu tun, obwohl auch in dieser Körperregion Verletzungen möglich sind. In Kapitel 10 (*Erkrankungen und Verletzungen im Bauchraum*) finden Sie allgemeine Informationen darüber, wie Sie in solchen Fällen am besten vorgehen.

Schmerzen beim Wasserlassen

Schmerzen beim Wasserlassen rühren oft von einer Infektion der Harnwege her. Dann hilft es, viel zu trinken, vor allem säurehaltige Flüssigkeiten und Säfte (z. B. Orangensaft).

Verzichten Sie während einer Harnwegsinfektion auf Geschlechtsverkehr.

Ist der Harnwegsinfekt bakteriell verursacht, helfen unter Umständen antibakterielle Tees. Gut geeignet sind hier zum Beispiel Schafgarbe oder Wegerich.

Ein Harnwegsinfekt kann sich auf die Nieren ausweiten und dadurch lebensbedrohlich werden. Daher sollten Sie sich unbedingt in medizinische Behandlung begeben, wenn der Infekt nicht rasch wieder abklingt.

Bushcraft-Tipp

Es kann durchaus vorkommen, dass Sie kein Wasser lassen können – vor allem, wenn Sie männlich und etwas älter sind und schon einmal Beschwerden mit der Prostata hatten. Wenn Ihnen das auf einem Outdoor-Trip passiert, sollten Sie nichts mehr trinken, bis Sie wieder urinieren oder, was eher der Fall sein dürfte, einen Arzt konsultieren können. Um den Urinfluss zu stimulieren, können Sie:

- die Hand in eine Schüssel mit warmem Wasser legen.
- im Stehen die Vorderseite Ihrer Oberschenkel massieren.

Austrocknung vorbeugen

Damit der Harntrakt gesund bleibt, müssen Sie vor allem viel trinken. Ob Ihr Körper ausreichend mit Wasser versorgt ist, können Sie an der Farbe des Urins erkennen. Ist er hell, ist alles in Ordnung. Je gelber und dunkler er ist, desto ausgetrockneter sind Sie. (Deshalb ist er in der Regel auch morgens dunkler, nachdem Sie die ganze Nacht geschlafen haben.) Hat er eine bräunliche Farbe angenommen, sind Sie in hohem Maße dehydriert und sollten dringend etwas trinken.

Beispiel aus der Praxis

Während eines Survivalkurses sind Sie mit Ihrem Partner unterwegs, um Feuerholz zu sammeln. Seit einer Weile klagt Ihr Partner über immer stärker werdende Kopfschmerzen. Sie sind seit einer Stunde unterwegs und Ihre Rucksäcke sind erst halb voll, also haben Sie noch eine Menge Arbeit vor sich, bevor Sie wieder ins Camp zurückkehren können. Plötzlich übergibt sich Ihr Partner und wirkt auffällig kraftlos. Er sagt, er hätte Wasser getrunken, aber seine Flasche ist noch zu drei Vierteln voll. Außerdem hat er, wie er sagt, seit Beginn des Kurses nicht uriniert. Es ist ein schöner, sonniger Tag, die Temperatur liegt bei etwas über zwanzig Grad. Was tun Sie?

Lösung

Sie sagen Ihrem Partner, er soll sich kurz ausruhen, wieder zu Atem kommen und etwas trinken. Dankbar befolgt er Ihre Ratschläge. Zehn Minuten später erbricht er sich erneut und kann sich daraufhin kaum noch auf den Beinen halten. Nun sollte er sich gründlich ausruhen und seinen Wasserhaushalt wieder in Ordnung bringen. Wer solche Symptome zeigt, kann sich nur rehydrieren, indem er sich ausgiebig ausruht, viel Wasser trinkt und Elektrolyte zu sich nimmt. Viele Leute sind dauerhaft nicht ausreichend hydriert; als Faustregel kann gelten, dass der Urin mindestens strohgelb sein und man mindestens alle zwei Stunden Wasser lassen sollte. Vergessen Sie nicht, dass Sie auch ausreichend Salz und Zucker brauchen. Wenn Sie Ihren Körper rehydrieren, essen Sie also ruhig eine Kleinigkeit dazu, um die Versorgung mit den so wichtigen Elektrolyten zu unterstützen.

Nierensteine

Sie sind mit einer Gruppe auf einer Wanderung, als sich vor Ihnen plötzlich ein Mann zusammenkrümmt und sich den Bauch hält. Als Sie bei ihm sind und anfangen wollen, ihn zu untersuchen, würgt er und übergibt sich kurz darauf. Sie legen ihm die Hand auf die Stirn und stellen fest, dass er Fieber hat. Woran ist er erkrankt?

Eine mögliche Erklärung für solche Symptome sind Nierensteine. Das würde den plötzlichen Schmerz im Bauchraum erklären, wie auch das Erbrechen und das Fieber.

Nierensteine sind Kristalle, die entstehen, wenn sich bestimmte Substanzen im Urin nicht auflösen und verklumpen und daher nicht ausgeschieden werden. Sie können sehr schmerzhaft sein. Manche Nierensteine sind zu groß, um ausgespült zu werden, und müssen medikamentös oder durch andere Verfahren (etwa Stoßwellentherapie) zerkleinert werden.

Achten Sie während der Vorbereitung der Evakuierung darauf, dass der Patient viel trinkt. Vielleicht wird der Stein dabei spontan ausgespült (auch wenn sich der Patient später nicht besonders gern daran erinnern wird). Organisieren Sie inzwischen schnellstmöglich den Transport ins nächstgelegene Krankenhaus.

Bushcraft-Tipp

Viele Pflanzen, die typischerweise an Feldrändern wachsen, wie etwa Wasserdost oder Mädesüß, wurden jahrhundertelang verabreicht, um Nierensteine aufzulösen. Man kann aus ihnen einen Aufguss oder Tee zubereiten, am besten entfalten sie ihre Wirkung jedoch, wenn man aus dem Wurzelstock einen Sud herstellt.

Schmerzen im Unterbauch

Starke Schmerzen im Unterbauch sind in jedem Fall sehr ernst zu nehmen, weil sie von einer Erkrankung des Magen-Darm-Trakts, der Nieren oder des Harntrakts herrühren können. Am sichersten ist es in solchen Fällen, den Betroffenen ins nächstgelegene Krankenhaus zu bringen. Achten Sie darauf, dass er so viel trinkt, wie es ihm möglich ist, führen Sie die Maßnahmen zur Schockbehandlung durch und organisieren Sie den Transport.

Menstruationsbeschwerden und Schwangerschaftskomplikationen

Leidet eine Frau an starken Monatsblutungen (vierundzwanzig Stunden ohne Unterbrechung), ohne dass eine medizinische Ursache bekannt ist, ist das möglicherweise ein Anzeichen für eine schwerwiegende Komplikation. Die Betroffene sollte sich ausruhen und währenddessen viel trinken, bis die Blutung zurückgeht und wieder das normale Maß erreicht. Lässt die Blutung innerhalb von vierundzwanzig Stunden nicht nach, sorgen Sie dafür, dass die Patientin in medizinische Behandlung kommt.

Etliche Kräutertees können bei Menstruationsbeschwerden Linderung verschaffen. Schafgarbe ist besonders wirksam, aber auch Himbeerblätter oder Frauenmantel eignen sich gut.

Bis zur zwölften Schwangerschaftswoche kann eine starke Blutung ein Anzeichen für eine extrauterine Schwangerschaft sein (der Embryo befindet sich außerhalb der Gebärmutterhöhle) oder eine Fehlgeburt ankündigen. Nach der zwölften Woche ist eine starke Blutung das Signal für eine drohende Fehlgeburt oder frühzeitige Wehen. Wird schwammiges Gewebe ausgestoßen, handelt es sich um eine Fehlgeburt. Die Betroffene sollte in jedem Fall so schnell wie möglich ins nächste Krankenhaus gebracht werden.

Bushcraft-Tipp

Hat sich ein Mann am Becken oder an der Wirbelsäule verletzt, bekommt er möglicherweise eine dauerhafte Erektion. Dieser Zustand heißt Priapismus, und der Betroffene muss (allein schon wegen der Verletzung an der Wirbelsäule) so schnell wie möglich evakuiert werden.

Tipps und Tricks

- Wenn Sie in einer Hängematte schlafen und dabei nächtliche Wadenkrämpfe bekommen, ist das meist ein Anzeichen für Dehydrierung. Trinken Sie ausreichend Wasser und essen Sie eine Kleinigkeit, um dem Körper Salz und Zucker zuzuführen. Dann schlafen Sie auch wieder besser.
- Mit Pulver für Götterspeise lässt sich ein leckeres Getränk mischen, mit dem man hervorragend den eigenen Wasserhaushalt wieder ins Lot bringen kann. Geben Sie einfach ein wenig davon in eine Flasche Wasser. Die Inhaltsstoffe helfen dabei, verloren gegangene Elektrolyte zu ersetzen.
- Wenn Ihnen während der Periode die Binden ausgehen, können Sie behelfsweise auch natürliches absorbierendes Material (wie etwa Moos) in ein Tuch einschlagen.

Kapitel 12

Akute und chronische Krankheiten

Den erfahrenen Waldläufer erkennt man daran, dass er sich sein Lager behaglich einzurichten weiß.

WARREN H. MILLER

Auch mit einer chronischen Erkrankung wie etwa Diabetes kann man die Freuden des Outdoor-Lebens genießen, solange man sorgsam darauf Rücksicht nimmt. Dasselbe gilt, wenn man sich eine akute Erkrankung zuzieht (zum Beispiel eine Erkältung). Manchmal jedoch können der Stress und die Strapazen des Lebens in der freien Natur auch bei bestehenden Krankheiten zu Komplikationen führen. Dann sollten Sie wissen, was Sie tun müssen, um damit zurechtzukommen.

Diabetes im Outdoor-Leben

Wer an Typ-1-Diabetes erkrankt ist, kann problemlos am Outdoor-Leben teilnehmen und die Schönheiten der Natur genießen. Bei fachgerechter Behandlung können Betroffene ein langes und gesundes Leben führen. Viele tragen eine Insulinpumpe, die die fortlaufende Versorgung des Körpers mit Insulin sicherstellt. Sind Sie selbst oder jemand aus Ihrer Gruppe an Typ-1-Diabetes erkrankt, planen Sie entsprechende Pausen ein, um Medikamente sowie Mahlzeiten einzunehmen.

Typ-2-Diabetes entsteht, wenn die Körperzellen insulinresistent werden und der Körper daher mehr Insulin braucht, um aus Blutzucker (Glukose) Energie zu gewinnen. Diesen Diabetestyp kann man durch angepasste Ernährung und ausreichend Bewegung in den Griff bekommen; die Symptome bei einer Entgleisung der Blutzucker- bzw. Insulinwerte sind jedoch bei beiden Typen dieselben.

Bushcraft-Tipp

Diabetiker, die regelmäßig Sport treiben und zum Beispiel wandern gehen, brauchen in der Regel weniger Medikamente als andere. Alle müssen sich jedoch an regelmäßige Essenszeiten halten.

Wenn Sie Diabetiker sind, informieren Sie vor Ihrem Outdoor-Trip den Leiter der Gruppe über Ihre Krankheit und geben Sie ihm für Notfälle die Telefonnummer Ihres Arztes. Lassen Sie sich von Ihrem Arzt beraten, welche Lebensmittel Sie mitnehmen sollten. Packen Sie für Notfälle zusätzliche Vorräte ein, unter anderem zusätzliches Insulin.

Ein Notfallset für Diabetiker enthält unter anderem Medikamente zur oralen Einnahme und/oder zur Injektion, sowie die entsprechenden Hilfsmittel zur Verabreichung (Spritzen, Nadeln, Alkoholtupfer). Außer dem Betroffenen sollte immer auch eine zweite Person wissen, wann und wie ein solches Notfallset zum Einsatz kommen sollte.

Hypoglykämie

Von Hypoglykämie (Unterzucker) spricht man, wenn bei einem Diabetiker der Blutzuckerspiegel zu niedrig ist. Das passiert, wenn der Betroffene zu lange nichts gegessen oder von seinem Medikament mehr als die vorgeschriebene Menge genommen hat. Anzeichen für diesen Zustand sind blasse Haut und Schweißausbrüche, möglicherweise fühlt sich der Betroffene auch matt, benommen oder schwach. Er zittert, reagiert gereizt und wirkt schlapp. Unter Umständen läuft ihm Speichel aus dem Mund und er hat kein Gefühl mehr in Händen und Füßen.

Geben Sie dem Betroffenen eine geringe Menge Zucker und lassen Sie ihn nicht aus den Augen. Wenn Sie einen Zuckerwürfel zur Hand haben, kann der Patient ihn unter der Zunge zergehen lassen.

Hyperglykämie

Hyperglykämie (Überzucker) liegt vor, wenn im Blut zu wenig Insulin vorhanden ist, um Zucker (Glukose) in die Zellen zu transportieren, und dadurch der Blutzuckerspiegel steigt. Dieser Zustand kann sehr gefährlich sein, weil der Patient bei ausbleibender Behandlung in ein diabetisches Koma fallen kann.

Betroffene zeigen Anzeichen von Dehydrierung sowie getrübte Sicht. Die Haut ist rot und warm, der Puls schwach und flattrig, der Atem riecht süßlich und der Patient muss sich möglicherweise erbrechen. Er verspürt starken Durst und muss oft Wasser lassen.

Dieser Zustand kann nur mit Insulin behandelt werden. Wenn keines verfügbar ist, organisieren Sie sofort den Transport ins nächste Krankenhaus. Bis die Rettungskräfte eintreffen, sorgen Sie dafür, dass der Patient ausreichend trinkt, denn dadurch wird der Blutzuckerspiegel im Blut gesenkt.

Insulinschock

Wenn ein Diabetiker eine Mahlzeit ausfallen lässt oder versehentlich eine zu hohe Dosis Insulin genommen hat, kann das zu einem Insulinschock führen. Anzeichen hierfür sind Schwindel, Schweißausbrüche und Abgeschlagenheit. Ein Insulinschock ist ein medizinischer Notfall, und der Betroffene sollte so schnell wie möglich evakuiert werden.

Ketoacidose

Ketoacidose ist ein lebensbedrohlicher Zustand, der eintritt, wenn der Körper nicht ausreichend Insulin hat, um aus Blutzucker Energie zu gewinnen. Deshalb greift er auf Fett zurück, was zur Bildung von Ketokörpern (einer Art von Säure) führt. Die Symptome sind denen der Hyperglykämie sehr ähnlich: rote, warme und trockene Haut, tiefe, schnelle Atemzüge sowie ein fruchtig-süßlicher Atem. Der Betroffene verspürt übermäßigen Durst und muss oft urinieren. Sorgen Sie dafür, dass er viel trinkt, damit der Zucker aus dem Blut gespült wird, und organisieren Sie unverzüglich den Transport ins nächstgelegene Krankenhaus. Weitab vom Schuss kann ein solcher Zustand nicht behandelt werden.

Allergien und Nesselsucht

Menschen, die an einer Allergie leiden und zum Beispiel Heuschnupfen haben, meiden oft die freie Natur zu den Zeiten, in denen die jeweiligen Pflanzen blühen, um nicht die entsprechenden Symptome hervorzurufen. Wer gegen Frühblüher allergisch ist, macht sinnvollerweise im Frühjahr keinen Campingurlaub. Wer eine Allergie gegen bestimmte Pflanzen hat, kann vorsorglich auch gezielt bestimmte Regionen meiden. Etliche Institutionen bieten im Internet Übersichtskarten an, auf denen man sehen kann, wo gerade welche Pollen fliegen. Wenn Sie wissen, auf welche Pollen Sie allergisch sind, können Sie Ihren Outdoor-Trip entsprechend planen.

Selbsthilfe

Wenn Sie gegen bestimmte Pflanzen allergisch sind, können Sie die freie Natur trotzdem genießen – auch wenn Sie dabei manchmal niesen müssen. Folgende Tipps können Ihnen helfen, trotz Allergien Freude beim Campen zu haben:

- Nehmen Sie ausreichend Medikamente mit. Wenn Sie an einer starken Allergie oder an Asthma leiden, packen Sie ein Notfallset ein, mit einem zusätzlichen Inhalator, einem Adrenalin-Autoinjektor und allem, was Sie in einem Notfall sonst noch brauchen. Informieren Sie Ihre Mitcamper über Ihre Erkrankung und sagen Sie ihnen, was sie tun und wen sie anrufen sollen, falls bei Ihnen schwere Symptome auftreten.
- Schlafen Sie nicht unter freiem Himmel. Im Zelt sind Sie nachts vor Allergenen besser geschützt. In einem Zelt mit einem engmaschigen Moskitonetz oder einer Hängematte mit ähnlichem Schutz sind Sie zumindest während der Ruhephasen weniger in direktem Kontakt mit Allergenen.
- Trinken Sie Tee. Heißer Tee mit etwas Honig aus der Region wirkt bei allergischen Reaktionen Wunder.

Nesselsucht ist mit starkem Juckreiz verbunden, ziemlich unangenehm und sollte in jedem Fall ernst genommen werden. In der Regel ist sie eine allergische Reaktion – auf Pollen, Pflanzen, Nahrungsmittel oder Insekten. Manchmal tritt sie auch als Symptom einer Infektion auf. Typischerweise bilden sich dabei rote, leicht geschwollene Punkte auf der Haut (siehe Abb. 12.1). Sie jucken, sind aber normalerweise nach spätestens einer Woche wieder verschwunden. Nesselsucht kann auch ein Vorzeichen eines anaphylaktischen Schocks sein; lassen Sie also jemanden, der solche Symptome zeigt, nicht aus den Augen. Zur Behandlung empfehlen sich Antihistaminika und bestimmte Salben.

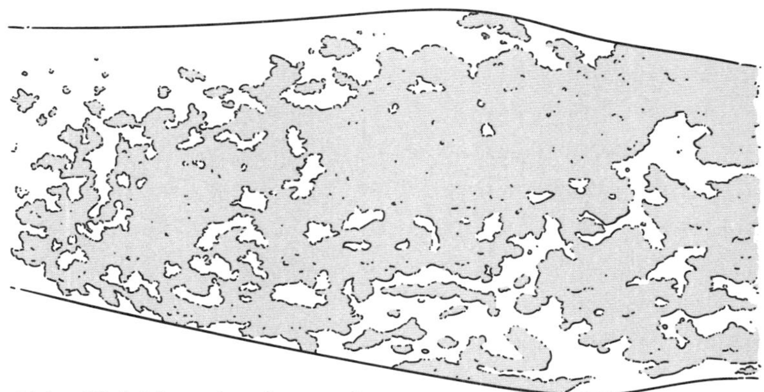

Abb. 12.1 Nesselsucht am Arm

Bushcraft-Tipp

Nesselsucht, Kontaktdermatitis (verursacht etwa durch Giftsumach oder Brennnessel) und Hitzeausschlag können mit Pflanzen behandelt werden, die Antihistaminika enthalten, wie zum Beispiel Springkraut (das auch entzündungshemmend wirkt). Zerquetschen Sie einfach ein paar frisch gepflückte Stängel und verreiben Sie sie auf der betroffenen Stelle.

Anaphylaktischer Schock

Eine schwere allergische Reaktion, die unmittelbar nach dem Kontakt mit einem Allergen auftritt (etwa nach einem Insektenstich), heißt anaphylaktischer Schock. Eine solche Reaktion kann lebensbedrohlich sein, weil sie unter Umständen die Atemwege blockiert. Außerdem kann der Schock zu Kreislaufversagen führen.

Zu den Symptomen zählen starker Juckreiz oder Nesselsucht, Kurzatmigkeit, heftiges Niesen, Husten und/oder keuchende Atmung, Anschwellen von Hals, Gesicht, Zunge und Mundraum oder ein Gefühl der Anspannung in diesen Körperteilen, Krampfanfälle und/oder Bewusstlosigkeit.

Der Schockzustand tritt innerhalb kürzester Zeit ein und muss sofort behandelt werden. Stellen Sie sicher, dass die Atemwege frei sind und wenden Sie das ABC-Schema an. Um einen anaphylaktischen Schock zu behandeln, brauchen Sie Adrenalin. Die meisten Menschen, bei denen die Gefahr eines solchen Schocks besteht, haben einen Adrenalin-Autoinjektor dabei. Diese Geräte sind verschreibungspflichtig.

Wenn Sie kein Adrenalin zur Hand haben, können Sie auch einen Asthmainhalator oder ein abschwellendes Nasenspray einsetzen. Nachdem die erste Schockreaktion vorüber ist, sollte der Patient noch während der folgenden vierundzwanzig Stunden ein Antihistaminikum einnehmen.

Beispiel aus der Praxis

Während eines Bushcraft-Camps klagt eine Teilnehmerin, nachdem sie bei einer Pflanzenexkursion von einer Pflanze probiert hat, über Atemnot. Außerdem schwellen ihr Hals und ihr Gesicht an und ihre Haut wird rot. Die Frage, ob sie gegen irgendetwas allergisch ist, verneint sie. Ihre Kehle wird immer enger, auf der Haut zeigt sich ein Ausschlag, und die Frau verfällt in Panik. Was tun Sie?

Lösung

Zufällig haben Sie ein abschwellendes Nasenspray dabei, das Sie der Frau anbieten können. Das Spray lindert die Symptome zwar, bringt sie aber nicht gänzlich zum Abklingen. Ein anderer Teilnehmer hat ein Notfallset dabei, das auch ein flüssiges Antihistaminikum enthält. Sie geben es der Betroffenen, und sie nimmt davon vermutlich mehr ein, als sie eigentlich sollte, doch immerhin legt sich dadurch ihre Panik und die Symptome werden nicht stärker. Sie behalten im Blick, ob ihre Atemwege frei sind, beobachten ihren Atem, achten darauf, dass ihr Kreislauf stabil ist, und zeigen ihr eine bequeme Körperhaltung.

Ein anderer aus der Gruppe hat sich inzwischen aufgemacht, um den begleitenden Arzt zu holen, doch bis zur Ambulanz des Camps sind es mindestens zehn Minuten Fußweg. Währenddessen überwachen Sie die Patientin weiterhin. Nach fünf Minuten scheint die Entwicklung der Symptome zwar verlangsamt zu sein, aber nicht gestoppt. Noch immer schwellen das Gesicht und der Hals der Patientin langsam an. Wenn sie nicht bald Adrenalin bekommt, schwillt möglicherweise ihre Luftröhre zu. Der Arzt, der vermutlich schon unterwegs ist, hat hoffentlich Adrenalin dabei. Um die Sache zu beschleunigen, überlegen Sie, zusammen mit vier anderen Teilnehmern die Erkrankte mithilfe einer Decke zu transportieren und dem Arzt entgegenzugehen.

Erkältung und Grippe

Wenn Sie auf einem Outdoor-Trip Anzeichen einer Erkältung oder einer Grippe entwickeln, beherzigen Sie folgende Tipps:

- **Nehmen Sie viel Flüssigkeit zu sich.** Halten Sie immer eine Wasserflasche parat und achten Sie darauf, dass niemand anderes daraus trinkt. Wasser ist ideal, um den Körper mit Flüssigkeit zu versorgen, aber auch Saftschorlen und Tee eignen sich gut. Wenn Sie das Wasser wegen einer Magenverstimmung nicht bei sich behalten können, weichen Sie auf Elektrolytgetränke aus.
- **Lesen Sie.** Wenn Sie krank im Camp liegen und Ihre Freunde ohne Sie zu allen möglichen Unternehmungen losziehen, können Sie sich die Zeit zwischen zwei Nickerchen gut mit Büchern vertreiben. Packen Sie also immer eines oder zwei in Ihren Rucksack. Denn damit Sie schnell wieder genesen, brauchen Sie vor allem größtmögliche Ruhe.
- **Essen Sie, auch wenn Sie keinen Appetit haben.** Wenn Sie etwas im Magen haben, bleiben Sie bei Kräften und stärken damit auch Ihr Immunsystem. Essen Sie also regelmäßig, außer Sie können wegen einer Magenverstimmung nichts bei sich behalten. In so einem Fall helfen elektrolythaltige Getränke.
- **Tun Sie, was Ihnen guttut.** Wenn Sie Ruhe brauchen, gönnen Sie sich Ruhe, und wenn Sie eine Pause brauchen, machen Sie eine Pause. Gehen Sie nicht an Ihre Grenzen, wenn Sie krank sind – sonst verschlimmern Sie damit die Erkrankung oder verunfallen und müssen sich dann mit einer überflüssigen Verletzung herumschlagen.

Schwangerschaft

Auch wenn die Schwangerschaft schon weiter fortgeschritten ist, sind viele Frauen noch mit Freude bei Outdoor-Unternehmungen dabei. Eine gewisse Vorsicht ist jedoch geboten. Überhitzung stellt vor allem während der ersten drei Monate eine große Gefahr dar, weil dadurch möglicherweise Fehlbildungen des Fötus verursacht werden. Tragen Sie daher bei Wanderungen entsprechende Kleidung.

Bewegung zahlt sich aus. Wenn Sie sich während der Schwangerschaft schon immer viel bewegt haben, werden Sie auch bei Unternehmungen in der freien Natur keine Probleme bekommen. Nach der sechzehnten Woche raten Ärzte jedoch von Aktivitäten ab, bei denen ein erhöhtes Unfallrisiko besteht. Stürze ereignen sich gehäuft gegen Ende der Schwangerschaft, weil sich der Körperschwerpunkt verschiebt und manche Bewegungen schwerer fallen. Achten Sie also besonders darauf, nicht zu stürzen.

In Kapitel 11 finden Sie Informationen dazu, was Sie tun können, falls Sie eine Fehlgeburt vermuten.

Bushcraft-Tipp

Während der Schwangerschaft können Sie mehrere Wochen lang jodhaltiges Wasser trinken; in den ersten Wochen sollten Sie jedoch darauf verzichten. Wenn Sie längere Zeit in der freien Natur unterwegs sind, müssen Sie das Wasser mit anderen Methoden reinigen und desinfizieren, etwa indem Sie es abkochen.

Tipps und Tricks

- Abgekochtes Wasser gewinnt wieder an Geschmack, wenn man es kräftig schüttelt oder mehrmals von einem Behälter in einen anderen gießt. Dadurch nimmt es Sauerstoff auf und verliert seinen faden Geschmack.
- Süßigkeiten und zuckerhaltige Getränke machen sich in jedem Notfallset gut. Sie können für Diabetiker von Nutzen sein, aber auch für alle anderen, die nach einer anstrengenden Wanderung eine Ration Zucker brauchen, um keine miese Laune zu bekommen.
- Die weiße Asche eines Holzfeuers wirkt vorbeugend gegen Wundscheuern und Hitzeausschlag. Tragen Sie sie vor einer Wanderung auf gefährdete Hautpartien auf.
- Wenn Sie abends Ihre Kleidung ablegen, sollten Sie darauf achten, nicht mit den Ölen giftiger Pflanzen in Berührung zu kommen (von denen möglicherweise noch irgendwo Reste an Ihrer Hose und Ihren Schuhen hängen). Ziehen Sie zuerst die Schuhe aus (und schützen Sie sich dabei nach Möglichkeit mit Handschuhen), und dann die Hose, ohne dass die Aufschläge die Fußknöchel berühren. Ziehen Sie als Letztes die Socken aus. Wenn Sie am nächsten Tag dieselben Kleidungsstücke anziehen, drehen Sie dabei die Reihenfolge einfach um.

Kapitel 13

Umwelteinflüsse

Der Mensch muss vorsichtig sein, denn alles von Menschenhand Errichtete kann von Mutter Natur zerstört werden.

RUSSEL HONORÉ

Selbst jemand, der bestens gegen die Unbilden des Outdoor-Lebens gewappnet ist, kann von den Naturgewalten außer Gefecht gesetzt werden – vom Wetter oder anderen Gefahren, die in der freien Natur nun einmal drohen. Auch in dieser Hinsicht ist Vorbeugung die beste Medizin, und sollte sie einmal nicht ausreichen, finden Sie im Folgenden entsprechende Tipps.

Unterkühlung, Erfrierungen und Wasserunfälle

Kälte gehört zu jenen Umwelteinflüssen, die am häufigsten Erkrankungen auslösen. Im Idealfall haben Sie und Ihre Gruppe bei Ihrem Aufenthalt in der Wildnis die perfekte

Kleidung dabei, doch manchmal schlägt das Wetter plötzlich um, oder die zweistündige Wanderung, für die Sie bestens ausgerüstet wären, wächst sich zu einem kräftezehrenden achtstündigen Marsch aus, bei dem auch noch ein Bär und ein ungeplantes Bad im See eine Rolle spielen.

Unterkühlung

Von Unterkühlung spricht man, wenn die Körperkerntemperatur unter 35 °C sinkt. Dauert dieser Zustand länger an, kann er zu schweren Verletzungen und sogar zum Tod führen. Sinkt die Temperatur auf 32 bis 35 °C, besteht ein Zustand leichter Unterkühlung, dem Sie aber dennoch sofort entgegenwirken sollten. Fällt Ihre Körperkerntemperatur auf unter 32 °C, befinden Sie sich in einem Zustand schwerer Unterkühlung.

Als Erstes müssen Sie für Wärme sorgen, indem Sie entweder einen Unterstand finden oder ein Feuer machen. Begeben Sie sich nach Möglichkeit an einen trockenen Ort. Nehmen Sie viele Kohlenhydrate zu sich und hüllen Sie sich in trockene, warme Kleidung.

Wer stark unterkühlt ist, ist sehr empfindlich für Berührungen. Vermeiden Sie daher ruckartige Bewegungen, wenn Sie jemanden in einem solchen Zustand versorgen. Behalten Sie den Atemfluss des Betroffenen im Blick; möglicherweise müssen Sie ihn mit Mund-zu-Mund-Beatmung unterstützen.

Wenn die Kleidung des Betroffenen feucht ist, ziehen Sie sie ihm vorsichtig aus. Legen Sie ihn auf eine Decke, die auf einer mindestens zehn Zentimeter dicken Isolierschicht aus gepresstem Material liegt, und wickeln Sie ihn in Decken oder Ersatzkleidungsstücke. Legen Sie ihm warme Feldflaschen um den Hals, auf die Leistengegend sowie in die Achselhöhlen. Verwenden Sie Plastikfolie oder Plastiktüten, um die Wärme in seinem Körper zu halten, und bringen Sie ihn so rasch wie möglich in medizinische Versorgung.

Selbsthilfe

Der erste Schritt bei der Selbsthilfe ist immer Vorbeugung. Wenn Sie dennoch einmal stark frieren, zittern und ähnliches, können Sie Ihren Zustand überprüfen, indem Sie versuchen, an einer Hand den kleinen Finger zum Daumen zu führen. Wenn Sie das hinkriegen, sind Ihre feinmotorischen Fähigkeiten noch intakt und Sie können sich selbst helfen. In so einem Fall ist Feuer das Mittel der Wahl. Die Wärme eines Feuers, die Sie auch mit der reflektierenden Seite einer Rettungsdecke verstärken können, hilft Ihnen, sich wieder aufzuwärmen. Setzen Sie sich nicht direkt auf den Boden. Um sich gegen die Kälte des Bodens zu schützen, brauchen Sie eine mindestens zehn Zentimeter dicke Isolierschicht aus gepresstem Material. Wenn Sie ein Feuer machen und eine Isolierschicht gegen die Bodenkälte anlegen, wird Ihnen auch durch die körperliche Anstrengung ein bisschen wärmer. Ersetzen Sie nach Möglichkeit feuchte Kleidungsstücke durch trockene. Wenn Sie sich bei niedrigen Temperaturen draußen aufhalten, können Sie sich zum Schutz vor Kälte an folgenden Regeln orientieren:

- Halten Sie Ihre Kleidung sauber. Verschmutzte Kleidung kann nicht richtig atmen und verhindert dadurch das Austreten von Hitze und Feuchtigkeit. Infolgedessen schwitzt man eher, und durch die Verdunstungskälte friert man leichter.
- Vermeiden Sie Überhitzung. Bei Überhitzung schwitzen Sie, was wiederum durch die Verdunstungskälte dazu führt, dass Sie frieren.
- Tragen Sie mehrere lockere Schichten Kleidung übereinander. So können Sie Ihre Kleidung leicht anpassen und überschüssige Hitze entweichen lassen oder Körperwärme zwischen den einzelnen Schichten speichern.

- ▢ Halten Sie Ihre Kleidung trocken. Wechseln Sie die Kleidung, wenn sie durchgeschwitzt ist, aber auch, wenn Sie an einer feuchten Stelle gesessen oder gekniet haben.
- ▢ Überprüfen Sie Ihre Kleidung regelmäßig und passen Sie sie gegebenenfalls den veränderten Umständen an.
- ▢ Nähen oder flicken Sie Ihre Kleidung bei Bedarf. Kleidungsstücke mit Rissen oder großen Löchern erfüllen ihren Zweck nicht so, wie sie sollten.

Erfrierungen

Erfrierungen können entstehen, wenn der Körper extremer Kälte ausgesetzt ist. Fällt die Temperatur der Haut auf unter 15 °C, dann erweitern sich die Blutgefäße, damit möglichst viel warmes Blut an die Haut gelangt. Wenn Sie in einer kalten Region aufgewachsen sind, ist bei Ihnen diese kältebedingte Gefäßerweiterung vermutlich stärker ausgeprägt als bei anderen Menschen, und Sie sind weniger anfällig für Erfrierungen.

Wenn die Temperatur der Haut in den Bereich zwischen 3 und 10 °C fällt, führt der Körper das Blut nicht mehr zur Haut, sondern zu den lebenswichtigen Organen. Dann kann die Hauttemperatur, vor allem an Fingern und Zehen, rapide sinken, unter Umständen sogar um ein halbes Grad pro Minute.

Wann liegt eine Erfrierung vor?

Viele Leute, vor allem solche mit wenig Erfahrung im Outdoor-Leben, glauben, dass Fühllosigkeit ein sicheres Anzeichen für Erfrierung ist. Doch das muss nicht sein. Wenn die Hauttemperatur unter 10 °C fällt, spürt man nichts mehr, aber noch ist kein Gewebe erfroren. Ob sich eine Körperstelle im Frühstadium der Erfrierung befindet, können Sie überprüfen, indem Sie mit dem Daumennagel in die Haut drücken. Entsteht dabei eine Kerbe, die sich nicht mehr zurückbildet, droht Erfrierung. Wenn es gar nicht erst möglich ist, die Haut einzudrücken, ist die Kälte schon in tiefere Hautschichten gedrungen.

Wenn Sie erste Anzeichen von Erfrierungen feststellen, wärmen Sie vorsichtig Ihre Hände. Lässt sich die Haut nicht eindrücken, brauchen Sie ärztliche Behandlung. Das Wichtigste ist, dass Sie an einen warmen Ort kommen.

Sind die Füße erfroren, schmerzt das Gehen außerordentlich und verursacht oft noch weitere Schäden. Daher sollten Sie für die Evakuierung nach Möglichkeit keine Methode wählen, bei der der Patient gehen muss.

Ursachen für Erfrierungen

Erfrierungen werden nicht immer nur durch niedrige Temperaturen verursacht. Zahlreiche andere Faktoren können ebenfalls dazu beitragen. Sind Sie oder jemand anderes aus Ihrer Gruppe mehreren dieser Einflüsse ausgesetzt, steigt das Risiko von Erfrierungen. Hierzu gehören frostiger Wind (je

Bushcraft-Tipp

Kennen Sie diesen modernen Mythos, in dem ein Kind den Griff einer Wasserpumpe ableckt und mit der Zunge daran kleben bleibt? Die Geschichte hat einen wahren Kern. Wenn Sie die Hand auf sehr kaltes Metall legen, kann die Haut in Sekundenschnelle gefrieren. Das kann vor allem bei Benzinkanistern aus Metall passieren, weil Benzin einen niedrigeren Gefrierpunkt als Wasser hat. Tragen Sie daher zur Vorsicht immer Handschuhe, wenn Sie sich bei Kälte draußen aufhalten.

stärker der Wind, desto kälter ist er), Alkohol (auf den Sie bei Kälte grundsätzlich verzichten sollten), Rauchen (auch darauf sollten Sie verzichten, weil sich dadurch die Blutgefäße verengen), Unterkühlung, Erschöpfung, schlecht sitzende Schuhe und feuchte Haut, weil Feuchtigkeit immer zu Abkühlung führt.

Warnsignale für Erfrierungen

Taubheitsgefühle sind ein Warnsignal, das der Körper aussendet, wenn die Hauttemperatur gefährlich weit absinkt. Wenn Sie weder einen Unterstand noch ein Feuer haben, um sich zu wärmen, stampfen Sie mit den Füßen auf und bewegen Sie die Zehen, um den Blutkreislauf wieder in Schwung zu bringen. Klemmen Sie die Hände in die Achselhöhlen oder stecken Sie sie in die Jackentaschen. Lässt die Durchblutung allerdings schon nach, kann es schwierig sein, den Körper wieder aufzuwärmen. Erinnern Sie sich noch an die Kapitel in diesem und den anderen Bushcraft-Büchern, in denen wir darüber gesprochen haben, wie man bei widrigen Verhältnissen ein Feuer macht? Jetzt zahlt sich dieses Wissen aus. Wenn Sie tragbare Handwärmer haben, packen Sie sie immer mit ein, damit Sie sie bei Bedarf rasch einsetzen können.

Zur Behandlung von Erfrierungen – im frühen oder im fortgeschrittenen Stadium – können Sie Folgendes tun:

- Legen Sie die Hand oder den Fuß des Betroffenen in Wasser, das 40 bis 42 °C warm ist. Das fühlt sich heiß an, ist für die Haut aber noch verträglich. Probieren Sie es vorher aus: Wenn Ihnen das Wasser zu heiß ist, ist es auch für Ihren Patienten zu heiß und gart den erfrorenen Körperteil eher langsam durch als ihn zu heilen.
- Ermuntern Sie den Patienten, die betroffenen Körperteile zu bewegen.

- Lassen Sie die Hand oder den Fuß dreißig Minuten lang im heißen Wasser, oder so lange, bis die Haut rot wird und der Patient Finger bzw. Zehen wieder bewegen kann.
- Legen Sie nach dem Aufwärmen durch heißes Wasser einen Verband an, der auch zwischen die Finger bzw. Zehen reicht.

Die Erwärmung dient dazu, den Blutkreislauf wieder anzuregen, bevor Gewebe beschädigt wird. Jedes Körpergewebe braucht Sauerstoff. Fehlt er, kann das Gewebe seine Funktion nicht mehr erfüllen und stirbt ab. Die Versorgung mit Blut ist also essenziell, damit das Gewebe an Händen und Füßen des Patienten intakt bleibt. Das erreichen Sie am besten, indem Sie Hände und Füße in ein heißes Wasserbad tauchen und dafür sorgen, dass der Patient es auch sonst warm und bequem hat und die Ruhe bewahrt.

Wasserunfälle

Manchmal bricht jemand beim Wandern im Eis ein und ist eine gewisse Zeit dem kalten Wasser ausgesetzt. Anschließend hat er nicht nur mit der Kälte der Luft zu kämpfen, sondern ist auch noch nass. In Kombination können diese beiden Faktoren sehr schnell zu Unterkühlung führen. Bringen Sie den Betroffenen so rasch wie möglich an einen warmen Ort

Bushcraft-Tipp

Vielleicht fragen Sie sich, warum wir nicht empfehlen, zur Behandlung von Erfrierungen als Erstes ein Feuer zu machen. Ein Feuer ist zwar prinzipiell eine gute Idee, doch es wärmt die Luft nicht schnell genug auf, um Schäden am Körpergewebe vorzubeugen. Warmes Wasser ist dagegen schneller verfügbar.

und ziehen Sie ihm die Kleidung aus. Trocknen Sie ihn gründlich ab, wickeln Sie ihn in warme, trockene Decken und hängen Sie seine Kleidung zum Trocknen auf. Hat er Ersatzkleidung dabei, umso besser. Ist keine trockene Kleidung verfügbar, dann ist eine bloße Decke immer noch besser als nasse Kleidung. Eine Rettungsdecke oder jedes andere isolierende Material eignet sich ebenfalls gut, um den Patienten einzuwickeln, weil sie verhindert, dass die Körperwärme entweicht. Sorgen Sie dafür, dass er nicht im Luftzug sitzt, und lenken Sie mit reflektierendem Material die Hitze eines Feuers auf ihn, um ihn zu wärmen. Lassen Sie ihn nicht aus den Augen und achten Sie darauf, ob er noch weitere Symptome entwickelt. Ein Sturz durch eine Eisdecke kann ein schockierendes Erlebnis sein. Auch eine Tasse Tee oder eine Schale heiße Suppe helfen bei der Genesung.

Bushcraft-Tipp

Wenn die Haut wiederholt großer Kälte ausgesetzt ist, vor allem bei feuchten und windigen Verhältnissen, kann sie sich entzünden, wodurch Frostbeulen entstehen. Die betroffenen Stellen sind weich, gerötet und jucken, manchmal bilden sich auch Blasen. Diese Symptome lassen sich durch jedes Hautpflegemittel lindern. Vermeiden kann man Frostbeulen, indem man Handschuhe trägt. Frostbeulen sind zwar in der Regel unproblematisch, können sich jedoch entzünden. Achten Sie daher auf entsprechende Anzeichen (Hitzeentwicklung, rote Striemen, austretende Flüssigkeiten).

Beispiel aus der Praxis

Sie unternehmen mit einem Freund im Frühjahr eine Kanutour. Die Tage werden wärmer, die Temperaturen liegen zum Teil schon über 10 °C, und Sie können es beide kaum erwarten, endlich wieder einmal raus in die Natur zu kommen. Eine Zeit lang läuft alles prima, bis Ihr Freund, während er ganz aufgeregt eine Geschichte erzählt, sein Paddel verliert, das sofort vom Wasser davongetrieben wird. Ruckartig greift er nach dem Paddel, wodurch das Kanu kentert und Sie beide im kalten Wasser landen. Sie ringen nach Atem und haben Mühe, an der Wasseroberfläche zu bleiben; Ihr Wollhemd saugt sich voll, wird immer schwerer und zieht Sie nach unten. Ihr Freund kann sich ans Ufer retten, Sie selbst strampeln noch eine Weile, bis Sie festen Boden unter den Füßen haben und es dann ebenfalls ans Ufer schaffen. Ihre Ausrüstung wurde mitsamt dem Kanu von einem Strudel in die Tiefe gezogen. Sie und Ihr Freund zittern beide über die Maßen. Was tun Sie jetzt?

Lösung

Sie sagen Ihrem Freund, er soll sich ausziehen, und ziehen sich selbst ebenfalls aus. Die Kleidung Ihres Freundes ist dem Wetter nicht angemessen: Er trägt fast nur Sachen aus Baumwolle, dazu eine dicke Jacke in der Art eines Parka. Nachdem er sich ausgezogen hat, fängt er an, seine Sachen auszuwringen. Sie selbst tragen wollene Unterwäsche, eine Hose aus festem Leinen, Wollsocken und eine Wolljacke. Weil Ihre Ausrüstung weg ist und Sie somit auch keine Ersatzkleidung mehr haben, wringen Sie Ihre nassen Sachen ebenfalls aus und ziehen sie dann wieder an. Weil sie aus Wolle sind, isolieren sie noch ein bisschen, obwohl sie feucht sind. Ihr Freund dagegen kann die Finger nicht mehr bewegen.

Um seine feinmotorischen Fähigkeiten zu überprüfen, bitten Sie ihn, an einer Hand den kleinen Finger und den Daumen zusammenzuführen, wozu er allerdings nicht in der Lage ist. Zum Glück haben Sie immer einen Auermetallstab in der Tasche und tragen Ihr Messer stets am Gürtel. Damit entfachen Sie innerhalb weniger Minuten ein Feuer. Sie sagen Ihrem Freund, er soll sich neben das Feuer stellen, und erhitzen Steine, um die Sie dann seine nassen Kleidungsstücke wickeln, damit sie so trocken werden, dass er sie wieder anziehen kann. Weil Sie selbst sich schon wieder einigermaßen wohlfühlen, geben Sie ihm Ihre Wolljacke, die ihm spürbar hilft, sich aufzuwärmen.

Zwar klappert er noch immer mit den Zähnen und zittert wie Espenlaub, aber er kann sprechen und den kleinen Finger und den Daumen gerade so zusammenführen, was ein Zeichen der Besserung ist. Er kauert sich auf dem felsigen Ufer zusammen, und Sie helfen ihm, sich die mit Kleidungsstücken umhüllten warmen Steine unter die Achseln zu klemmen und auf die Körpermitte zu legen, was ihm einen Seufzer der Erleichterung entlockt. Nach rund dreißig Minuten sind seine Sachen so trocken, dass er sie wieder anziehen kann, und er zittert auch nicht mehr und klappert nicht mehr mit den Zähnen. Er friert zwar noch ein wenig, fühlt sich jedoch schon deutlich besser. Sie dagegen sind ins Schwitzen geraten, während Sie sich um ihn gekümmert haben. Weil Schweiß bei niedrigen Temperaturen eine Gefahr darstellen kann, sollten Sie sich die Zeit nehmen, sich abzutrocknen und ein wenig abzukühlen, bevor Sie überlegen, wie Sie weiter vorgehen, um wieder an Ihr Kanu und Ihre Ausrüstung zu kommen.

Überhitzung, Hitzeerschöpfung, Hitzschlag und Sonnenbrand

Am anderen Ende der Skala finden sich Erkrankungen und Verletzungen, die durch zu große Hitze verursacht werden. Über einen längeren Zeitraum hinweg kann zu große Hitze genauso gefährlich sein wie zu große Kälte.

Überhitzung

Von Überhitzung spricht man, wenn die Körpertemperatur 38,5 °C übersteigt. Liegt die Körpertemperatur über einen längeren Zeitraum hinweg bei 40 °C, so besteht Lebensgefahr. Anzeichen von Überhitzung sind heiße, trockene Haut sowie das Ausbleiben von Schweiß. Die Betroffenen haben niedrigen Blutdruck sowie möglicherweise Schwindelanfälle oder werden ohnmächtig.

Als Erstes muss die Patientin aus der Sonne gebracht werden. Ist sie nur leicht überhitzt, genügt es schon, sie in den Schatten zu bringen und eng anliegende Kleidung zu lockern. Sorgen Sie außerdem dafür, dass sie viel trinkt (was bei großer Hitze natürlich auch alle anderen in der Gruppe tun sollten). Ist die Person stark überhitzt, sodass sie rasch gekühlt werden muss, tauchen Sie sie in Wasser. Sie braucht dabei nicht zu schwimmen. Stellen Sie sich neben Sie und stützen Sie sie. Ist kein Gewässer in der Nähe, legen Sie ihr kalte Feldflaschen in den Nacken und auf die Arme.

Hitzeerschöpfung

Hitzeerschöpfung ist meist die Folge übermäßiger körperlicher Anstrengung bei extremer Hitze. Sie kann in jeder heißen Umgebung und durch jede kräftezehrende Tätigkeit entstehen. Anzeichen sind ungewöhnlich starke Schweißproduktion, Kopfschmerzen, Verwirrtheit und ein rasender Puls. Oft müssen die Betroffenen auch heftig würgen.

Das zentrale Symptom einer Hitzeerschöpfung – das Sie auch sofort bekämpfen müssen –, ist jedoch Dehydrierung. Sorgen Sie dafür, dass der Betroffene nicht mehr der direkten Sonneneinstrahlung ausgesetzt ist, und bringen Sie ihn an einen kühlen Ort. Stellen Sie sicher, dass er so viel wie möglich trinkt. Führt das nicht umgehend zu Besserung, verabreichen Sie ihm Elektrolyte.

Hitzschlag

Wird Hitzeerschöpfung nicht behandelt, kann die Körperkerntemperatur auf bis zu 41 °C steigen. Dann spricht man von einem Hitzschlag. Bei dieser Temperatur nehmen die Körperzellen Schaden, was zu weiterer Hitzeentwicklung sowie zu Kreislaufstörungen und in der Folge möglicherweise zu Schäden an inneren Organen führt.

- Ein klassischer Hitzschlag trifft oft ältere Menschen und solche, die sich gezwungenermaßen an heißen Orten aufhalten. Er entwickelt sich oft über einen längeren Zeitraum hinweg.
- Ein Hitzschlag kann auch durch übermäßige körperliche Anstrengung ausgelöst werden. Dies geschieht in der Regel schneller als beim klassischen Hitzschlag, oft schon innerhalb von fünfzehn Minuten. Betroffen sind typischerweise Menschen, die bei extremer Hitze große körperliche Anstrengungen vollbringen (z. B. Wanderer oder Sportler). Die Symptome sind bei beiden Formen des Hitzschlags dieselben, bei einem Hitzschlag durch Anstrengung kommt noch ein rasender Puls hinzu. Werden die Betroffenen nicht sofort behandelt, fallen sie möglicherweise ins Koma, was lebensbedrohlich werden kann.

Bushcraft-Tipp

Wenn Sie einem Patienten mit Hitzschlag helfen wollen, rechnen Sie damit, dass er unkooperativ oder sogar aggressiv ist – die Hitze kann zu geistiger Verwirrtheit führen. Dann sollten Sie als Erstes dafür sorgen, dass er sich abkühlt, indem er in kaltem Wasser untertaucht oder sich zumindest an einen kühlen Ort begibt.

Sonnenbrand

Einen Sonnenbrand vermeidet man am besten, indem man sich nicht dem direkten Sonnenlicht aussetzt. Das klingt banal, doch auch bei bewölktem Himmel dringen die UV-Strahlen durch die Wolkendecke und schaden der Haut. Ziehen Sie im Sommer langärmlige Sommerhemden an – sie bedecken die Haut und transportieren Feuchtigkeit ab. Tragen Sie außerdem einen breitkrempigen Hut, der Kopf, Nacken und Gesicht vor Sonnenbrand schützt. Cremen Sie Hautpartien, die der Sonne ausgesetzt sind, mit Sonnenschutzmittel ein. Achten Sie darauf, dass es wasserfest ist, denn sonst wäscht der Schweiß es ab, wenn Sie eine Wanderung machen oder im Freien arbeiten.

Bei einem schwachen Sonnenbrand ist die Haut gerötet und zeigt nur vergleichsweise leichte Irritationen. Er lässt sich problemlos behandeln, etwa mit einer pflegenden Hautlotion oder aloehaltigen Gels, die ebenfalls rasch Linderung verschaffen.

Bei einem schweren Sonnenbrand, bei dem man wie ein gekochter Hummer aussieht, bildet die Haut Blasen und schält sich ab. Dabei handelt es sich um Verbrennungen 2. Grades, die oft große Teile der Körperoberfläche einnehmen. Das führt zu Unterkühlung, weshalb man dann leicht zittert und friert. Auch Übelkeit und Kopfschmerzen können zu den Symptomen gehören. Die betroffenen Hautregionen geben Feuchtigkeit ab, weshalb die Kleidung oftmals an der Haut klebt. Die Abgabe von Feuchtigkeit ist eine natürliche Reaktion des Körpers, um die Haut an der Oberfläche zu kühlen. In Kapitel 5 finden Sie weitere Informationen zur Behandlung schwerer Sonnenbrände (Verbrennungen 2. und 3. Grades).

Diese natürliche Reaktion kann nach einer Weile zu Dehydrierung führen. Daher sollten Sie bei einem Sonnenbrand viel trinken. Nehmen Sie außerdem bei Bedarf ein leichtes Schmerzmittel; auch Hautpflegeprodukte mit Aloe vera oder der Saft dieser Pflanze können Linderung verschaffen. In Kapitel 16 finden Sie weitere Hinweise zur Verwendung von Heilpflanzen bei Sonnenbrand.

Manchmal hat ein langer Aufenthalt in der Sonne nicht nur einen Sonnenbrand zur Folge, sondern einen Sonnenstich. Zu den Symptomen gehören Übelkeit, Fieber, Kopfschmerzen und Benommenheit. Bringen sie betroffene Personen in den Schatten und sorgen Sie dafür, dass sie viel trinken. Wenn sich die Vitalparameter verschlechtern, organisieren Sie den Transport in medizinische Versorgung.

Für alle Formen von Sonnenbrand gilt: Baden Sie in kühlem (aber nicht kaltem) Wasser oder legen Sie kühle Kompressen auf, damit die Schwellungen zurückgehen. Nehmen Sie zur Schmerzlinderung gegebenenfalls ein leichtes Schmerzmittel wie Aspirin oder Ibuprofen.

Höhenkrankheit

Je höher das Gelände, desto niedriger der Luftdruck. Weiter oben in der Luft werden die Moleküle weniger stark zusammengepresst, weshalb die Luft auf dem Gipfel eines Berges weniger sauerstoffhaltig als im Tal ist. Wer nicht an Aufenthalte in der Höhe gewöhnt ist, entwickelt dort möglicherweise Symptome der Höhenkrankheit. Das geschieht vor allem dann, wenn jemand, der in niedriger Höhe lebt, zu schnell in große Höhen gelangt. Dann hat der Körper keine Zeit, sich zu akklimatisieren, und nimmt möglicherweise Schaden.

Wenn Sie sich beim Aufstieg nicht ausreichend Ruhepausen und Zeit zum Akklimatisieren nehmen, kann die Höhenkrankheit schon in einer vergleichsweise geringen Höhe von 2000 Metern auftreten. Wenn Sie schon einmal vom Tal schnell in große Höhen gefahren sind (etwa in den Alpen), wissen Sie vielleicht, dass das Kopfschmerzen, Kurzatmigkeit und Schwindel verursachen kann. Schwindelgefühle sind ein typisches Anzeichen von Sauerstoffmangel. Auch körperliche Anstrengung trägt zur Entstehung der Höhenkrankheit bei.

Bushcraft-Tipp

Wer beim Bergsteigen nicht die gebotene Vorsicht walten lässt, zieht sich leicht ein höhenbedingtes Hirnödem zu, eine Erkrankung, die tödlich enden kann. Wenn man sich lange in großer Höhe aufhält, ohne daran gewöhnt zu sein, kann dies ebenfalls zur Höhenkrankheit führen.

Vorbeugung

Bei der Vorbeugung höhenbedingter Erkrankungen kann man auf Präparate zurückgreifen, die die Produktion roter Blutkörperchen anregen (diese sind für den Sauerstofftransport im Blut zuständig). In der Regel müssen sie schon eine Woche vor dem geplanten Aufenthalt in großer Höhe eingenommen werden.

Am effektivsten ist jedoch eine mehrtägige Akklimatisierung. Hier gilt: tagsüber oben, nachts unten. Steigen Sie am ersten Tag auf 3000 Meter und übernachten Sie auf 1800 bis 2400 Metern. Steigen Sie am nächsten Tag auf 3300 Meter und schlafen Sie wieder entsprechend tiefer. Wenn Sie auf diese Weise ein paar Tage lang trainieren, reduzieren Sie die Gefahr einer Höhenkrankheit deutlich.

Aber auch während des Trips können Sie Einiges zur Vorbeugung tun. Das wichtigste Mittel zur Abwehr der Höhenkrankheit ist, viel Wasser zu trinken. Denn dann müssen Sie öfter urinieren, wodurch der Körper überschüssige Milchsäure ausscheiden kann. Außerdem sollten Sie langsamer gehen als sonst, um das Ausmaß der körperlichen Anstrengung dem niedrigen Sauerstoffgehalt der Luft anzupassen. Probieren Sie es aus, bis Sie Ihren Rhythmus gefunden haben.

Allgemeine Symptome der Höhenkrankheit

Typische Symptome der Höhenkrankheit sind Ermattung und Schlafstörungen. Dazu kommen oft Kopfschmerzen, Schwindel und Appetitlosigkeit. Die Betroffenen fühlen sich oft schwach und geben nur geringe Mengen Urin ab.

Höhenbedingtes Hirnödem

Ein höhenbedingtes Hirnödem weist die typischen Symptome der Höhenkrankheit auf, jedoch in deutlich stärkerer Ausprägung. Außerdem können die Betroffenen die Muskeln nicht mehr kontrollieren (was gerade für Bergsteiger lebensgefährlich sein kann) und werden unter Umständen bewusstlos.

Höhenbedingtes Lungenödem

Die ersten Anzeichen eines höhenbedingten Lungenödems sind trockener Husten und Brustschmerzen. Außerdem steigt die Atemfrequenz und die Betroffenen fühlen sich schlapp. Wenn sich das Ödem weiter ausbreitet, wird der Husten stärker und produziert schaumigen, rötlichen Auswurf – Spuren von Blut in der Lunge. Den Betroffenen fällt das Atmen schwer und ihr Puls geht schneller. Beim Atmen ist ein gurgelndes Geräusch zu hören.

Maßnahmen gegen Höhenkrankheit

Um Maßnahmen gegen die Höhenkrankheit zu treffen, muss sie zunächst als solche erkannt werden. Weil sich die Symptome mit jedem Höhenmeter verschlimmern würden, sollten Sie den Aufstieg abbrechen und so schnell wie möglich wieder absteigen. Verabreichen Sie dem Betroffenen Sauerstoff, falls Sie welchen dabeihaben. Sorgen Sie dafür, dass er viel trinkt und etwas isst (auch wenn er keinen Appetit hat). Er sollte sich immer so halten, dass er so gut wie möglich Luft bekommt. Wenn er bewusstlos wird, droht ein Schock und Sie sollten ihn entsprechend behandeln (siehe Kapitel 7).

Verletzungen durch Blitze

Sicher kennen Sie die Statistiken, aus denen hervorgeht, dass es äußerst unwahrscheinlich ist, vom Blitz getroffen zu werden. Das stimmt natürlich, aber wer viel Zeit in der freien Natur verbringt, hat ein höheres Risiko als ein Stubenhocker. Wenn Sie während eines Gewitters auf einem offenen Feld stehen, sind Sie weit und breit die einzige Erhebung und damit für Blitze ein naheliegendes Ziel. Weil Wasser Strom leitet, sollten Sie sich von Wasservorkommen fernhalten, wenn Sie mit Blitzen rechnen müssen. Dasselbe gilt für Metallzäune. Blitze können von einem Objekt auf ein anderes überspringen (etwa auf einen Baum) und sich auch durch den Erdboden ausbreiten.

Die unmittelbarste Auswirkung eines Blitzschlages ist ein Riss des Trommelfells. Das geschieht in etwa der Hälfte der Fälle, in denen jemand von einem Blitz verletzt wird. Schwerwiegende Verbrennungen sind erstaunlicherweise selten zu verzeichnen, doch aufgrund der gewaltigen elektrischen Ladung müssen Sie mit Muskelkrämpfen rechnen.

Wenn Sie jemanden versorgen wollen, der (möglicherweise) vom Blitz getroffen wurde, überprüfen Sie zuvor, ob die Stelle, an der Sie sich befinden, sicher ist. Falls erforderlich, bringen Sie den Verletzten erst in Sicherheit. Es ist durchaus möglich, dass mehrere Personen vom selben Blitz getroffen wurden. Kümmern Sie sich zuerst um die, die keine Laute von sich geben, denn die anderen haben vermutlich nur oberflächliche Verletzungen. Leisten Sie Mund-zu-Mund-Beatmung, bis der Puls langsamer wird und sich normalisiert. Wenn Sie keine Lebenszeichen erkennen können, wenden Sie zusätzlich Herzdruckmassage an. Bedenken Sie bei der Untersuchung, dass der Betroffene Sie möglicherweise nicht hören kann, weil sein Trommelfell gerissen ist. In solchen Fällen müssen Sie sich mit Zeichensprache verständigen.

Verbrennungen und andere Verletzungen behandeln Sie so wie unter anderen Umständen auch.

Lebensmittelvergiftungen

Bei Aufenthalten in der freien Natur kann es schwierig sein, die Regeln der Lebensmittelhygiene zu beachten. Dann essen wir etwas, das falsch gelagert wurde oder verunreinigt ist, und die Folgen reichen von einer leichten Magenverstimmung bis zu einer lebensbedrohlichen Krankheit.

Wenn Sie Fleisch mehrere Stunden lang ungekühlt im Gepäck haben, vermehren sich schädliche Mikroorganismen.

Wenn Sie es gar kochen, werden zwar viele dieser Keime abgetötet, aber wenn Sie es aus dem Topf nehmen, kommt es dabei mit dem ausgetretenen Fett und damit auch wieder mit den Keimen in Berührung. Das ist ein Fehler, der den meisten Outdoor-Fans passiert – Anfängern wie Fortgeschrittenen – und der oft zu Erkrankungen führt. Dieses und ähnliche Missgeschicke können Sie vermeiden, wenn Sie die folgenden Tipps beachten:

- Waschen Sie sich regelmäßig die Hände, wenn Sie mit Lebensmitteln zu tun haben, vor allem, nachdem Sie rohes Fleisch verarbeitet haben. Falls Sie keine Seife zur Verfügung haben, ist Trinkwasser immer noch besser als gar nichts. Zum Desinfizieren können Sie Holzasche verwenden; sie lässt sich auch leicht wieder abwaschen.
- Thermobehälter halten Lebensmittel mehrere Stunden lang kalt oder warm. Umhüllen Sie sie mit Plastikfolie, damit Fett von Fleisch nicht in Kontakt mit anderen Lebensmitteln gerät. Wenn Sie die Behälter in Handtücher oder Decken wickeln, sind sie vor direkter Sonneneinstrahlung geschützt und die isolierende Wirkung hält länger an.
- Lebensmittel, die viele Konservierungsstoffe enthalten, wie etwa gepökeltes Fleisch oder bestimmte Wurstsorten, verderben nur langsam, weil sich in ihnen schädliche Mikroorganismen nur langsam vermehren.
- Wenn Sie rohes Fleisch über eine lange Strecke transportieren wollen, packen Sie es am besten in tiefgefrorenem Zustand ein. Hackfleisch taut schneller auf und ist verderblicher als ganze Stücke und sollte daher als Erstes verbraucht werden. Garen Sie Fleisch immer gut durch (mindestens aber *medium*). Legen Sie gegarte Stücke auf saubere Unterlagen. Spülen Sie die Küchenutensilien, mit denen Sie das Fleisch (roh oder gekocht) bearbeitet haben, und essen Sie es, solange es heiß ist.

- Holzkohle kann ein Helfer in der Not sein. Wenn Sie erkranken, nachdem Sie etwas gegessen haben, zermahlen Sie ein wenig Holzkohle, lösen Sie sie in Wasser auf und trinken Sie die Mischung. Dadurch wird die Tätigkeit von Mikroorganismen und Bakterien im Verdauungstrakt unterbunden und Sie fühlen sich rasch besser.

Verletzungen am Auge

Verletzungen am Auge kommen im Outdoor-Leben immer wieder vor: wenn Sie etwa beim Wandern darauf achten, wohin Sie Ihre Füße setzen, und den herabhängenden Ast erst bemerken, als er Ihnen ins Gesicht schlägt und Sie am Auge verletzt. Oder wenn Sie sich am Lagerfeuer wärmen und Ihnen ein Funke ins Auge fliegt. Nehmen Sie daher, wenn Sie in einer Gruppe unterwegs sind, Rücksicht auf die anderen, halten Sie in den Weg hängende Äste für Ihren Hintermann zur Seite und machen Sie die anderen auf eventuelle Gefahren aufmerksam. Tragen Sie bei einem Marsch durchs Dickicht gegebenenfalls eine Schutzbrille oder sogar eine Staubbrille (falls Sie keine Sonnenbrille dabeihaben oder nicht ohnehin eine Brille tragen). Schutzbrillen sind oft nicht wirklich schick, aber in jedem Fall besser als ein Splitter im Auge. Schmutzpartikel aus dem Feuer oder von Bäumen sowie Staub können ebenfalls zu Verletzungen der Augen führen – ein Krümel Rinde oder ein Staubkörnchen, das aus dem Feuer aufgeweht wurde und sich unter dem Lid verfängt, kann einen in den Wahnsinn treiben und zerkratzt außerdem die Hornhaut.

Folgende drei Erkrankungen und Verletzungen der Augen treten im Outdoor-Leben am häufigsten auf:

Schmutzpartikel unter den Lidern

Landet ein Schmutzpartikel unter einem Augenlid, beschädigt es die Oberfläche des Auges, was ziemlich unangenehm ist: Das Auge juckt, wird rot, schwillt an und tränt im Übermaß. Waschen Sie sich zunächst die Hände und versuchen Sie dann, das Auge mit sauberem Trinkwasser zu spülen, das lauwarm sein oder fast Körpertemperatur haben sollte. Hat sich das Partikel unter dem Lid festgesetzt, reiben Sie nicht an der betroffenen Stelle, denn dadurch drücken Sie es nur tiefer ins Auge. Bitten Sie lieber jemanden, das Lid anzuheben und nachzusehen, wo genau sich der Fremdkörper befindet. Möglicherweise hängt er am Lid fest; wenn Sie jemand anderen behandeln, sehen Sie genau hin und bitten Sie den Betroffenen, in alle Richtungen zu blicken, denn manchmal bewegt sich der Fremdkörper mit. Rollen Sie ein kleines Stück Verbandsmull oder Stoff zusammen, feuchten Sie es an, legen Sie es unter das Lid und wischen Sie den Fremdköper heraus. Gelingt Ihnen das nicht, bringen Sie eine weiche Wundauflage an und verbinden Sie das Auge, sodass es geschützt ist, und bringen Sie den Betroffenen in medizinische Versorgung.

Bindehautentzündung

Die Bindehaut ist eine schützende Schicht auf der Innenseite der Augenlider. Sie kann sich infolge einer allergischen Reaktion, durch Bakterien oder auch Viren entzünden oder infizieren. Die Erkrankung kann hoch ansteckend sein und wird durch den Kontakt mit der Augenflüssigkeit einer erkrankten Person übertragen. Zu den Symptomen gehören Rötung, Juckreiz und verstärkter Tränenfluss, manchmal auch Ausfluss und Verkrustungen am Augenrand. In der Regel klingt die Erkrankung nach zwei Wochen von selbst wieder ab.

Ist die Bindehautentzündung durch eine allergische Reaktion verursacht, kann sie mit Antihistaminika behandelt werden, bei einer bakteriellen Infektion sollten jedoch antibiotische Augentropfen gegeben werden. Vorbeugen können Sie, indem Sie sich das Gesicht mit Trinkwasser waschen und darauf achten, in der freien Natur unter Wasser die Augen geschlossen zu halten. Mit Fäkalbakterien verunreinigtes Wasser ist eine der Hauptursachen für eine Bindehautentzündung während eines Outdoor-Trips. Wenn Sie eine gewisse Zeit in einer besonders staubigen Gegend verbracht haben oder in möglicherweise verunreinigtem Wasser schwimmen waren, empfiehlt es sich, die Augen mit pflegenden Tropfen zu spülen.

Verletzung des Augengewebes

Unter Umständen ist das Augengewebe verletzt oder ein Fremdkörper ist eingedrungen. Diese Arten von Verletzungen sind sehr ernst, und betroffene Patienten müssen sofort ins nächstgelegene Krankenhaus gebracht werden. Wenn die Wunde blutet, versuchen Sie, die Blutung zu stillen, und legen Sie eine dicke Wundauflage auf. Es kann sinnvoll sein, dass der Patient beide Augen schließt, weil er dann die Augen und damit auch das verletzte Auge weniger bewegt; allerdings kann er dann auch nicht mehr selbstständig gehen und ist beim Transport voll und ganz auf die Ersthelfer angewiesen.

Wenn ein Fremdkörper im Augapfel steckt, versuchen Sie nicht, ihn herauszuziehen, und halten Sie auch den Verletzten davon ab. Versuchen Sie, die Blutung zu stillen, und sorgen Sie dafür, dass sich der Fremdkörper nicht bewegt, indem Sie ihn mit einem zusammengerollten Stück Verbandsmull oder Baumwolle (Socken, T-Shirts) und Klebeband fixieren. Ist das geschafft, überprüfen Sie die Größe des Objekts. Wenn es so lang ist, dass es bei einem Transport eine Gefahr darstellen würde, müssen Sie es unter Umständen kürzen. Vermeiden Sie dabei, wenn es irgendwie geht, ruckartige Bewegungen, und schneiden Sie den Fremdkörper nur ab, wenn es wirklich sein muss. Auch jetzt sollte der Patient beide Augen geschlossen halten, damit das verletzte Auge nicht die Bewegungen des gesunden mitmacht. Bringen Sie den Patienten so schnell und so vorsichtig wie möglich in medizinische Versorgung.

Dehydrierung

Vielleicht haben Sie sich das schon einmal vorgestellt: Sie sitzen am Ufer eines kristallklaren Sees, trinken eine Tasse Wasser, die Sie gerade daraus geschöpft haben, und betrachten eine Herde Rotwild, die sich ein Stück entfernt ebenfalls an dem Wasser gütlich tut. Das ist zwar ein schönes Bild, doch Sie sollten es sich aus dem Kopf schlagen. Frisches Wasser aus der Natur ist nämlich oft verunreinigt.

In vielen Regionen der Welt (etwa den USA und Kanada) sind biologische Krankheitserreger das größte Problem im Umgang mit Wasser. Durch den Einsatz eines Filters können Sie das Wasser reinigen, sowohl von Parasiten (z. B. *Cryptosporidium parvum* oder *Giardia lamblia*) als auch von Bakterien (z. B. *Escherichia coli, Campylobakter,* Salmonellen und Shigellen).

Wasserreiniger leisten noch etwas mehr; sie verwenden Chemikalien wie Chlor oder Jod sowie UV-Licht und töten dadurch Viren ab (Hepatitis A, Rotaviren, Noroviren). Wenn Sie in weniger entwickelte Länder reisen, sollten Sie einen Wasserreiniger im Gepäck haben und sich nicht nur auf einen Wasserfilter verlassen.

Auch die Vorreinigung des Wassers ist ein wichtiger Schritt. Wenn das Wasser trüb oder verschlammt ist, sind

Keramikfilter und Reiniger, die mit UV-Licht arbeiten, nur bedingt effektiv, und Sie müssen das Wasser unter Umständen mehrmals behandeln. Die günstigste und effektivste Methode, um Wasser genießbar zu machen, ist nach wie vor das Abkochen. In Höhen bis zu 3000 Metern reicht es aus, das Wasser eine Minute lang sprudelnd zu kochen. Weiter oben muss es pro 300 Meter jeweils eine Minute länger kochen, insgesamt aber nicht länger als zwanzig Minuten. Auf 4200 Metern sollte es also vier bis fünf Minuten kochen. Wenn Sie Wasser abkochen und zusätzlich mit UV-Licht oder Jod behandeln, sind alle Verunreinigungen beseitigt. In Europa brauchen Sie so einen Aufwand in der Regel aber nicht zu betreiben; es genügt, entweder die eine oder die andere Methode anzuwenden, außer Sie halten sich in einer Gegend auf, wo der Boden mit Chemikalien belastet ist, etwa durch Abwässer aus Industrie oder Landwirtschaft.

Plastikfilter in der Form eines Trinkhalms wiegen nicht viel und ermöglichen es, rasch sauberes Wasser zu trinken, allerdings nur in geringen Mengen. Sie sind eine gute Hilfe, wenn man unterwegs ist, eignen sich jedoch nicht für den Aufenthalt im Camp oder wenn man für mehrere Tage ein Lager aufgeschlagen hat. Bei Kälte können sie außerdem zerbrechen, wenn man sie fallen lässt, oder einfrieren, wenn man sie nicht richtig pflegt.

Damit Sie während Ihres Trips nicht austrocknen, sollten Sie darauf achten, dass Ihr Körper schon zu Beginn ausreichend mit Wasser versorgt ist. Nehmen Sie daher während der Anreise etwa alle fünfzehn Minuten einen Schluck Wasser. Planen Sie außerdem Ihre Wasserversorgung im Voraus; wenn Sie zum Beispiel zwei Liter Wasser im Gepäck haben und den Rest aus der Natur entnehmen wollen, sollten Sie die entsprechende Ausrüstung mitführen, um schnell an trinkbares Wasser zu kommen (wie etwa einen Trinkhalmfilter) bzw. um große Mengen zu reinigen, wenn Sie im Camp sind (Schwerkraftfilter).

In Mehrzweckbehältern wie etwa Campingtöpfen aus Edelstahl lassen sich große Mengen Wasser kinderleicht abkochen. Warten Sie damit jedoch nicht, bis Sie dehydriert sind und Durst verspüren – dann ist es schon zu spät, und um Ihren Wasserhaushalt wieder auszugleichen, müssen Sie einen ganzen Tag lang an einem Ort bleiben und in großen Mengen Wasser abkochen (immer zwei Liter auf einmal). Das Problem dabei ist nicht das Abkochen, sondern dass das Abkühlen deutlich länger dauert. Stellen Sie den Behälter mit dem abgekochten Wasser nach Möglichkeit in den Bach oder den See, aus dem Sie das Wasser entnommen haben. Dann kühlt es schneller ab und Sie können Ihren Körper schneller rehydrieren.

Zu viel Wasser zu trinken, kann jedoch genauso gefährlich sein. Wenn zu viel Wasser im Körper zirkuliert, sinkt der Natriumspiegel im Blut. Symptome von Natriummangel sind Übelkeit, Kopfschmerzen, Verwirrtheit und Erschöpfung. Wenn Sie sich also vornehmen, Ihren Körper zu rehydrieren, dabei aber einen Punkt erreichen, an dem Sie sich zum Trinken zwingen müssen und erste Anzeichen von Müdigkeit und Unwohlsein verspüren, hören Sie auf. Nehmen Sie keine weitere Flüssigkeit zu sich und ruhen Sie sich aus. In schlimmeren Fällen kann auch eine Behandlung im Krankenhaus erforderlich sein.

Tipps und Tricks

- Pflanzen, die Schleimstoffe enthalten, wie etwa Veilchen oder Königskerze, können einen Sonnenbrand lindern, indem man sie einfach auf die betroffenen Stellen legt.
- Ein Auge, in dem ein Fremdkörper steckt, kann ganz einfach mit einer Tasse geschützt werden. Außerdem wird der Fremdkörper dadurch blockiert, sodass er sich nicht mehr bewegt.
- Mit der reflektierenden Seite nach außen bildet eine Rettungsdecke einen wirksamen Schutz vor der Sonne.
- Bei niedrigen Temperaturen ist Kleidung aus Baumwolle nicht unbedingt zu empfehlen, doch um im Sommer die Verdunstungskälte auf der Haut optimal zu nutzen, gibt es nichts Besseres als T-Shirts aus Baumwolle.

Kapitel 14

Insektenbisse und Stiche

In freier Wildbahn konnte ich oft beobachten, dass fast alle Tiere sich lieber an windigen Stellen aufhalten als an windgeschützten Stellen, wo es vor Insekten nur so wimmelt. Sie nehmen lieber den unangenehmen Wind in Kauf, als sich stechen zu lassen.

Tim Cahill

Was wäre ein Campingwochenende ohne Mückenstiche? Zwar sind Insekten meist nur lästig und verursachen keine größeren Verletzungen, aber manchmal müssen Stiche oder Bisse eben doch behandelt werden (oder zumindest muss ein Stachel entfernt werden). Auch wenn man es kaum glauben mag – ein Insektenstachel kann gefährlicher sein als der Biss eines Tieres!

Vorbeugende Maßnahmen

Restlos werden Sie die kleinen Biester zwar nie loswerden, aber Sie können Einiges tun, um die Wahrscheinlichkeit von

Bissen und Stichen zu verringern. Zum Beispiel, indem Sie darauf achten, wo Sie gehen, sitzen, stehen und schlafen. Schlagen Sie Ihr Lager einfach nicht neben einem Ameisenhaufen auf.

Passende Kleidung

Kleidung gehört zur Schutzausrüstung, einem der zehn Grundelemente des Survivals, und ist das wichtigste Mittel zum Schutz gegen Umwelteinflüsse und damit auch gegen Insekten. Welche Kleidung für einen Outdoor-Aufenthalt angemessen ist, hängt auch immer von der Jahreszeit ab; in jedem Fall aber besteht sie aus einer inneren Schicht, einer mittleren Schicht (die in den warmen Monaten auch die äußere Schicht ist) sowie in den kälteren Monaten einer äußeren Schicht.

Selbsthilfe

Langärmelige Hemden und lange Hosen schützen vor Insekten und sollten daher auch im Sommer getragen werden. Stecken Sie die Hosenenden in die Stiefel und kleben Sie sie mit Klebeband ab. So schützen Sie sich vor Zecken. Mit einem Moskitonetz können Sie Kopf und Gesicht schützen, außerdem können Sie es zum Fangen kleinerer Fische verwenden. Zahlreiche Pflanzen produzieren insektenabweisende Stoffe, vor allem solche, die ätherische Öle enthalten, wie etwa die Birke. Manche Pflanzen (zum Beispiel Schafgarbe) sorgen auch schon für einen gewissen Schutz, wenn sie direkt auf der Haut verrieben werden. Besonders effektiv ist es, eine Mischung aus Lehm und Wasser auf unbedeckte Körperstellen aufzutragen.

Insektenabwehr

Beim Kampf gegen Insekten stehen grundsätzlich zwei Arten von Mitteln zur Verfügung: Insektenschutzmittel, die direkt auf die Haut aufgetragen werden, und Insektizide, die zur Behandlung der Ausrüstung dienen (Kleidung, Zelt etc.). Auf dem Markt sind zahlreiche verschiedene Produkte erhältlich; lassen Sie sich beraten und wählen Sie dasjenige aus, das für Ihre Bedürfnisse am besten passt und das Sie am besten vertragen. Halten Sie sich genau an die Dosierungsanleitung und seien Sie besonders vorsichtig, wenn Sie Insektenschutzmittel bei Kindern anwenden.

Spinnenbisse

Obwohl viele Leute sich vor Spinnen ekeln, sind die meisten dieser Achtbeiner harmlos. Einige sind giftig, aber nur wenige stellen eine Gefahr für den Menschen dar. Ein Spinnenbiss ist in der Regel kein Grund zur Sorge. Bei manchen Arten sind die Giftklauen jedoch so lang, dass sie die Haut eines Menschen durchdringen können, und das Gift so stark, dass es Menschen schadet. Zu diesen Arten gehören die Schwarzen Witwen, die Vogelspinnen und die Braune Einsiedlerspinne. In Nordamerika besteht so gut wie keine Gefahr, an einem Spinnenbiss zu sterben, aber das Gift mancher Arten ist doch so stark, dass professionelle medizinische Hilfe angezeigt ist. In Europa können Spinnen vor allem durch allergische Reaktionen gefährlich werden.

Dass Sie von einer Spinne gebissen worden sind, merken Sie daran, dass Sie ein Stechen verspüren und sich die betroffene Hautstelle rötet. Der Biss einer giftigen Spinne kann in der jeweiligen Extremität zu Muskelverhärtung und Krämpfen führen, die sich, je weiter sich das Gift ausbreitet, auch in andere Körperregionen erstrecken können, etwa in die Bauchregion oder die Brust. Mit der Zeit können noch folgende Symptome hinzukommen:

- Schmerzen und Juckreiz
- Fieber
- Starke Schweißausbrüche
- Kopfschmerzen
- Schwächegefühl
- Erbrechen
- Gelenkschmerzen
- Hautausschlag
- Starke Schmerzen in der Bauchregion

Wurde jemand aus Ihrer Gruppe von einer Spinne gebissen und entwickelt er eines oder mehrere dieser Symptome, säubern Sie als Erstes die Wunde mit Seife und sauberem Wasser. Legen Sie anschließend Coldpacks auf, um die Schmerzen zu lindern. Wenn Sie keine entsprechenden Medikamente dabeihaben, können Sie aus den Blättern des Tulpenbaums einen Umschlag machen. Auch die Blätter von Wegerich und Schwarznuss sind dafür geeignet. Zeigt die betroffene Person Anzeichen einer Vergiftung, kontrollieren Sie regelmäßig ihre Atemwege und bereiten Sie den Transport ins nächste Krankenhaus vor. Die Ärzte dort verabreichen ein Gegengift, in den meisten Fällen auch bei Kindern und älteren Menschen. Versuchen Sie, die Spinne zu finden, die den Patienten gebissen hat, auch wenn das wahrscheinlich ziemlich schwierig sein wird. Wenn Sie sie finden, hilft das den Ärzten bei der Behandlung der Vergiftung, weil sie dann wissen, womit sie es zu tun haben.

Schwarze Witwe

Die Schwarze Witwe zählt zu den bekanntesten Giftspinnen, obwohl nur wenige Menschen sie je in der Natur zu Gesicht bekommen. Sie ist weltweit verbreitet, und für Menschen ist nur der Biss der Weibchen giftig. Die in Nordamerika verbreiteten Arten tragen eine Zeichnung in Form einer Sanduhr auf dem Rücken (siehe Abb. 14.1). Die Europäische Schwarze Witwe trägt auf dem Hinterleib dreizehn hell umrandete, rote Flecken.

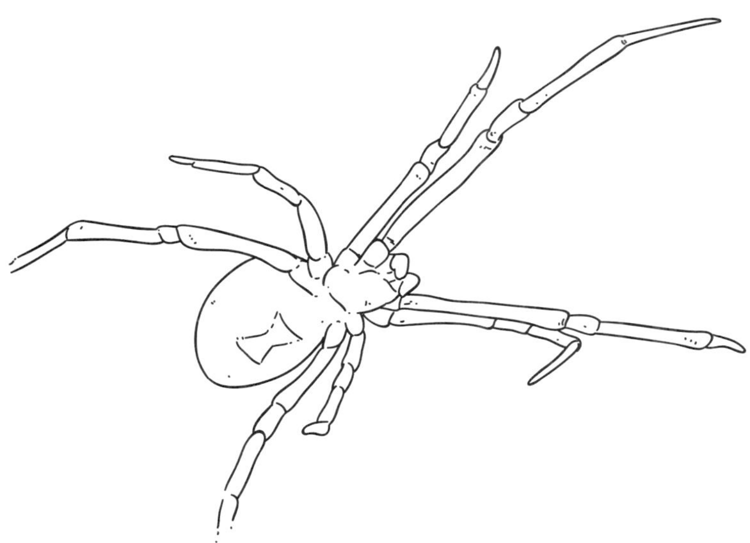

Abb. 14.1 Schwarze Witwe (Nordamerika)

Braune Einsiedlerspinne und Feldwinkelspinne

Der Körper der Braunen Einsiedlerspinne ist von einheitlicher Farbe (beige bis dunkelbraun). Auf dem Rücken trägt sie eine leicht violette Zeichnung, deren Form an eine Geige erinnert (siehe Abb. 14.2). Sie kommt vor allem im Süden und in der Mitte der USA vor, aber auch in den nördlichen Regionen. Die Feldwinkelspinne dagegen ist in den USA, in Kanada, Europa und Asien anzutreffen. Auf ihrem Rücken verläuft ein helles Winkelmuster auf dunklem Grund. Ihr Biss ist giftig, allerdings ist sich die Wissenschaft noch nicht einig, wie gefährlich er tatsächlich ist. Schmerzhaft ist er aber auf jeden Fall.

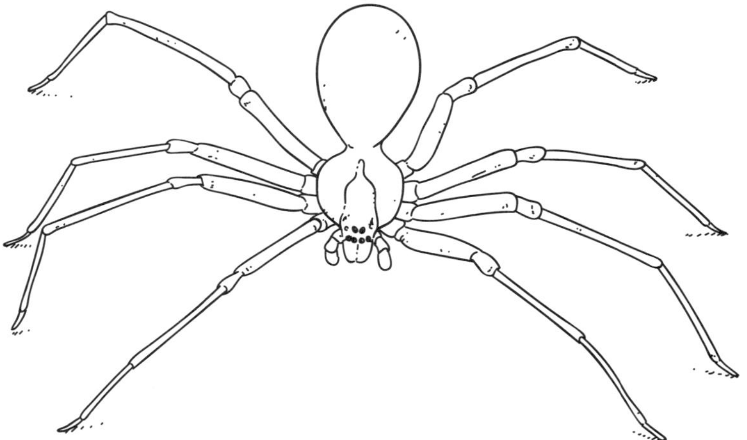

Abb. 14.2 Braune Einsiedlerspinne

Vogelspinnen

Wir alle kennen Vogelspinnen als große, behaarte Spinnen. Sie werden zwischen 12 und 28 cm groß (mit Beinen) und sind an Körper und Beinen stark behaart (siehe Abb. 14.3). Ihr Biss ist zwar schmerzhaft, ihr Gift jedoch schwächer als das einer Biene. Wenn Sie also nicht ausgerechnet gegen das Gift von Vogelspinnen allergisch sind, stellt ein Biss kein größeres Problem dar. Ursache für Komplikationen ist eher eine nicht korrekt gereinigte Wunde als das Gift.

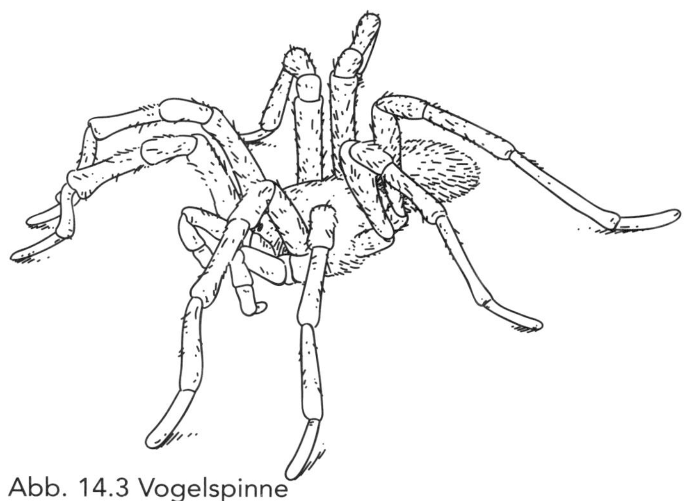

Abb. 14.3 Vogelspinne

Zeckenbisse und von Zecken übertragene Krankheiten

Das Gefährlichste an einem Zeckenbiss ist die Tatsache, dass man ihn nicht spürt. Das mag seltsam klingen, aber wirklich gefährlich wird ein Zeckenbiss dadurch, dass man ihn unter Umständen tagelang nicht bemerkt. Weil manche Zecken Krankheiten übertragen, kann das schwerwiegende Folgen haben. Aus diesem Grund sollten Sie Ihre Haut regelmäßig absuchen, wenn Sie sich in der freien Natur aufhalten. Untersuchen Sie dabei vor allem die Körperstellen, in denen Zecken sich typischerweise festsetzen, wie die Fußgelenke und den Hals.

Die meisten Zecken sind harmlos, einige Arten übertragen jedoch Borreliose, Zeckenlähmung oder FSME (Frühsommer-Meningoenzephalitis). Gegen diese Viruserkrankung, die eine Gehirnhautentzündung mit sich bringen kann, sollten Sie sich auf jeden Fall impfen lassen, wenn Sie viel in der freien Natur unterwegs sind.

Gegen Zeckenbisse schützt man sich am besten, indem man vermeidet, dass Zecken auf die Haut gelangen. Sie sind vor allem an den lichten Stellen von Waldvorkommen zu finden, also an Wegen und Pfaden, sowie auf Lichtungen, auf denen sich größere Tiere aufhalten. Seien Sie also an solchen Stellen besonders vorsichtig. Tragen Sie Kleidung, die Zecken von der Haut fernhält: langärmelige Hemden, lange Hosen und einen Hut. Zur Abwehr können Sie auch Insektenschutzmittel verwenden.

Falls Sie trotz aller Vorsichtsmaßnahmen von einer Zecke befallen werden, sollten Sie sie so schnell wie möglich entfernen, damit sie keine Krankheitserreger überträgt. (Aus diesem Grund sollten Sie täglich Ihre Haut absuchen.) Je länger eine Zecke in der Haut verbleibt, desto größer ist die Wahrscheinlichkeit, dass Sie eine Infektion abbekommen. Hat sich die Zecke einmal festgesetzt, kann es ziemlich schwierig sein, sie zu entfernen. Stellen Sie immer sicher, dass Sie das ganze Tier entfernt haben. Manchmal reißt man nur den Körper ab und der Kopf bleibt in der Haut stecken. Dieser kann dann immer noch eine Infektion verursachen.

Entfernen einer Zecke

Um eine Zecke zu entfernen, setzen Sie eine Pinzette an, und zwar so nah an der Hautoberfläche wie möglich. Ziehen Sie dann die Zecke in einem Zug heraus. Wenn Sie dabei den Körper abreißen und der Kopf in der Haut stecken bleibt, entfernen Sie ihn mit einer Nadel oder einem anderen spitzen Gegenstand, denn auch der Kopf kann noch eine Infektion verursachen. Wenn Sie keine Pinzette zur Hand haben, versuchen Sie es mit den Fingernägeln. Tragen Sie dabei Handschuhe, um sich vor Körpersubstanzen der betroffenen Person zu schützen.

Nachdem Sie die Zecke entfernt haben, spülen Sie die Wunde mit Wasser und Seife. Legen Sie zum Abschwellen und zur Schmerzlinderung Coldpacks oder eine kühle Feldflasche auf. Die Anzeichen einer Infektion durch Zeckenbiss zeigen sich oft erst nach einer Weile – manchmal sogar erst nach einem Monat. Bei starken Kopfschmerzen oder Fieber sollten Sie sofort einen Arzt aufsuchen.

Bushcraft-Tipp

Zecken durchlaufen vier Entwicklungsstadien: Ei, Larve, Nymphe und Adult. Aus den Eiern schlüpfen die Larven, aus den Larven werden Nymphen und die Nymphen entwickeln sich zu adulten Tieren. Ab dem Larvenstadium brauchen Zecken Blut zum Überleben.

Die Borreliose ist eine bakterielle Infektion, die von Zecken auf den Menschen übertragen wird, meistens von einer Zecke namens Gemeiner Holzbock, genauer gesagt von deren Nymphen. Diese sind nicht größer als der Punkt am Ende dieses Satzes und daher sehr schwer zu entdecken. Siehe Abb. 14.4.

Borreliose

Die Borreliose ist auf der gesamten nördlichen Hemisphäre verbreitet. Sie ist die häufigste von Zecken übertragene Erkrankung.

Die Symptome entwickeln sich oft erst nach mehreren Wochen, sodass die Betroffenen die Erkrankung nicht mehr mit dem Zeckenbiss in Verbindung bringen. Die ersten Anzeichen der Borreliose ähneln denen einer Grippe: Fieber, Schüttelfrost, Gliederschmerzen und Übelkeit. Auch Gelenkschmerzen treten häufig auf. Wird die Entzündung nicht

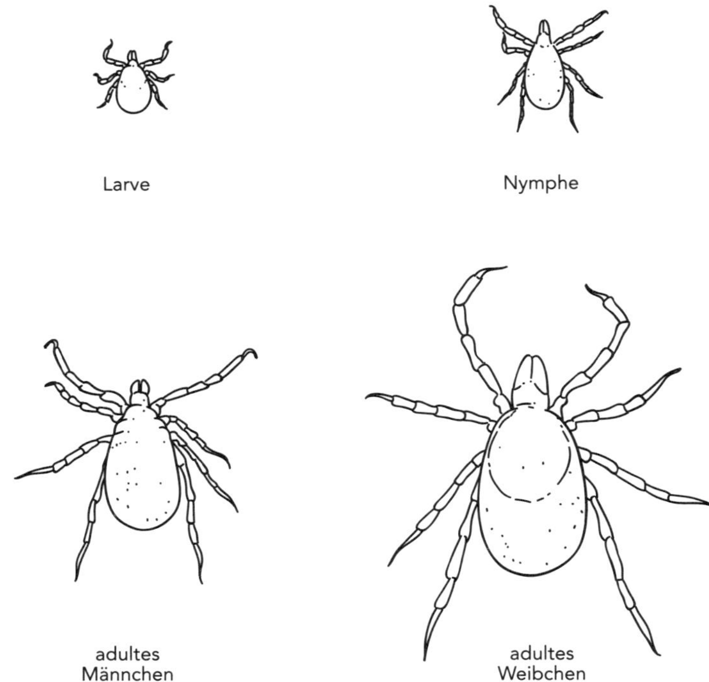

Abb. 14.4 Gemeiner Holzbock

behandelt, kann sie sich auf das Nervensystem und die inneren Organe ausweiten. Manchmal, wenn auch nur selten, entsteht dabei ein bleibender Schaden.

Wird die Borreliose rechtzeitig erkannt, kann sie erfolgreich mit Antibiotika behandelt werden und hinterlässt keine bleibenden Schäden. Aber auch wenn sie erst spät erkannt wird, hält die Behandlung in der Regel das Fortschreiten der Krankheit auf. Bei manchen der Betroffenen zeigen sich die Symptome jedoch noch monate- oder jahrelang.

Insektenstiche und von Insekten übertragene Krankheiten

Die meisten Menschen haben mehr Angst vor einem Schlangenbiss als vor einem Bienenstich, obwohl ein Bienenstich (oder ein Hornissen- oder Wespenstich) mit höherer Wahrscheinlichkeit tödlich ist. Einige Menschen haben eine so starke Allergie gegen das Gift stechender Insekten, dass schon ein einziger Stich zum Tod führen kann (durch einen anaphylaktischen Schock; siehe Kapitel 12). Eine Allergie kann man ohne entsprechende Vorgeschichte auch noch in höherem Alter entwickeln, und eine Vielzahl von Stichen in kurzer Zeit kann tödlich sein, auch wenn der Betroffene nicht gegen das Gift allergisch ist.

Menschen werden hauptsächlich von Bienen und Wespen sowie von Ameisen gestochen bzw. gebissen. Achten Sie also bei der Auswahl Ihres Lagerplatzes darauf, dass sich dort möglichst wenige dieser Tierchen finden. Machen Sie sich mit ihren Lebensweisen vertraut. Ameisen bauen die für sie typischen Haufen gern in offenem Gelände. Honigbienen leben in der Nähe von Wildblumenwiesen und bauen ihre Stöcke in den umliegenden Bäumen. Wespennester befinden sich meist in Bäumen, in Sträuchern und an den Außenwänden von Gebäuden.

Beispiel aus der Praxis

Sie sind mit Wanderfreunden in einer bewaldeten Gegend unterwegs. Plötzlich spüren Sie einen Stich am Hals. Sie schlagen mit der flachen Hand auf die Stelle, erwischen dort aber nichts mehr. Erst denken Sie, es war nur eine Mücke, doch schon bald werden die Schmerzen stärker und der Stich tut so weh, wie es bei einem Mückenstich nie der Fall wäre. Wie gehen Sie jetzt vor?

Lösung

Sie bitten einen Ihrer Freunde, die Stelle genau zu untersuchen. Dabei entdeckt er einen Stachel, der in der Haut steckt. Keiner von Ihnen hat eine Pinzette dabei, aber mit der Segelnadel, die Sie im Rucksack haben, gelingt es Ihrem Freund, den Stachel zu entfernen. Sie haben noch nie allergisch auf Bienenstiche reagiert. Als der Stachel gezogen ist, empfinden Sie eine gewisse Erleichterung, die Einstichstelle fühlt sich jedoch noch immer wund an. Sie reinigen sie mit sauberem Wasser und Seife und halten dann etwa fünfzehn Minuten lang eine kalte Kompresse darauf, was die Schmerzen spürbar lindert. Während der nächsten Stunde behalten Ihre Kumpel Sie im Blick, für den Fall, dass sich eine allergische Reaktion abzeichnet.

Für gewöhnlich bemerken wir es, wenn wir von einem Insekt gestochen wurden. Wenn das passiert ist, sollten Sie als Erstes den feststeckenden Stachel entfernen (falls er noch da ist) und die Stelle dann mit Wasser und Seife spülen. Legen Sie anschließend für etwa fünfzehn Minuten Eis oder eine kalte Feldflasche auf die Wunde, damit die Schwellung und die Schmerzen zurückgehen. Wenn die Wunde juckt oder anderweitig wehtut, können leichte Schmerzmittel oder Antihistaminika helfen. Behalten Sie die betroffene Person mindestens eine Stunde lang im Auge. Falls sie Anzeichen einer starken allergischen Reaktion zeigt, wie etwa Nesselsucht, Hautrötung, Schwellungen am ganzen Körper oder Atemnot, verabreichen Sie – falls vorhanden – auf der Stelle Adrenalin. Achten Sie darauf, dass die Atemwege frei sind, und organisieren Sie so schnell wie möglich die Evakuierung.

Schlangen und Schlangenbisse

In Alpträumen und Horrorfilmen gehören Giftschlangen zur Grundausstattung. In der Wirklichkeit sind jedoch nur wenige Schlangenarten giftig. In Deutschland gibt es nur zwei Giftschlangen, die Kreuzotter und die Aspisviper. In zahlreichen anderen Ländern Europas ist außer diesen beiden Arten die giftige Hornotter anzutreffen.

Kreuzottern sind 60 bis 80 cm lang, silbergrau bis schwarz gefärbt und tragen auf dem Rücken eine Zeichnung in Form eines Zickzackbandes. Manche Exemplare sind aber auch einfarbig. Aspisvipern sind bis zu 75 cm lang, und ihr dreieckiger Kopf ist deutlich vom Körper abgesetzt. Ihre Farbe reicht von hellgrau bis schwarz, die Zeichnung besteht aus dunklen Querbändern, die zu einem Zickzackmuster verschmelzen können. Die Hornotter (Sandotter, Sandviper) wird bis zu 90 cm lang. Sie ist grau-braun gefärbt, mit einem dunklen Zickzack- oder Rautenband auf dem Rücken. Auch sie hat einen dreieckigen, deutlich vom Rumpf abgesetzten Kopf.

In einem Viertel der Fälle beißen Giftschlangen zu, ohne Gift abzugeben. Dann schmerzt der Biss zwar, aber es gelangt kein Gift in den Blutkreislauf.

Symptome eines Schlangenbisses

Zu den Symptomen eines Schlangenbisses gehören Schmerzen oder ein brennendes Gefühl an der betroffenen Stelle. Wenn Sie genau hinsehen, erkennen Sie zwei kleine Stichwunden – dort haben die Zähne die Haut durchstoßen. Innerhalb weniger Minuten schwillt die Stelle an und die Haut verliert ihre Farbe. Am Wundrand bilden sich Blasen, dem Betroffenen wird möglicherweise übel und er muss sich übergeben. Wird die Wunde nicht behandelt, fängt sie unter Umständen an zu bluten. Im schlimmsten Fall fällt das Opfer ins Koma und verstirbt.

Behandlung von Schlangenbissen

Bei der Behandlung eines Schlangenbisses kommt es vor allem darauf an, dem Körper des Opfers unverzüglich so viel Gift wie möglich zu entziehen. Hierzu eignet sich eine Extraktionspumpe für Insekten- und Schlangengifte (die Sie immer im Gepäck haben sollten, wenn Sie in einer schlangenreichen Gegend unterwegs sind); falls Sie keine dabeihaben, versuchen Sie es nicht mit anderen Methoden. Wenn sich die Symptome verschlimmern, müssen Sie die betroffene Person so schnell wie möglich zurück in die Zivilisation und zu einem Arzt bringen. Dabei sollte sie so schonend wie möglich transportiert werden, denn jede Bewegung trägt dazu bei, dass sich das Gift weiter im Körper ausbreitet.

Ein Arzt kann ein Gegengift verabreichen, allerdings muss das spätestens vier bis sechs Stunden nach dem Biss geschehen. Es kommt also auf jede Minute an. Stützen Sie den Arm oder das Bein gegebenenfalls mit einer Schlinge und helfen Sie der Betroffenen beim Gehen.

Lassen Sie eine Person, die von einer Schlange gebissen wurde, nicht aus den Augen. Wenn sich nach sechs bis acht Stunden keine Symptome eingestellt haben, hat die Betroffene Glück und es war nur ein »trockener« Biss, bei dem kein Gift abgegeben wurde. Wenn sie wieder zu Hause ist, sollte sie ihren Arzt fragen, ob eine Tetanusspritze sinnvoll ist.

Wenn Sie einen Schlangenbiss behandeln, sollten Sie bestimmte Dinge unter keinen Umständen tun. So sollten Sie etwa keinesfalls versuchen, das Gift mit dem Mund aus der Wunde zu saugen. Binden Sie den Arm oder das Bein auch nicht mit einer Aderpresse ab. Das verhindert die Ausbreitung des Giftes nicht, führt aber vielleicht zu größeren Schäden. Behandeln Sie die Wunde nicht mit Eis, denn die Haut ist an dieser Stelle sehr empfindlich. Und sorgen Sie dafür, dass das Opfer weder Alkohol trinkt noch Aspirin nimmt; beides wirkt blutverdünnend, wodurch sich das Gift leichter im Körper ausbreitet.

Tierbisse

Wenn Sie in der freien Natur unterwegs sind, kommen Sie Tieren für gewöhnlich nicht so nahe, dass Sie riskieren, gebissen zu werden. Falls es aber doch einmal passiert, sollten Sie wissen, wie Sie die dabei entstandenen Verletzungen behandeln. (Die Ratschläge gelten natürlich auch für die Bisse von Haustieren. Wenn also Ihr Hund oder Ihre Katze das nächste Mal zuschnappt, wissen Sie, was zu tun ist.) Mit ihren Zähnen können Tiere die Haut aufreißen und stichartige Wunden verursachen. Der Biss selbst ist oft gar nicht so gefährlich, aber wenn die Wunde nicht korrekt versorgt wird, kann das Schwierigkeiten bereiten. Reinigen Sie sie daher gründlich und verbinden Sie sie, und achten Sie besonders auf Anzeichen einer Infektion.

Tollwut

Die größte Gefahr beim Biss eines Wildtieres besteht in der möglichen Übertragung von Tollwut, einer schwerwiegenden Gehirnentzündung. In Deutschland sind allerdings in den letzten Jahrzehnten nur wenige Fälle von Tollwut bekannt geworden, wobei die meisten Betroffenen sich im Ausland infiziert hatten. Auch in anderen Ländern Europas tritt die Erkrankung kaum noch auf. Trotz des sehr geringen Infektionsrisikos sollten Sie daran denken, wenn ein Hund, eine Katze, ein Waschbär oder ein Fuchs Sie grundlos angreift oder beißt. Eine erhöhte Gefahr besteht auch bei einem Fledermausbiss oder dem Biss großer fleischfressender Tiere. Außerdem kann das Virus übertragen werden, wenn ein befallenes Tier Ihre offenen Wunden ableckt.

Der Biss eines Wildtieres sollte in jedem Fall ernst genommen werden und der Betroffene sich so schnell wie möglich in ärztliche Behandlung begeben, damit er entsprechend geimpft werden kann.

Behandlung von Tierbissen

Wenn jemand von einem Tier gebissen wurde, waschen Sie die Wunde gründlich mit Wasser und Seife. Desinfizieren und verbinden Sie sie und bringen Sie den Betroffenen so schnell wie möglich zu einem Arzt. Merken Sie sich, von welchem Tier der Biss stammt. Ist das Tier tot, nehmen Sie es mit, damit sein Gehirn auf Anzeichen von Tollwut untersucht werden kann. Wenn es noch lebt, können Sie versuchen, es zu fangen oder zu töten.

Tipps und Tricks

- Manche Schlangen verströmen einen Geruch nach Gurke, wenn sie berührt oder gestört werden. Seien Sie also wachsam, wenn Sie einen solchen Geruch an einem Ort wahrnehmen, an dem sie ihn nicht erwarten würden.
- Halten Sie sich bei warmen Temperaturen nicht an Felsvorsprüngen fest. Dahinter verbergen sich oftmals Schlangen.
- Wenn Sie über einen querliegenden Baumstamm steigen, versichern Sie sich vorher, dass Sie auf der anderen Seite nicht auf eine Schlange treten.
- Schwarze Witwen leben bevorzugt in Holzhaufen und in Totholz. Wenn Sie an solchen Stellen Material sammeln, tragen Sie Handschuhe, um sich vor Bissen zu schützen.
- Ein Umschlag aus dem eigenen Speichel und Spitzwegerich verschafft bei allen Arten von Bissen und Stichen zumindest eine gewisse Linderung.

Kapitel 15

Giftige Pflanzen

Alle Dinge sind Gift, und nichts ist ohne Gift.
Allein die Dosis macht, dass ein Ding kein Gift ist.

PARACELSUS

Auch wenn Sie nach einer näheren Begegnung mit Brennnesseln vermutlich keine Langzeitschäden davontragen, können Ihnen die kurzzeitig auftretenden Symptome wie Schmerzen und Juckreiz den Aufenthalt in der freien Natur doch einigermaßen verderben. Daher geht es in diesem Kapitel um Pflanzen, die bei der Berührung Gift freisetzen.

Vorsichtsmaßnahmen

Wie für alle Erkrankungen und Verletzungen des Outdoor-Lebens gilt auch hier: Vorbeugung ist die beste Medizin. Bevor Sie zu Ihrem Trip aufbrechen, sollten Sie daher lernen, gesundheitsschädliche Pflanzen zu bestimmen, vor allem, wenn Ihr Ziel eine Gegend mit ausgeprägter Vegetation ist.

Tragen Sie Handschuhe und langärmelige Hemden, bringen Sie die Handschuhe nicht an Gesicht oder Augen und wischen Sie sich das Gesicht nicht an den Ärmeln ab. Packen Sie ein Lösungsmittel ein, z. B. ein Desinfektionsmittel, mit dem Sie die pflanzlichen Öle entfernen können, die ein Kontaktekzem auslösen.

Aber auch am Abend sollten Sie noch vorsichtig sein. Wenn Sie den ganzen Tag durch ein Dickicht von giftigen Pflanzen gegangen sind und abends Ihre Kleidung ablegen – was tun Sie dann dabei? Sie verbreiten die giftigen Pflanzenöle auf allem, was Sie anfassen. Folgende Tipps können Ihnen bei der Vorbeugung helfen:

- Ziehen Sie als Erstes die Stiefel aus und lassen Sie dabei die Handschuhe an (falls Sie extrem empfindlich sind).
- Tragen Sie nach Möglichkeit Schlupfstiefel und keine Schnürstiefel.
- Ziehen Sie nach den Stiefeln erst die Hose und nicht die Socken aus, denn sonst kommen die Hosenaufschläge mit der Haut in Berührung und die Pflanzenöle werden übertragen.
- Ziehen Sie die Socken abends als Letztes aus und morgens als Erstes an.

Bushcraft-Tipp

Nach dem Kontakt mit einer giftigen Pflanze bilden sich auf der Haut Blasen. Diese enthalten eine Flüssigkeit, die jedoch weder allergene Stoffe enthält noch allergische Reaktionen hervorruft. Kontaktdermatitis ist nicht ansteckend, sie überträgt sich nicht auf andere Personen. Die allergenen Substanzen sind im *Harz* der Pflanzen enthalten. Weil das Harz klebrig ist, bleibt es an Oberflächen hängen (etwa auf der Haut oder auf der Kleidung) und gelangt dadurch leicht auf andere Oberflächen (und auf andere Menschen), mit denen man in Kontakt kommt, nachdem man die Pflanze berührt hat, wie etwa Kleidung, Bettwäsche oder auch die eigenen Haustiere. Waschen Sie daher Ihre Haut und die Kleidung, die Sie getragen haben, und reinigen Sie alle Oberflächen, die möglicherweise mit dem Harz in Kontakt waren.

Selbsthilfe

Wenn Sie mit einer Giftpflanze in Berührung waren und Ihre Haut zu jucken anfängt, können Ihnen Pflanzen und Bäume helfen, die reich an Tanninen sind. Durch deren adstringierende Wirkung verengen sich die Poren der Haut, die Öle der Pflanze werden an die Hautoberfläche gezogen und können dort leichter neutralisiert oder abgewischt werden. Eichen etwa sind, auch in den Blättern, reich an Tanninen. Sie können daraus einen kalten Aufguss oder Tee zubereiten und diesen als Spülung verwenden. Bringen Sie jedoch keine warmen Flüssigkeiten auf die juckenden Hautpartien auf; dadurch werden die Beschwerden nur schlimmer.

Tipps und Tricks

- Laugenseife eignet sich sehr gut zur Behandlung von Kontaktdermatitis. Sie trocknet die Haut aus, und weil sie alkalisch ist, neutralisiert sie die scharfen Öle.
- Bei den meisten Menschen verursacht der Kontakt mit giftigen Pflanzen keine größeren Beschwerden, einige entwickeln jedoch eine lebensbedrohliche Allergie. Behalten Sie daher jeden, der nach dem Kontakt mit einer giftigen Pflanze eine Kontaktdermatitis entwickelt, genau im Auge, und bringen Sie ihn sofort in medizinische Versorgung, wenn er Symptome einer schweren allergischen Reaktion zeigt (Atemnot, pfeifender Atem, Schluckbeschwerden). In der Regel treten allergische Reaktionen innerhalb von vierundzwanzig Stunden nach dem Kontakt mit dem Allergen auf.
- Wenn Sie in Regionen reisen, in denen giftige Pflanzen weitverbreitet sind, informieren Sie sich vorab, welche Vorsichtsmaßnahmen sinnvoll sind.

Kapitel 16

Heilpflanzen im Outdoor-Alltag

Wissen Sie, wie man alternative Medizin nennt, die nachweislich heilt? Medizin.

TIM MINCHIN

In der freien Natur ist die beste und am leichtesten zu beschaffende Medizin oftmals die, die zu unseren Füßen wächst. Seit Tausenden von Jahren verwenden die Menschen die Heilkräfte der Pflanzen zur Behandlung von Verletzungen und Erkrankungen, und auch Sie können sich dieses überlieferte Wissen aneignen und es nutzen.

Bei den im Outdoor-Alltag üblichen Beschwerden geht es nicht darum, ernsthafte Erkrankungen zu behandeln oder gar zu heilen, sondern darum, ganz gewöhnliche kleinere Verletzungen und Erkrankungen zu versorgen, wie etwa kleinere Schnittwunden, Halsschmerzen oder eine Magenverstimmung. Dabei kann es eine Hilfe sein, die Grundlagen der Pflanzenheilkunde zu kennen.

Allgemein gilt: Im Notfall ist die beste Heilpflanze die, die Sie gerade zur Hand haben. Daher ist bei der Verwendung von Heilpflanzen eine gewisse Kreativität gefragt; außerdem sollten Sie vorausschauend denken und unterwegs Kräuter und Pflanzen sammeln, auch wenn Sie sie nicht akut benötigen – vielleicht können Sie sie ja später einmal gebrauchen.

Bushcraft-Tipp

Die meisten Pflanzen kann man nur zu bestimmten Jahreszeiten verwenden, Bäume dagegen das ganze Jahr über. Bei vielen gängigen Beschwerden gibt es einen Baum, der dieselben Eigenschaften hat wie die Heilpflanze, die im jeweiligen Fall üblicherweise verwendet wird.

Oft gibt der Standort einer Pflanze Hinweise darauf, wofür sie verwendet werden kann. So haben etwa die meisten Pflanzen, die in feuchten Regionen wachsen, eine schleimige Konsistenz. Pflanzen, die in offenem Gelände wachsen und der vollen Sonneneinstrahlung ausgesetzt sind, sind in der Regel trocken und haben dementsprechend austrocknende Wirkung. Ein weiterer Gedanke der traditionellen Pflanzenheilkunde ist die sogenannte Signaturenlehre. Diese Theorie besagt, dass zwischen manchen Pflanzen und bestimmten Organen des menschlichen Körpers eine enge Beziehung besteht, die sich daran ablesen lässt, dass Pflanze und Organ einander ähneln, oder dass Pflanzen eine Form haben, die symbolisch für etwas steht. So erinnert etwa die Unterseite der Blätter der Königskerze an eine Lunge, und die Königskerze hilft bei Atembeschwerden, die Lunge zu befreien. Die Goldrute, deren Blätter gezackt sind und wie ein Messer oder ein Speer spitz zulaufen, wirkt bei flachen Schnittwunden blutstillend.

Selbsthilfe

Wenn Sie draußen unterwegs sind, halten Sie die Dinge so einfach wie möglich. Für die Behandlung von Krankheiten oder Verletzungen bedeutet das: Wählen Sie *einen* Wirkstoff oder *eine* Pflanze, um *ein* Symptom oder *einen* Aspekt der Erkrankung zu behandeln. Dieses Vorgehen steht in einem gewissen Widerspruch zur modernen Pflanzenheilkunde, in der oft mehrere Pflanzen kombiniert werden. Allerdings ist es auch viel weniger kompliziert, und Sie können dabei die Ressourcen verwenden, die Sie gerade zur Hand haben. Wenn Sie etwa vom Kontakt mit Brennnesseln einen Hautausschlag bekommen, behandeln Sie ganz einfach dieses Symptom. Springkraut zum Beispiel besitzt entzündungshemmende Eigenschaften und wirkt gegen Histamin. Zerquetschen Sie die Stängel und bringen Sie sie auf die betroffenen Hautpartien auf. Diese simple Behandlung dauert nur ein paar Minuten und lindert zumindest vorübergehend die Symptome.

Behandlung nach den fünf stofflichen Grundzuständen

Die Waldläufer des achtzehnten, neunzehnten und frühen zwanzigsten Jahrhunderts fanden in der Natur alle Heilpflanzen, die sie brauchten. Heute ist dieses Wissen zwar zum Großteil verloren gegangen, Einiges ist jedoch erhalten geblieben. Im Folgenden finden Sie das Grundlagenwissen, das Sie brauchen, um die häufigsten Erkrankungen mit Pflanzen zu behandeln.

Wenn Sie lernen, Patienten anhand der fünf stofflichen Grundzustände zu behandeln (wie sie der Pflanzenheilkundler Matthew Wood beschreibt), können Sie gezielt vorgehen und müssen weder herumrätseln noch sich auf Ihr Glück verlassen. Voraussetzung hierfür ist, dass Sie die erforderlichen Pflanzen eindeutig bestimmen können.

Die fünf stofflichen Grundzustände

Es gibt fünf stoffliche Grundzustände:

1. Trocken: trockener Husten, Verbrennungen 1. Grades, Abschürfungen
2. Kalt: Verstopfung, Pilzinfektionen
3. Windig: Abwechselnde Kälte- und Hitzewallungen, Krämpfe
4. Heiß: Kleinere Verbrennungen, Fieber, Bisse und Stiche, Blasen
5. Feucht: Blutungen, Durchfall, nasser Husten/Blutstauung

Wenn Sie gelernt haben, Erkrankungen jeweils einem dieser Grundzustände zuzuordnen, können Sie sie mit einer entsprechenden Pflanze behandeln, unabhängig von dem konkreten gesundheitlichen Problem. Welche Krankheit oder Verletzung genau vorliegt, ist dabei nicht das Kriterium; entscheidend ist, dass Sie eine Pflanze verwenden, die den jeweiligen Grundzustand bekämpft.

Die Eigenschaften von Pflanzen

Sie sollten auf keinen Fall von Pflanzen probieren, die Sie nicht eindeutig bestimmen können. Wenn Sie sich mit der Welt der Pflanzen vertraut machen, kann Ihnen ein Fachmann, der sich in der jeweiligen Region auskennt, eine große Hilfe sein. Doch Sie können sich auch auf eigene Faust fortbilden. Dabei sollten Sie ein paar einfache Regeln beachten.

Von jeder Pflanze sollten Sie mindestens drei detaillierte Beschreibungen haben, sowie ausführliche Angaben dazu, wo und wie sie wächst. Auch Fotos, die die Pflanze in verschiedenen Altersstufen zeigen, sind sehr hilfreich. Ihr Bestimmungsbuch für Bäume sollte Detailaufnahmen der Rinde, der Blätter und der Früchte enthalten. Also: Packen Sie Ihre Bücher ein, ziehen Sie los und erkunden Sie die Natur!

Bushcraft-Tipp

Der Wildpflanzenexperte Green Deane hat für die Bestimmung von Pflanzen die ITEM-Methode entwickelt:

I = **I**dentifizieren. Identifizieren Sie die Pflanze mithilfe mehrerer Quellen.

T = Jahreszeit *(**T**ime of year)*. Passen Wachstum, Blüte bzw. Fruchtstand der Pflanze zur Jahreszeit?

E = Umgebung *(**E**nvironment)*. Wächst die Pflanze in der für sie typischen Umgebung?

M = **M**ethoden. Wenden Sie zu Ernte und Verarbeitung die richtigen Methoden an.

Wenn Sie mit den Eigenschaften der Pflanzen vertraut sind, werden Sie in der Lage sein, Heilpflanzen entsprechend den fünf stofflichen Grundzuständen zu verwenden. So hat etwa jede Pflanze eine bestimmte Konsistenz und wird daher bei einem bestimmten stofflichen Grundzustand eingesetzt:

1. Schleimig: schleimige, klebrige Konsistenz; wirkt kühlend und schmierend.
2. Bitter: bitterer Geschmack; wirkt anregend und wärmend.

3. Adstringierend: wirkt trocknend und zusammenziehend, trocknet etwa den Mund aus und zieht die Lippen zusammen.
4. Ätherisches Öl: wohlriechende Pflanze; wirkt beruhigend und antiseptisch.
5. Harzig: klebrige Substanz, die an der Luft verhärtet, wie Kiefernharz und Birkenpech; wirkt antiseptisch und gegen Pilze.

Pflanzen zur Behandlung trockener Zustände

Sumpf-Veilchen *(Viola palustris)*

Konsistenz: schleimig.

Standort: nasse, nährstoffarme, humusreiche Böden; oft auf Mooren.

Erscheinungsbild: Wuchshöhe: 3 bis 10 cm. Blütezeit: Mai und Juni. Die Grundfarbe der Blüten ist blasslila; auf jedem Blütenstiel sitzt eine einzelne Blüte. Die Blätter sind rundlich bis nierenförmig und bis zu 5 cm breit.

Arzneiliche Wirkung: aromatischer, beruhigender Geruch; fühlt sich auf der Haut schleimig an.

Verwendung: lindert Symptome eines trockenen Grundzustandes, wie trockenen, rauen Hals, trockenen Husten oder Sonnenbrand. Reguliert die Verdauung und mindert aufgrund seiner leicht abführenden Wirkung Beschwerden wie Blähungen, starke Winde und Verstopfung.

Siehe Bildtafel I

Sassafras *(Sassafras albidum)*

Konsistenz/Geschmack: würzig und schleimig, erinnert an Root Beer.

Standort: an den verschiedensten Standorten (östliches Nordamerika).

Erscheinungsbild: Der Sassafrasbaum trägt drei Typen von Blättern: einlappige Blätter, solche, die aussehen wie Fäustlinge, und dreilappige Blätter. Er gedeiht an den unterschiedlichsten Stellen; ausgewachsene Exemplare haben so gut wie nie einen geraden Stamm.

Arzneiliche Wirkung: karminativ (blähungstreibend), befeuchtend, schmierend.

Verwendung: bei Magenverstimmungen, Augenentzündungen und Menstruationsbeschwerden. Die Rinde der Wurzel wirkt blutverdünnend; wenn man sie im Frühjahr regelmäßig einnimmt, hat das eine langfristige kühlende Wirkung auf den Körper. Bei tiefen Blutergüssen ist ein Umschlag aus der Rinde des Sassafras-Baums zu empfehlen, weil er das Blut von der betroffenen Stelle wegführt. Schwangere sollten auf die Einnahme von Sassafras verzichten.

Siehe Bildtafel I

Wegerich *(Plantago)*

Konsistenz/Geschmack: befeuchtend, faserig, fade.

Standort: hauptsächlich an Straßen, Wegen, Wiesen und Äckern, vor allem auf gestörten Böden.

Erscheinungsbild: Die beiden häufigsten Arten sind der Spitzwegerich *(Plantago lanceolata)* und der Breitwegerich *(Plantago major)*. Beide werden zu denselben Zwecken verwendet. Erkennungsmerkmale sind die ausgeprägten Blattadern auf der Blattunterseite sowie ein aufrechter, ähriger Blütenstand. Die Adern des Breitwegerichs besitzen ein faseriges Inneres.

Arzneiliche Wirkung: geeignet für Umschläge, die Flüssigkeit entziehen.

Verwendung: bei Infektionen, um lokal eingedrungenes Gift zu entziehen (etwa bei einem Insektenstich), oder bei einer eiternden Wunde mit einem Holzsplitter.

Siehe Bildtafel I

Brennnessel *(Urtica dioica)*

Geschmack: bitter.
Standort: auf nährstoffreichen, feuchten Böden, hauptsächlich im Tiefland.
Erscheinungsbild: wächst für gewöhnlich in Büscheln von mehreren Trieben. Die Blätter sind rau, Blätter und Stängel sind mit Brennhaaren besetzt.
Arzneiliche Wirkung: diuretisch, nervenstärkend, adstringierend, antiallergen und entzündungshemmend.
Verwendung: Brennnessel kann gegen Heuschnupfen und andere Allergien sowie bei Hautproblemen eingesetzt werden. Wenn Sie sich an der Pflanze verbrannt haben, können Sie zur Linderung ein wenig vom Saft aus den Blättern auf die betroffene Stelle träufeln.

Siehe Bildtafel I

Rohrkolben *(Typha latifolia)*

Konsistenz: schleimig.
Standort: am Ufer von Wasservorkommen und in Feuchtgebieten.
Erscheinungsbild: Rohrkolben sind leicht an dem dicken, braunen, kolbenartigen Blütenstand am oberen Ende des Stängels zu erkennen. Die langen, schmalen, grünen Blätter haben ihren Ansatz am unteren Ende des Stängels und liegen in mehreren Schichten eng an.
Arzneiliche Wirkung: antiseptisch, schmerzlindernd.

Verwendung: Der zähe Saft, der sich zwischen den jungen Blättern bildet, wirkt schmerzstillend und antiseptisch. Aus den gemahlenen Wurzeln kann man Umschläge machen, die gegen Sonnenbrand und bei wunden Stellen helfen, der Flaum kann als Bindemittel oder als Wundauflage dienen, und der Saft aus dem Inneren des Stängels kann zur lokalen Betäubung und als Antiseptikum verwendet werden.

Siehe Bildtafel I

Andere Pflanzen, die zur Behandlung trockener Zustände verwendet werden können:

- ▢ Hirtentäschel
- ▢ Rotulme

Pflanzen zur Behandlung kalter Zustände

Wasserdost *(Eupatorium)*

Geschmack: beißend (ungewöhnlich stark).

Standort: feuchte Wiesen im Tiefland.

Erscheinungsbild: Blüht von Juli bis September. Besonderes Merkmal: Am Grund sind die gegenständigen Blätter miteinander verwachsen, wodurch der Eindruck entsteht, dass der Stängel durch die Blätter hindurch wächst. Am sichersten lässt sich Wasserdost anhand der Blätter bestimmen.

Arzneiliche Wirkung: Wasserdost wirkt wärmend und stimulierend sowie, wenn er in zu großen Mengen eingenommen wird, abführend.

Verwendung: Hilft bei kalten Zuständen wie etwa Erkältung, Grippe, leichter Unterkühlung und Verstopfung. Zeigt die Haut Anzeichen mangelnder Versorgung mit Sauerstoff und wird blass, grau, blau oder violett, kann Wasserdost stimulierend wirken. Außerdem kann er helfen, die Köpertemperatur zu erhöhen und so ein Fieber zu überwinden oder eine Infektion zu vertreiben.

Siehe Bildtafel II

Blüten-Hartriegel *(Cornus florida)*

Geschmack: beißend, faulig.
Standort: am Waldrand (östliches Nordamerika).
Erscheinungsbild: Die Blüten sind weiß bis leicht violett, die Rinde ist dunkel und auffällig rissig. Der Stamm wächst nie gerade, sondern immer gekrümmt, und neigt sich oft zu einer Lichtung oder einem Feldrand hin. Die Krone ist in der Regel niedrig. Die Früchte des Blüten-Hartriegels sind rot und hängen meist in Büscheln zu vier Beeren.
Arzneiliche Wirkung: wärmend und stimulierend.
Verwendung: bei fiebriger Erkältung.

Siehe Bildtafel II

Goldrute *(Solidago rugosa)*

Konsistenz: trocken.
Standort: offenes Gelände, Weg- und Straßenränder.
Erscheinungsbild: Die Goldrute hat einen langen Stängel und längliche Blätter. Es gibt viele verschiedene Unterarten, doch bei allen wachsen die gelben (»goldenen«) Blüten in kleinen Büscheln.
Arzneiliche Wirkung: adstringierend, entzündungshemmend, diuretisch, pilzabtötend.
Verwendung: äußerlich zur Wundheilung, innerlich gegen Blähungen.

Siehe Bildtafel II

Wiesenklee *(Trifolium pratense)*

Geschmack: süßlich, kühlend.

Standort: an Waldrändern und auf Feldern, auf gestörten Böden.

Erscheinungsbild: Die Blätter des Wiesenklees bestehen für gewöhnlich aus drei Blättchen, die halbkreisförmig angeordnet sind. Die Blüten sind rot bis hellviolett.

Arzneiliche Wirkung: Tonikum für Frauen- sowie Männerleiden.

Verwendung: Wiesenklee wird bei Hitzewallungen und prämenstruellen Beschwerden verabreicht. Außerdem senkt es den Cholesterinspiegel, fördert die Urinproduktion, stärkt den Blutkreislauf, wirkt vorbeugend gegen Osteoporose sowie gegen Blutgerinnsel und Plaques, und hemmend bei einer gutartigen Vergrößerung der Prostata. Bei Halsschmerzen und Husten reguliert Wiesenklee den Lymphfluss. Weil er auch krampflösend wirkt, wird er bei Bronchitis eingesetzt, die mit Krampfhusten verbunden ist. Richtig dosiert, kann er auch Kindern verabreicht werden.

Siehe Bildtafel III

Wegwarte *(Cichorium intybus)*

Geschmack: bitter.

Standort: auf gestörten Böden, vor allem an Straßenrändern.

Erscheinungsbild: Die Wegwarte (Zichorie) ist eine langstielige Pflanze. Ihre Blüten sind blassblau bis violett und öffnen sich nur tagsüber.

Arzneiliche Wirkung: stärkend, abführend, diuretisch, sedierend.

Verwendung: Die Wegwarte hilft bei Verdauungsstörungen und stärkt den Verdauungsapparat, beugt gegen Sonnenbrand vor, lindert arthritische Schmerzen, entgiftet Leber und Gallenblase, beugt bakteriellen Infektionen vor, stärkt das Immunsystem und verringert das Risiko von Herzkrankheiten. Außerdem wirkt sie sedierend, schützt vor Nierensteinen und kann beim Abnehmen helfen.

Siehe Bildtafel III

Schwarzbirke *(Betula nigra)*

Geschmack: beißend.

Standort: auf feuchten Böden, oft in Flussauen und teilweise überschwemmten Gebieten (im Osten Nordamerikas).

Erscheinungsbild: Wie bei vielen anderen Birkenarten ist auch bei der Schwarzbirke die Rinde außen hell, fast weiß, auf der Innenseite jedoch eher rötlich. Anders als bei den meisten Birkenarten blättert die Rinde nicht in großen Streifen ab, sondern in kleineren Schuppen.

Arzneiliche Wirkung: diuretisch, antirheumatisch, stimulierend, adstringierend, wurmabtreibend und schweißtreibend.

Verwendung: Ein Aufguss aus den Blättern der Schwarzbirke wirkt diuretisch und reinigt den Harntrakt. Außerdem wird er gegen Gicht, Rheuma und leichte arthritische Schmerzen verwendet.

Siehe Bildtafel III

Andere Pflanzen zur Behandlung kalter Zustände:

- Hirtentäschel
- Senf
- Meerrettich
- Luzerne (Alfalfa)

Pflanzen zur Behandlung windiger Zustände

Königskerze *(Verbascum densiflorum)*

Geschmack: Die Blüten sind süßlich, die Blätter bitter.

Standort: auf kiesigen, sandigen und kalkhaltigen Böden.

Erscheinungsbild: Die Königskerze blüht im Juli und im August. Die Blätter werden auch »Lammohren« genannt – sie sind weich und behaart und fühlen sich zart an, sind jedoch ziemlich robust. Sie sind hellgrün bis graugrün. Im zweiten Jahr trägt der Stängel gelbe Blüten und erhebt sich bis zu zwei Meter oder höher über der Bodenrosette.

Arzneiliche Wirkung: entzündungshemmend, antibakteriell und absorbierend (unverarbeitete Blätter).

Verwendung: Die Königskerze wird bei windigen Zuständen verwendet, wie etwa Bronchitis, Spannungsgefühl in der Brust, plötzlicher Veränderung der Körpertemperatur (etwa durch einen Wasserunfall), Schüttelfrost und Gelenkschmerzen. Sie hilft gegen anfallsartige Blähungen sowie gegen Übelkeit und Erbrechen. Die Blätter der Königskerze absorbieren Blut und können als natürlicher Verbandsmull verwendet werden. Weil sie antibakteriell wirken, eignen sie sich hervorragend als Wundauflage. Außerdem können sie als Damenbinde und als Toilettenpapier dienen.

Beispiel aus der Praxis

Ein achtundfünfzigjähriger Mann hat sich einen Schnupfen zugezogen, der allerdings schon wieder abklingt. Doch plötzlich verschlimmern sich die Symptome wieder und er hat einen Hustenanfall nach dem anderen. Deswegen kann er nicht schlafen und fühlt sich ziemlich elend. Was können Sie tun?

Lösung

Brühen Sie ihm einen Tee aus Königskerze und Wasserdost (zu gleichen Teilen), den er trinken soll, bis die Symptome zurückgehen. Wenn er sich dann einmal gründlich ausgeschlafen hat, wird er ziemlich sicher auf dem Weg der Besserung sein.

Siehe Bildtafel IV

Schwarzweide *(Salix nigra)*

Geschmack: beißend.
Standort: auf feuchten Böden, in Auen und an Gewässerufern (Nordamerika).
Erscheinungsbild: Die Schwarzeiche wächst oft gekrümmt. Ihre Rinde ist grau und tief gefurcht, ihre zahlreichen Blätter sind lanzettförmig und haben einen fein gesägten Rand.
Arzneiliche Wirkung: schmerzlindernd, entzündungshemmend, appetitzügelnd, adstringierend.
Verwendung: Die Rinde von Weidenbäumen wirkt so ähnlich wie Aspirin und wird daher gegen Schmerzen eingesetzt, wie etwa Kopfschmerzen, Muskelschmerzen und Menstruationsbeschwerden. Außerdem wird sie bei Fieber verwendet, bei Erkältung, Grippe und Gewichtsverlust.

Siehe Bildtafel IV

Silberweide *(Salix alba)*

Geschmack: beißend.

Standort: auf feuchten Böden, in Auen und an Gewässerufern.

Erscheinungsbild: Die Rinde ist grau und tief gefurcht. Die Blätter tragen einen weißen Flaum, der vor allem auf der Blattunterseite stark ausgeprägt ist.

Arzneiliche Wirkung: fiebersenkend, schmerzstillend, entzündungshemmend.

Verwendung: Die Silberweide wird gegen Entzündungen und Fieber eingesetzt und wirkt auch leicht schmerzstillend. Sie hilft bei Gicht, Rückenschmerzen und Arthritis.

Siehe Bildtafel IV

Tulpenbaum *(Liriodendron tulipifera)*

Geschmack: beißend, fast ätzend.

Standort: überall auf tiefgründigen, gut durchlüfteten Böden (östliches Nordamerika)

Erscheinungsbild: Der Tulpenbaum wird in der Regel sehr hoch und überragt die umstehenden Bäume deutlich. Die Äste unterhalb der Baumkrone fallen in der Regel ab, wodurch ein hoher, gerader Stamm entsteht, der eine graue Rinde hat und dort, wo Äste abgefallen sind, gut sichtbare augenförmige Aufsprünge zeigt. Die Blätter sind sehr charakteristisch und besitzen vier Lappen, deren Längsseiten fast parallel verlaufen.

Arzneiliche Wirkung: adstringierend, wärmend.

Verwendung: Die Innenrinde der Wurzeln wirkt diuretisch, kräftigend und stimulierend. In Form von Tee hilft sie bei Magen-Darm-Problemen, Rheuma, Husten und Fieber. Der Aufguss kann auch äußerlich angewendet werden, als Spülung und für Umschläge bei Wunden und Verbrühungen.

Siehe Bildtafel IV

Andere Pflanzen zur Behandlung kalter Zustände:

- ▢ Baldrian
- ▢ Kamille
- ▢ Benediktenkraut

Pflanzen zur Behandlung heißer Zustände

Krauser Ampfer *(Rumex crispus)*

Geschmack: sauer.

Standort: Waldränder, Weideland.

Erscheinungsbild: Die Blätter sind lang, lanzettförmig und am Rand kraus gewellt. Im Sommer sind sie von dunkelgrüner Farbe und ziemlich rau; in ihrer Mitte verläuft eine rote Blattader. Im Spätsommer wird der Krause Ampfer als eine der ersten Pflanzen fast vollständig braun.

Arzneiliche Wirkung: entzündungshemmend und wärmend; zieht Flüssigkeiten an die Hautoberfläche und wirkt dadurch kühlend.

Verwendung: Der Krause Ampfer wird bei Zuständen leichter Überhitzung äußerlich angewandt sowie bei Schwellungen und Entzündungen. Außerdem kann er Druckempfindlichkeit mindern, wie sie bisweilen mit Autoimmunerkrankungen einhergeht. Verzehrt werden darf die Pflanze allerdings nicht.

Siehe Bildtafel V

Geißblatt *(Lonicera)*

Geschmack: süßlich.

Standort: an den Rändern von Feldern und alten Straßen; bildet Sträucher oder rankt sich an Bäumen empor.

Erscheinungsbild: Weltweit gibt es etwa 180 Arten. Sowohl die Sträucher als auch die kletternden Arten bilden charakteristische trompetenförmige Blüten, die einen angenehmen Geruch verströmen. Das Farbspektrum der Blüten reicht von Weiß über Gelb bis Rot. Nach der Blüte bildet das Geißblatt helle Beeren, die bei etlichen Vogelarten sehr beliebt sind.

Arzneiliche Wirkung: antibakteriell, entzündungshemmend, krampflösend, diuretisch, fiebersenkend.

Verwendung: Ein Sud aus Geißblattstängeln kann innerlich zur Behandlung von akuter rheumatischer Arthritis, Mumps und Hepatitis verwendet werden. Ein Aufguss aus Stängeln und Blüten dient vor allem der Behandlung von Entzündungen der oberen Atemwege (einschließlich Lungenentzündung) sowie der Ruhr, kann aber bei jeder Art von Entzündungen innerlich wie äußerlich angewendet werden.

Siehe Bildtafel V

Spätblühende Traubenkirsche *(Prunus serotina)*

Geschmack: bitter, süßlich, sauer.

Standort: in lichten Wäldern und Ufergebüschen.

Erscheinungsbild: Großer Baum mit abblätternder Rinde, die außen dunkelgrau und auf der Unterseite rot ist.

Arzneiliche Wirkung: adstringierend.

Verwendung: Aus der äußeren und inneren Rinde der Wurzeln kann ein Aufguss zubereitet werden (nicht kochen lassen), zur Behandlung von Durchfall, Fieber, Husten, Erkältung und Halsschmerzen.

Siehe Bildtafel V

Sauerklee *(Oxalis stricta)*

Geschmack: kühlend, sauer.

Standort: an Feldrändern.

Erscheinungsbild: Die Blätter haben die typische Form von Kleeblättern, die Blüten sind gelb.

Arzneiliche Wirkung: kühlend, kräftigend, entzündungshemmend.

Verwendung: Ein Sud aus Sauerklee stillt Blutungen und lindert Beschwerden beim Wasserlassen. Bei Schwellungen und Entzündungen hilft ein Umschlag mit einem in Sauerkleesaft getränkten Stück Stoff. Innere Anwendung sollte in Maßen erfolgen.

Siehe Bildtafel V

Andere Pflanzen zur Behandlung heißer Zustände:

- ▢ Weißdorn
- ▢ Kleiner Sauerampfer
- ▢ Wiesensauerampfer
- ▢ Lavendel

Pflanzen zur Behandlung feuchter Zustände

Schwarze Himbeere *(Rubus occidentalis)*

Geschmack: Die Früchte sind süßlich, herb und sauer, die Blätter etwas weniger, erinnern aber gleichfalls an Zitrusfrüchte.

Standort: am Rand von Feldern und Lichtungen (östliches Nordamerika).

Erscheinungsbild: Die Schwarze Himbeere ist sehr weitverbreitet. Sie wächst in Sträuchern und bildet dornige Triebe. Die Früchte sind je nach Reifegrad hellrot bis fast schwarz, die Blätter wachsen für gewöhnlich in Dreierbüscheln am Ende der Zweige.

Arzneiliche Wirkung: karminativ, krampflösend, antidiuretisch, adstringierend.

Verwendung: Lindert Menstruationsbeschwerden, Durchfall, Erkältung und Magenbeschwerden. Himbeertee kann fiebersenkend wirken.

Siehe Bildtafel VI

Schafgarbe *(Achillea millefolium)*

Geschmack: adstringierend.

Standort: am Rand von Straßen, Wegen, Wiesen und Weideflächen.

Erscheinungsbild: Die Schafgarbe blüht von Juni bis September. Während der Blüte ist sie leicht an ihren charakteristischen Blütenständen zu erkennen, die aus zahlreichen weißen Blüten bestehen und entfernt an Spitzendeckchen erinnern. Die Blätter sind schmal und gefiedert. Die Schafgarbe ist leicht mit der Wilden Möhre und dem Schierling zu verwechseln. Achten Sie also darauf, sie zweifelsfrei zu bestimmen. Weil sie zur Blutgerinnung beiträgt und fiebersenkend wirkt, gehört die Schafgarbe zu den am häufigsten verwendeten Heilpflanzen.

Arzneiliche Wirkung: schweißtreibend (diaphoretisch), adstringierend, kräftigend, anregend. Verströmt leichten Wohlgeruch.

Verwendung: Die Schafgarbe kann zur Behandlung tiefer Fleischwunden, von Blutungen, hartnäckigen Erkältungen und Grippe eingesetzt werden. Sie fördert die Schweißabsonderung und wirkt leicht anregend.

Siehe Bildtafel VI

Weißeiche *(Quercus alba)*

Geschmack: Die Früchte schmecken bisweilen süß.

Standort: an verschiedenen Standorten (östliches und mittleres Nordamerika).

Erscheinungsbild: Die Blätter sind an der Oberseite hellgrün bis graugrün und in der für Eichen typischen Weise gelappt. Das Kambium (die Wachstumsschicht unter der Rinde) ist weiß oder rot.

Arzneiliche Wirkung: adstringierend.

Verwendung: Die gemahlene Rinde und das Fruchtfleisch der Eicheln wirken stark adstringierend und können daher bei leichten Blutungen verwendet werden. Herkömmlicherweise wird die Weißeiche jedoch – innerlich wie äußerlich – für alle feuchten Zustände an Hals oder Kopf sowie im Verdauungstrakt verwendet.

Siehe Bildtafel VI

Klette *(Arctium)*

Konsistenz: trocken.

Standort: in der Nähe alter Bauernhöfe und am Rand von Straßen, besonders Nebenstraßen; meist auf gestörten Böden.

Erscheinungsbild: Die Klette hat breite Blätter und wird leicht mit Rhabarber verwechselt. Charakteristisch ist der kugelförmige Blütenkorb, der von zahlreichen stacheligen Blüten besetzt ist.

Arzneiliche Wirkung: reinigt das Blut von Giftstoffen.

Verwendung: zur äußerlichen Anwendung bei Hautproblemen wie Ekzemen, Akne und Schuppenflechte. Innerlich angewendet hilft Klette, überschüssiges Wasser auszuscheiden. Schwangere und Stillende sollten auf die Verwendung von Klette verzichten.

Siehe Bildtafel VI

Braunelle *(Prunella vulgaris)*

Konsistenz: trocken.

Standort: auf offenen Feldern sowie an deren Rand, manchmal in der Nähe von Gestrüpp.

Erscheinungsbild: Die Braunelle ist eine kleine Pflanze, die in Büscheln wächst. Sie hat nur wenige Blätter und einen langen, rechteckigen Stängel. Der Blütenstand weist zahlreiche kleine, blau-violette Blüten auf, der Fruchtstand erinnert an einen Tannenzapfen.

Arzneiliche Wirkung: kühlend und antiseptisch; reguliert das Immunsystem.

Verwendung: Äußerlich wird die Braunelle zur Heilung von Wunden und wunden Hautstellen angewendet. Innerlich angewendet lindert sie Augenentzündungen und Augenschmerzen, hilft bei Problemen mit dem Verdauungstrakt sowie gegen Kopfschmerzen und Halsschmerzen.

Siehe Bildtafel VII

Springkraut *(Impatiens capensis)*

Geschmack: nicht genießbar.

Standort: in Feuchtgebieten und an Bachufern.

Erscheinungsbild: Springkraut wächst in großen Büscheln. Die hohlen Stängel enthalten jeweils etwas Flüssigkeit. An den Verzweigungen der Stängel bilden sich Verdickungen; die Blüten sind orangefarben, beim in Europa häufig zu findenden Indischen Springkraut lila.

Arzneiliche Wirkung: hemmt Entzündungen sowie die Wirkung von Histamin.

Verwendung: Die Blätter des Springkrauts enthalten den Farbstoff Lawson, der, in Form von Salbe verabreicht, Entzündungen sowie die Wirkung von Histamin hemmt.

Siehe Bildtafel VII

Schwarznuss *(Juglans nigra)*

Geschmack: beißend.

Standort: auf Feldern und entlang von Straßen, vor allem in schon lange besiedelten Gebieten (östliches Nordamerika).

Erscheinungsbild: ausladender Baum, der während der Wintermonate meist etwas kränklich wirkt. Die Rinde ist stark gefurcht, die zahlreichen Blätter sind lanzettförmig. Das Mark im Stamm ist braun, die Früchte sind von einer grünen Hülle umschlossen.

Arzneiliche Wirkung: adstringierend, antiseptisch, wurmabtreibend (und daher zur Behandlung innerer Parasiten geeignet).

Verwendung: Die Schwarznuss reichert das Blut mit Sauerstoff an und tötet dadurch Parasiten ab. Außerdem wirkt sie ausgleichend auf den Blutzuckerspiegel und baut überschüssige Gifte und Fettstoffe ab. Der Saft der Fruchtschale kann äußerlich bei Ringelflechte angewendet werden, und ein Aufguss der Rinde wirkt gegen Durchfall.

Siehe Bildtafel VII

Essigbaum *(Rhus typhina)*

Geschmack: herb.

Standort: vor allem in der Nähe von Lichtungen und auf gestörten Ackerböden (östliches Nordamerika).

Erscheinungsbild: Der Essigbaum ist von eher kleinem Wuchs. Die roten Früchte wachsen in üppigen Dolden. Wenn man die Rinde einritzt, tritt ein milchiger Saft aus.

Arzneiliche Wirkung: kühlend, antiseptisch, adstringierend, blutstillend.

Verwendung: Ein Aufguss aus der Rinde oder den Wurzeln wirkt antiseptisch, adstringierend und diuretisch. Er wird zur Behandlung von Erkältungen eingesetzt, von Durchfall, Fieber und allgemeinem Schwächezustand, zur Anregung des Milchflusses, zur Behandlung von Entzündungen in Mund und Rachen, von rektalen Blutungen, Blasenentzündung, Miktionsschmerzen, Harnverhalt und Ruhr, sowie äußerlich gegen starken Vaginalausfluss, Verbrennungen sowie Hautausschlag.

Siehe Bildtafel VII

Weymouth-Kiefer *(Pinus strobus)*

Geschmack: stechend, warm.

Standort: auf sandigen Böden (östliches Nordamerika).

Erscheinungsbild: Charakteristisch sind die Nadeln, die in Büscheln zu jeweils fünf wachsen.

Arzneiliche Wirkung: antibakteriell und pilzabtötend.

Verwendung: Unter allen Bäumen, die als Heilpflanze verwendet werden können, ist die Weymouth-Kiefer der vielleicht vielseitigste. Fast jeder ihrer Bestandteile besitzt eine medizinische Wirkung. Aus den Nadeln lässt sich leicht ein Tee zubereiten, der wegen seines hohen Vitamin-C-Gehalts das Immunsystem stärkt. Das Harz (Pech) hat antibakterielle und pilzabtötende Eigenschaften; außerdem kann man es verwenden, um Blutungen zu stillen, Wunden zu verschließen und Fremdkörper wie etwa Holzspäne oder auch Eiter zu extrahieren. Der Bast ist reich an Ölen und Harzen, die antiseptische und schleimlösende Wirkung haben. Vorsicht: Trinken Sie keinen Tee aus Nadeln langnadliger Kiefernarten.

Siehe Bildtafel VIII

Löwenzahn *(Taraxacum officinale)*

Geschmack: bitter.

Standort: auf Feldern und Wiesen, an ausgetretenen Wegen, in der Regel an sehr sonnigen Stellen, oft auch in Gärten.

Erscheinungsbild: Die Bodenrosette besteht aus breiten grünen Blättern. Löwenzahn wächst manchmal in Büscheln, der Stängel ist lang und hohl, die Blüten sind gelb.

Arzneiliche Wirkung: diuretisch, entzündungshemmend, kräftigend.

Verwendung: Löwenzahn wirkt diuretisch und wird bei Nierenproblemen sowie Miktionsstörungen verwendet. Er dient auch der Behandlung von Hautekzemen und Akne.

Siehe Bildtafel VIII

Weinberglauch *(Allium vineale)*

Geschmack: würzig, scharf.

Standort: Felder (vor allem in landwirtschaftlich genutzten Gebieten), Waldränder.

Erscheinungsbild: ähnlich der Zwiebel, mit einer vielblättrigen Knolle unter der Erde und dünnen, langen grünen Stängeln sowie einer weißen Blüte.

Arzneiliche Wirkung: antiasthmatisch, karminativ, diuretisch, schleimlösend, blutdrucksenkend, anregend, gefäßerweiternd.

Verwendung: Der Verzehr der rohen Knollen senkt den Blutdruck und lindert Kurzatmigkeit.

Siehe Bildtafel VIII

Andere Pflanzen zur Behandlung feuchter Zustände:

- ▢ Vogelmiere

Bushcraft-Tipp

Honig ist ein vielseitig verwendbares Naturprodukt, mit dem sich zahlreiche gängige Beschwerden behandeln lassen, etwa leichte Verbrennungen, Hautverletzungen und Infektionen. Mit Honig können Sie rasch und einfach Erste Hilfe leisten – und außerdem schmeckt er prima auf Lagerfeuergebäck.

Handeln wie ein Opossum

In unserer Survivalschule bringen wir den Teilnehmern eine Einstellung nahe, die wir »Opossum-Mentalität« nennen. Das bedeutet, unterwegs alles zu sammeln, was man später vielleicht einmal gebrauchen könnte. Bei einem Notfall in der freien Natur ist die beste Heilpflanze immer die, die man gerade zur Verfügung hat. Je mehr Sie über Heilpflanzen wissen, desto gezielter können Sie sie bei Ihren Gängen durch die Natur pflücken. Je mehr Pflanzen Sie zur Auswahl haben, desto größer die Bandbreite an Behandlungsmöglichkeiten. Gewöhnen Sie sich daher an, Heilpflanzen und essbare Pflanzen zu sammeln, wo immer Sie sie finden, so wie Sie Brennmaterial für das nächste Feuer sammeln.

Darreichungsformen von Heilpflanzen

Heilpflanzen können auf unterschiedliche Arten verabreicht werden. Spezifische arzneiliche Wirkungen werden oftmals nur bei bestimmten Anwendungsarten erzielt.

Packung: Für eine Packung werden Pflanzenteile gemahlen, gekaut oder gehackt, dann in der Regel angefeuchtet und anschließend auf die Haut gedrückt und umwickelt, damit sie an Ort und Stelle bleiben. Packungen werden vor allem auf wunden und entzündeten Hautpartien verwendet.

Heißer Aufguss: Bei einem Aufguss werden der Pflanze mittels Wasser, Öl oder Alkohol bestimmte Stoffe entzogen. Verwenden Sie für einen heißen Aufguss entsprechend ein heißes Lösungsmittel. Erhitzen Sie das Wasser (das Öl, den Alkohol), gießen Sie es über das Pflanzenmaterial und lassen Sie den Aufguss etwa fünfzehn Minuten lang ziehen. (Für Aufgüsse verwendet man in der Regel Blätter und Blüten, aus Wurzeln und Rinden dagegen stellt man meist einen Sud her.)

Kalter Aufguss: Einen kalten Aufguss bereitet man aus Pflanzen zu, die durch Erhitzung ihre Wirkung verlieren würden, wie etwa Pfefferminze, Essigbaum, Zitrone und Zitronenmelisse. Ein kalter Aufguss wird angewendet, wenn man eine kühlende Wirkung erzielen möchte. Das Lösungsmittel ist entsprechend kalt (oder sogar gefroren).

Sud: Bestimmten Pflanzenteilen, deren Inhaltsstoffe sich nicht so leicht extrahieren lassen (wie etwa Wurzeln und Rinden), entzieht man die Wirkstoffe in einem Sud, also durch längeres Abkochen.

Tinktur: ein durch Alkohol hergestelltes pflanzliches Extrakt (Sie können dazu auch Hochprozentiges wie Wodka oder Brandy verwenden).

Feuchter Umschlag: ein Stück Stoff, das in einem Sud oder Aufguss getränkt wurde und auf die Haut gelegt wird.

Salbe: Mischung aus Öl, Bienenwachs und pflanzlichen Bestandteilen. Salben werden äußerlich und lokal angewendet, helfen bei der Wundheilung und schützen die Haut.

Zerkleinern: Manche Pflanzen setzen ihre Wirkstoffe schon frei, wenn sie einfach nur zerkleinert werden.

Packung aus frisch gepflückten Pflanzen

Um eine Packung aus frisch gepflückten Pflanzen zuzubereiten, geben Sie eine halbe Tasse gehacktes oder zerstoßenes Pflanzenmaterial zusammen mit einer Tasse Wasser in eine Pfanne. Erhitzen Sie die Mischung und lassen Sie sie zwei Minuten lang simmern. Nicht abgießen. Legen Sie ein sauberes Stück Verbandsmull, Leinen oder weiße Baumwolle auf eine saubere, glatte Unterlage. Der Stoff sollte so groß sein, dass er die zu behandelnde Stelle vollständig bedeckt (lassen Sie ihn aber vorerst noch liegen). Nehmen Sie die Pflanzenteile aus der Pfanne. Wenn sie so weit abgekühlt sind, dass man sie auf die Haut geben kann, legen Sie sie auf die betroffene Stelle. Gießen Sie dann das Wasser über den Stoff und legen Sie diesen über die Pflanzen. Verbinden Sie die Packung mit einem Handtuch, damit die Kleidung nicht schmutzig wird.

Heiße Packungen eignen sich am besten für oberflächliche Verletzungen. Durch die Hitze wird Blut an die Oberfläche gezogen und die Hautporen öffnen sich, wodurch die Wirkstoffe der Pflanze leichter aufgenommen werden. Diese Methode eignet sich als Brustwickel ebenfalls für nassen und nicht-produktiven Husten.

Kalte Packungen sind vor allem bei tiefer gehenden Verwundungen angezeigt, etwa bei Prellungen, Blutergüssen und Knochenbrüchen. Die betroffene Körperstelle ist in der Regel erhitzt. Eine kalte Packung (die sich aus Pflanzenteilen und kaltem Wasser herstellen lässt, oder indem man eine bereits zubereitete Packung kühlt) wirkt schmerzstillend und bringt die heilenden Kräfte der Pflanze auch in tiefere Gewebeschichten.

Eine Packung aus Pflanzenbestandteilen sollte bis zu vierundzwanzig Stunden lang aufliegen, bei Bedarf auch länger. Nach einer Weile kann sich ein pulsierender Schmerz bemerkbar machen, der daher rührt, dass die Packung dem

Körper infektiöse und giftige Stoffe entzieht. Wenn der Schmerz nachlässt, ist das ein Zeichen dafür, dass die Packung ihre Aufgabe erfüllt hat und entfernt werden sollte. Legen Sie bei Bedarf weitere Packungen auf, bis der Heilungsprozess abgeschlossen ist.

Heißer Aufguss (Heißer Tee)

1. 250 g frische bzw. 125 g getrocknete Pflanzenbestandteile hacken und in einen Krug oder eine Schüssel geben. In einem Campingtopf einen Liter Wasser zum Kochen bringen und über die Pflanzenteile gießen.
2. Die Schüssel bzw. den Krug bedecken.
3. 5 bis 15 Minuten ziehen lassen. Ein Aufguss aus Wurzeln oder Rinde muss im Allgemeinen länger ziehen als Tee aus Blättern oder Blüten. Frische Pflanzenteile geben ihre Inhaltsstoffe schneller ab als getrocknete.
4. Anschließend den Aufguss filtern. Alle ein bis zwei Stunden einen Viertelliter davon trinken, bis die Beschwerden abgeklungen sind.

Sud

1. Die erforderliche Menge Wasser in einen Behälter geben und zum Kochen bringen.
2. Die entsprechende Menge an Pflanzenteilen hinzufügen (bei frischen Pflanzen 2 bis 4 EL pro 250 ml Wasser). Bei schwacher Hitze 15 bis 30 Minuten simmern lassen.
3. Vom Feuer nehmen und noch ein paar Minuten ziehen lassen.
4. Den Sud abgießen, solange er noch heiß ist. Alle ein bis zwei Stunden einen Viertelliter davon trinken.

Kalter Aufguss

Ein kalter Aufguss wird wie Sonnentee zubereitet: Man gießt kaltes Wasser über die Pflanzenbestandteile, stellt den Tee in die Sonne und lässt ihn ziehen. Bei dieser Methode dauert es zwar länger als bei einem heißen Aufguss, bis die Wirkstoffe extrahiert sind, dafür ist sie auch für Pflanzen geeignet, bei denen Hitze die heilende Wirkung beeinträchtigen würde.

Tinktur

Im Outdoor-Alltag hat man normalerweise nicht die Möglichkeit, Tinkturen herzustellen, aber dennoch handelt es sich dabei um eine preisgünstige und effektive Methode, um Heilpflanzen haltbar und nutzbar zu machen. Die meisten Tinkturen lassen sich leicht herstellen und erhalten die Heilkraft der Pflanzen über Jahre hinweg. Ob Sie die Wildpflanzen dafür selbst pflücken oder sie getrocknet kaufen – es lohnt sich, das Ansetzen von Tinkturen zu lernen, denn dadurch erhalten Sie günstige und schnell wirkende Heilmittel, deren Herstellung kaum mehr Aufwand erfordert als die Zubereitung von Tee.

Um eine einfache alkoholische Tinktur herzustellen, brauchen Sie ein Getränk mit mindestens 45 Prozent Alkoholgehalt. Geben Sie das Pflanzenmaterial in eine Flasche aus braunem Glas oder einen Krug, füllen Sie das Gefäß bis zum Rand mit der Spirituose auf und verschließen Sie es luftdicht. Lassen Sie es rund zwei Wochen lang an einem lichtgeschützten Ort stehen und schütteln Sie es in der ersten Woche jeden Tag einmal durch. Gießen Sie die Tinktur anschließend ab und verwenden Sie sie in Form von Tropfen als medizinisches Präparat.

Feuchter Umschlag

Tauchen Sie ein Stück Stoff oder ein Handtuch in einen warmen Aufguss oder einen warmen Sud, wringen Sie es aus und legen Sie es auf die betroffene Körperstelle. Umwickeln Sie es mit einem trockenen Stück Stoff, damit die Wärme nicht entweicht. Mit einem feuchten Umschlag auf pflanzlicher Basis kann man Kopfschmerzen behandeln, Verstopfungen der Atemwege, Hautreizungen und verletzungsbedingte Schwellungen. Feuchte Umschläge können heiß oder kalt sein. Verwenden Sie kalte Kompressen, wenn die Haut aufgerissen oder gerötet ist, und heiße Kompressen, wenn die Haut intakt ist und/oder die Stelle wieder stärker durchblutet werden soll.

So wie Packungen sollten auch Umschläge bis zu vierundzwanzig Stunden lang getragen werden (bei Bedarf auch länger), und auch bei Umschlägen verspüren Sie möglicherweise einen pochenden Schmerz, wenn die Wirkstoffe infektiöse und giftige Substanzen extrahieren. Lässt der Schmerz nach, hat der Umschlag seine Funktion erfüllt und sollte entfernt werden. Legen Sie bei Bedarf weitere Umschläge auf, bis der Heilungsprozess abgeschlossen ist.

Salben

Salben kann man mit den unterschiedlichsten Methoden herstellen, am leichtesten geht es jedoch mit einer Mischung aus Olivenöl oder einem anderen Öl als Trägersubstanz und Bienenwachs. Geben Sie die Pflanzenbestandteile hinzu, erhitzen Sie die Mischung und lassen Sie sie zwanzig Minuten lang simmern. Um die Konsistenz zu überprüfen, können Sie ganz einfach etwas davon mit einem Löffel entnehmen und abkühlen lassen. Die Mischung sollte nicht mehr flüssig, aber noch cremig sein, so wie Vaseline. Sie können die Salbe ganz nach Belieben feuchter oder trockener machen, indem Sie mehr oder weniger Öl bzw. Bienenwachs verwenden und die Mischung mehr oder weniger lang simmern lassen. Wenn sie die gewünschte Konsistenz erreicht hat, nehmen Sie sie vom Feuer und lassen Sie sie abkühlen. Geben Sie sie zur Aufbewahrung in eine Dose oder einen kleinen Glasbehälter mit großer Öffnung.

Behandlungsmöglichkeiten bei häufigen Erkrankungen und Verletzungen

Erkrankung/Verletzung	Heilpflanze/Darreichungsform
Blutung	Rinde der Weißeiche (Packung); Schwarznuss (Pulver)
Fraktur, Verstauchung, Verrenkung	Weißeiche (kühler Umschlag)
Bisse, Stiche	Packung aus Holzkohle (warm)
Blasen	Wegerichsalbe
Verbrennungen	Honig; Wegerichsalbe (beide jedoch nur bei leichten Verbrennungen)
Verstopfung	Schwarznuss (schwacher Sud)
Durchfall	Weißeiche (starker Sud); Silberweide oder Schwarzweide (starker Sud); Schwarznuss (schwacher Sud)
Magenverstimmung (Verdacht auf Vergiftung)	Holzkohle (1 TL aufgelöst in 125 ml Wasser; abführende Wirkung)
Magenverstimmung (Blähungen, Krämpfe, Verdauungsstörungen)	Holzkohle (½ TL aufgelöst in 350 ml Wasser)
Geschwächtes Immunsystem	Honig (3 x täglich ein Löffel)
Halsschmerzen	Rinde der Weißeiche (schwacher Sud); Schwarznuss (schwacher Sud)
Husten	Rinde der Weißeiche (starker Sud)

Schlaflosigkeit	Silberweide oder Schwarzweide (starker Sud)
Kopfschmerzen	Silberweide oder Schwarzweide (schwacher Sud)
Fieber	Rinde der Silberweide oder der Schwarzweide (starker Sud)
Leichte Schürfwunden	Honig (als Wundbalsam); Wegerichsalbe
Zahnschmerzen, Entzündungen der Mundhöhle	Honig; Rinde der Weißeiche (starker Sud); Meersalz (1 TL aufgelöst in 125 ml Wasser als Mundspülung)
Prämenstruelles Syndrom	Weide (Sud)
Harnwegsinfekt	Weißeiche (schwacher Sud); Schwarznuss (starker Sud)
Parasitenbefall durch verunreinigtes Wasser	Schwarznuss (starker Sud; wenn möglich, je zur Hälfte aus Blättern und Fruchthüllen)
Stress	Silberweide oder Schwarzweide (schwacher Sud)
Kontaktdermatitis	Schwarznuss (schwacher Sud; Umschlag); Holzkohle (Packung auf den betroffenen Stellen)
Entgleister Elektrolytspiegel	Honig und Meersalz (1 TL Honig und ⅛ TL Meersalz, aufgelöst in 250 ml Wasser)

Tipps und Tricks

- Die meisten Heilpflanzen sind genießbar oder zumindest essbar. Wenn Ihnen die Zeit fehlt, die Pflanze zur äußeren Anwendung zu verarbeiten, können Sie sie auch einfach essen.
- Eine Packung mit Speichel ist rasch angefertigt und kann lokal als Heilmittel dienen. Kauen Sie die Pflanze, vermischen Sie sie mit Speichel, drücken Sie das Gemisch auf die betroffene Stelle und legen Sie einen Verband an.
- Ein Aufguss kann immer auch als Spülung verwendet werden. So wird der Heilungsprozess beschleunigt.

Anhang 1

Rechtliche und moralische Überlegungen

Die wichtigste Aufgabe von Ersthelfern ist es, anderen zu helfen. In diesem Buch haben Sie Techniken gelernt, mit denen Sie anderen Menschen (aber auch sich selbst) bei Erkrankungen und Verletzungen im Outdoor-Alltag helfen können. Möglicherweise werden Sie damit auch Leben retten. Allerdings läuft es in der Realität oftmals anders, als wir es in diesem Buch beschrieben haben. Wenn Sie einem Unfallopfer helfen, unterläuft Ihnen dabei vielleicht ein Fehler, vielleicht sogar einer, der alles noch schlimmer macht. Und so streitlustig, wie unsere Zeiten sind, haben Sie dann auch gleich eine Klage am Hals.

Wie verhalten Sie sich also richtig? Am einfachsten wäre es, sich zurückzuhalten und überhaupt nicht zu helfen. Doch das wäre durch und durch falsch (und in manchen Ländern, z. B. Deutschland, machen Sie sich damit sogar strafbar). Der erste Impuls, den Sie verspüren, nämlich dem oder der Betroffenen zu helfen, ist richtig. Bedenken Sie jedoch, dass in allen Ländern unterschiedlich geregelt ist, was ein Ersthelfer tun darf bzw. wozu er verpflichtet ist.

Niemand erwartet von Ihnen, dass Sie so professionell Erste Hilfe leisten können wie eine medizinische Fachkraft. Wenn Sie glauben, dass Sie mit der Situation überfordert sind, sorgen Sie dafür, dass der Patient so schnell wie möglich ins nächste Krankenhaus bzw. in ärztliche Versorgung gebracht wird.

Oft besteht die unfallauslösende Ursache fort. Achten Sie daher darauf, dass Sie sich niemals selbst gefährden, wenn Sie anderen helfen. Aber wenn Sie einmal mit der Hilfeleistung begonnen haben, müssen Sie an der Seite des Opfers bleiben, bis jemand Sie ablöst, der in Sachen Erste Hilfe mindestens so erfahren ist wie Sie. Niemand erwartet von Ihnen, sich selbst in Gefahr zu begeben, um einer verletzten oder erkrankten Person zu helfen.

Wenn der Betroffene wach und ansprechbar ist, begegnen Sie ihm partnerschaftlich, während Sie ihn versorgen. Bitten Sie ihn um sein Einverständnis, ihm zu helfen. Bewahren Sie Ruhe, gehen Sie überlegt vor, und wenn er Einwände erhebt, erklären Sie ihm, warum das, was Sie vorhaben, das Beste für ihn ist. Wenn er Zeichen von Verwirrtheit zeigt (was nach Unfällen durchaus vorkommt) oder sich selbst zu verletzen droht, dürfen Sie in jedem Fall Erste Hilfe leisten. Ist er bewusstlos, geht man allgemein davon aus, dass er einer Behandlung zustimmen würde, und Sie dürfen entsprechend vorgehen.

Um das Vertrauen der verunfallten Person zu gewinnen, sollten Sie sich vorstellen und erwähnen, inwieweit Sie in Erster Hilfe ausgebildet sind. Erklären Sie auch immer, was Sie gerade machen und warum (»Ich schiene Ihr Bein, um es ruhig zu stellen, bis wir Sie zu einem Arzt gebracht haben.«)

In vielen Ländern der Welt, etwa in Deutschland, Österreich und der Schweiz, sind Sie zur Ersten Hilfe verpflichtet.

Das gilt auch, wenn jemand bei einem Outdoor-Trip erkrankt oder einen Unfall hat. Aber wenn Sie ein guter Mensch sind – und davon gehen wir aus –, dann helfen Sie ohnehin, wenn andere in Not sind. Wir hoffen, dass Ihnen dieses Buch dabei gute Dienste leistet.

Anhang 2

Ausstattung von Erste-Hilfe-Kästen

Bei der Planung eines Outdoor-Trips sollten Sie auch einen Erste-Hilfe-Kasten vorbereiten, auf den Sie bei Erkrankungen und Unfällen zurückgreifen können. Den Inhalt können Sie ganz auf Ihre Bedürfnisse zuschneiden, zum Beispiel je nachdem, ob Sie allein eine Wanderung unternehmen oder mit einer Gruppe längere Zeit in einem Camp verbringen. Die Ausstattung wird dabei von der Größe der Gruppe abhängen, von der Dauer des Aufenthalts, dem Ort des Aufenthalts (wie weit liegt er von der Zivilisation entfernt?) sowie davon, wie erfahren Sie und die anderen Gruppenmitglieder in Erster Hilfe sind. Die beiden folgenden Beispiele können Ihnen hierbei als Grundlage dienen.

Erste-Hilfe-Kasten zur Selbstversorgung

Die Basis für improvisierte Selbsthilfe sind immer die zehn Grundelemente des Survivals. Ergänzen sollte man sie mit leichten Schmerzmitteln, Heilpflanzen und Heilsalben. Ein solcher Erste-Hilfe-Kasten zur Selbstversorgung beinhaltet also Folgendes:

- ▢ Schneidwerkzeuge (Messer, Axt, Säge)
- ▢ Geräte zum Feuermachen (z. B. Auermetallstab, Feuerzeug)
- ▢ Schutzausrüstung (Kleidung, Tarps, Zelte)
- ▢ Tauwerk (Bank line, Paracord)
- ▢ Behälter (Flasche aus Edelstahl mit mindestens 1 Liter Fassungsvermögen)
- ▢ Kompass (mit Spiegel und integrierter Lupe)
- ▢ Klebeband (Gaffer Tape)
- ▢ Beleuchtung (Stirnlampe; dazu Ersatzbatterien)
- ▢ Baumwolltuch (90 x 90 cm)
- ▢ Segelnadel (zum Reparieren)
- ▢ Waldläufer-Apotheke:
    - ▢ leichte Schmerzmittel (z. B. Paracetamol, Ibuprofen)
    - ▢ Antihistaminikum
    - ▢ Einmalhandschuhe

Bushcraft-Tipp

Wenn Sie auf die Jagd gehen, können Sie zusätzlich einen solchen gefahrenspezifischen Erste-Hilfe-Kasten packen:

- ▢ Aderpresse
- ▢ Thoraxpflaster
- ▢ Gaffer Tape
- ▢ Einmalhandschuhe
- ▢ Blutstillende Wundauflagen
- ▢ Sterile Wundverschlussstreifen
- ▢ Hautkleber

Erste-Hilfe-Kasten für das Basislager

Die folgende Ausstattung ist ein Vorschlag für einen Erste-Hilfe-Kasten in einem Camp mit einer größeren Gruppe. Wenn Sie schon ein erfahrener Ersthelfer sind, können Sie einzelne Elemente durch andere ersetzen, je nachdem, was genau Sie brauchen und wie viel Erfahrung Sie haben.

- ☐ Schützen Sie sterile Wundauflagen vor Feuchtigkeit, indem Sie jeweils fünf Stück in einen luftdicht verschlossenen 5-Liter-Gefrierbeutel packen.
- ☐ Bewahren Sie den Erste-Hilfe-Kasten an einer leicht zugänglichen Stelle auf und informieren Sie alle Teilnehmer darüber, wo er sich befindet.
- ☐ Einer aus der Gruppe (in der Regel die Person mit der meisten Erfahrung) sollte zum Ansprechpartner für alle medizinischen Fragen bestimmt werden.
- ☐ Beschriften Sie alle Behälter gut lesbar und versehen Sie sie mit Anleitungen für den Fall, dass der medizinische Ansprechpartner selbst das Unfallopfer ist.
- ☐ Schienen können Sie in der freien Natur behelfsmäßig aus Naturmaterialien oder geschäumten Isomatten herstellen. Alu-Polsterschienen brauchen Sie also nicht zwingend mitzunehmen, außer Sie haben Platz dafür oder wollen sie unbedingt dabeihaben.

Verbände und Wundauflagen

- ☐ Sterile Kompressen 10 x 10 cm
- ☐ Sterile Kompressen 5 x 5 cm
- ☐ Verbandsmull gerollt (10 cm breit)
- ☐ Kreppklebeband
- ☐ Elastische Binde
- ☐ Selbstklebender Verband

- ▢ Halstuch
- ▢ Pflaster (verschiedene Größen)
- ▢ Sterile Wundverschlussstreifen oder Schmetterlingspflaster
- ▢ Spritze zur Wundspülung
- ▢ Pflasterklebeband (4 cm breit)
- ▢ Verbrennungspflaster
- ▢ Moleskin

Salben und Medikamente

- ▢ Povidon-Jod
- ▢ Dreifach wirkende antibiotische Salbe
- ▢ Cortisonsalbe
- ▢ Aspirin
- ▢ Ibuprofen
- ▢ Paracetamol
- ▢ Antihistaminikum
- ▢ Hydrierende Salze / Pulver für Götterspeise

Hilfsmittel

- ▢ Verbandsschere
- ▢ Thermometer mit Etui
- ▢ Pinzette
- ▢ Einmalhandschuhe
- ▢ Extraktionspumpe
- ▢ Notizblock und Stift
- ▢ Kleines Multitool oder Schweizer Taschenmesser
- ▢ Rettungsdecke
- ▢ Sicherheitsbrille und Gesichtsschutz

Hilfsmittel zur Beatmung

- ▢ Beatmungsmaske
- ▢ Wendl-Tubus

Hilfsmittel für Notsignale

- ▢ Signalspiegel
- ▢ Signalfackel
- ▢ Stirnlampe und Batterien

Register

Über die Autoren

Dave Canterbury ist Mitinhaber und Schulungsleiter der Pathfinder School, die von der Zeitung *USA TODAY* zu den zwölf Top-Survivalschulen der USA gezählt wurde. Neben seiner Arbeit in der Pathfinder School hat er mehrere Bücher verfasst, die alle auf der Bestenliste der *New York Times* standen: *Bushcraft 101, Advanced Bushcraft* und *Bushcraft: Jagen, Sammeln, Kochen*. Seine Artikel erscheinen in *Self Reliance Illustrated, New Pioneer, American Frontiersman* und *Trapper's World,* und er war auf dem Titelbild von *The Backwoodsman*. An der Frontier Christian University hat er Wilderness Ministry (Christliche Naturerfahrung) studiert, außerdem ist er zertifizierter Erst- und Notfallhelfer im Outdoorbereich und Fachkraft für Retten und Bergen. Er ist zertifizierter Trapper der Fur Takers of America und hat an der International School of Herbal Arts & Sciences etliche Fortbildungen absolviert. Er lebt im Südosten von Ohio.

Jason A. Hunt, PhD, ist Präsident des Bethlehem Outdoor College sowie Inhaber und Schulungsleiter von Campcraft

Outdoors in Bethlehem, Kentucky. Außerdem ist er Betriebsleiter und Trainer in der Pathfinder School im Südosten Ohios. Er ist Mitglied der freiwilligen Feuerwehr, Notfallsanitäter und zertifizierter Ausbilder für Outdoor-Trainer in Sachen Notfallhilfe. Er hat Freizeitmanagement und Theologie studiert und in Christlicher Menschenführung im Outdoorbereich promoviert. Seine Artikel erscheinen in *Self Reliance Illustrated, Prepare* und *Survivor's Edge.*

Bildnachweis

Illustration im Text: Eric Andrews

Bildtafel I

Swamp Violet © 123RF/Lidia Rakcheeva; Sassafras © Getty Images/kj2011; Plantain © 123RF/tc397; Nettles © 123RF/intune123; Cattail © Getty Images/ JoeDphoto

Bildtafel II

Eupatorium cannabinum by GT1976 – Own work, Wikimedia Commons, CC BY-SA 4.0, https://creativecommons.org/licenses/by-sa/4.0/deed.en; Dogwood © Getty Images/fstockfoto; Goldenrod © Getty Images/DavidOrr

Bildtafel III

Red Clover © Getty Images/Osumposums; Chicory © 123RF/ELEN; River Birch Leaves © Getty Images/Garsya; River Birch Bark © Getty Images/gardendata

Bildtafel IV

Mullein © Getty Images/aga7ta; Black Willow © Getty Images/Gratysanna; White Willow © Shutterstock; Tulip Poplar © 123RF/Mariia Komar

Bildtafel V

Curly Dock, a.k.a. Yellow Dock © 123RF/Anne Jose Kan; Honeysuckle © Getty Images/TopPhotoImages; Black Cherry © 123RF/MARIUSZ PRUSACZYK; Wood Sorrel © 123RF/Zdenek Precechtel

Bildtafel VI

Black Raspberry © 123RF/Olga Smagitel; Yarrow © 123RF/Zdenek Precechtel; White Oak Leaves © Getty Images/Terryfic3D; White Oak Bark © Getty Images/ bkkm; Burdock © Getty Images/igorbondarenko

Bildtafel VII

Heal All, a.k.a. Woundwort © Getty Images/Eileen Kumpf; Jewelweed © Getty Images/ErikaMitchell; Black Walnut © Getty Images/ FrankvandenBergh; Staghorn Sumac © 123RF/Gordana Sermek

Bildtafel VIII

White Pine © 123RF/Mariusz Jurgielewicz; Dandelion © 123RF/mcloud; Allium vineale1 by Aroche – Own work, Wikimedia Commons, CC BY-SA 3.0, https://creativecommons.org/licenses/by-sa/3.0/deed.en